Dr. med. Jörg Nase | Beate Nase

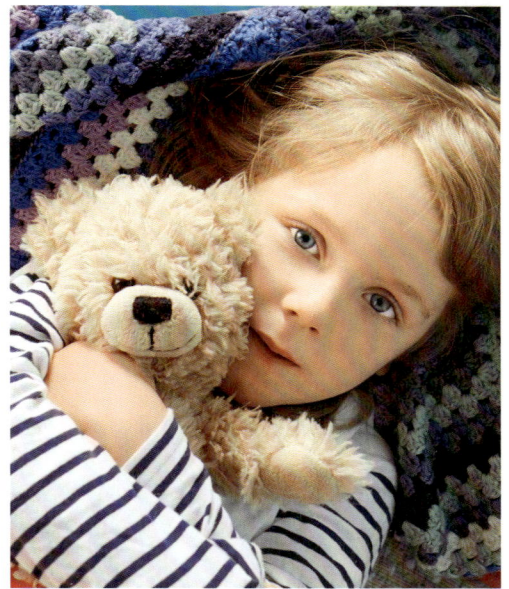

Kinder
Krankheiten

Das Standardwerk
für Kinder von 0 bis 16 Jahren

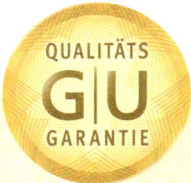

Inhalt

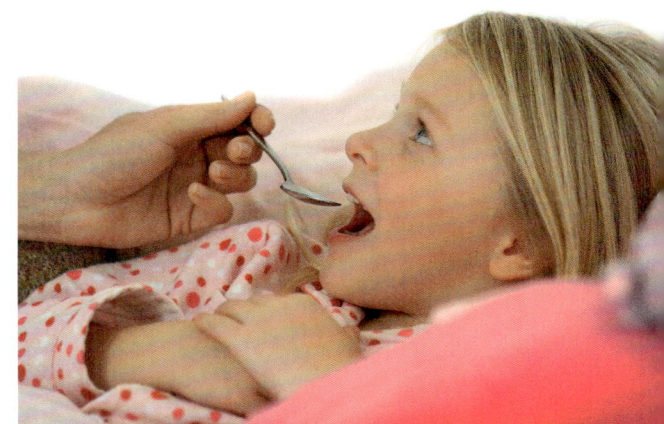

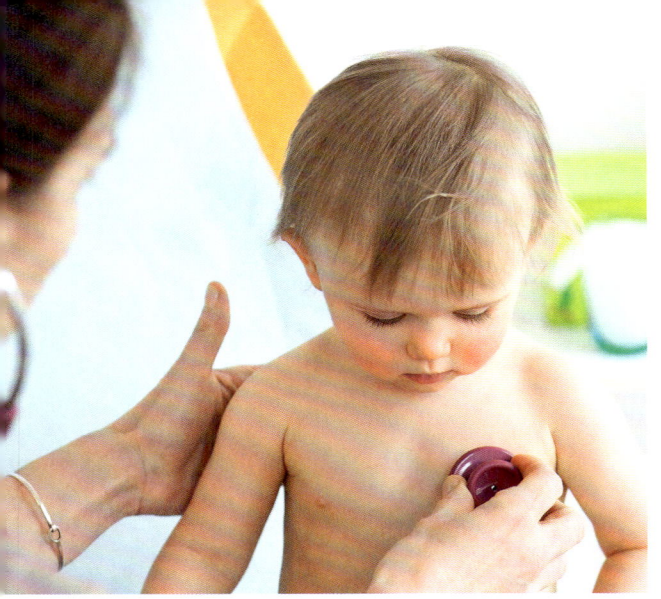

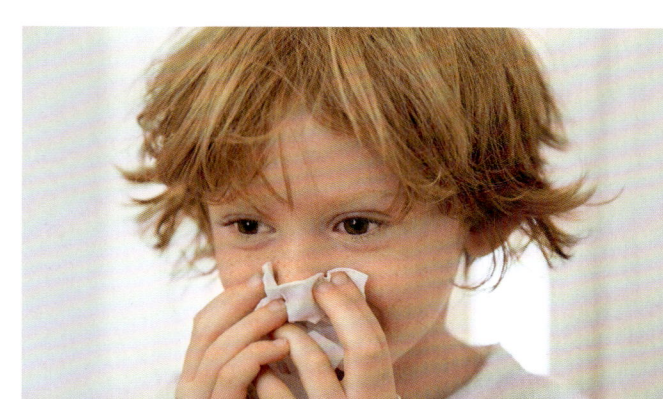

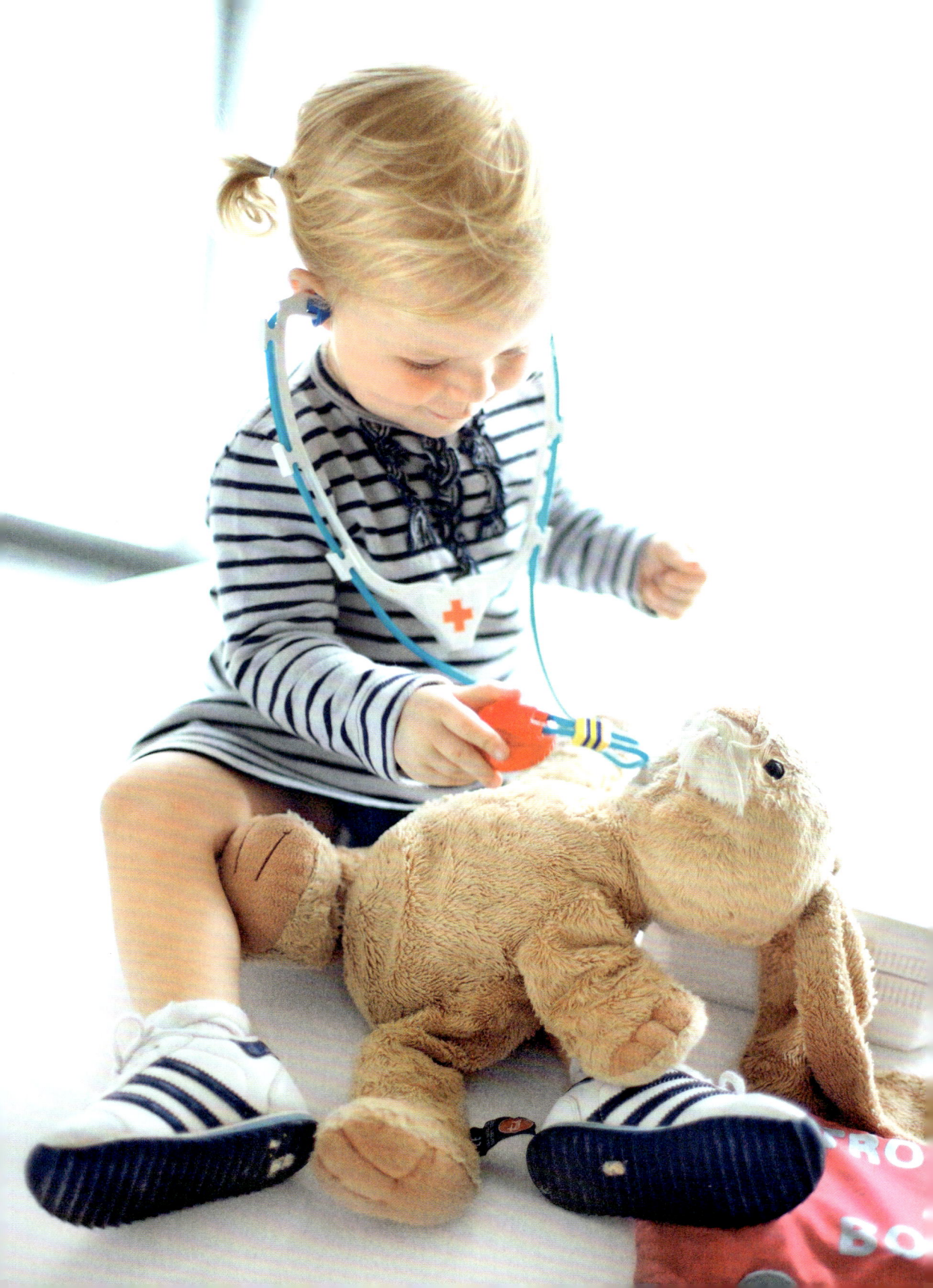

Vorwort

Liebe Eltern!

»Was hat mein Kind? Wann muss es zum Arzt? Was kann ich tun?«: Das sind die Fragen, vor denen viele Eltern stehen, wenn ihr Kind krank ist.

Vor allem beim ersten Kind ist die Unsicherheit noch groß. Denn durch das Leben in Kleinfamilien fehlen oft der Rat und die Sicherheit durch erfahrene Familienmitglieder. Auch werden bewährte Pflegemethoden oder Hausmittel nicht mehr so häufig eingesetzt und von Generation zu Generation weitergegeben.

Aus unserer täglichen Arbeit kennen wir seit vielen Jahren die Unsicherheiten und Sorgen der Eltern bei Erkrankungen ihrer Kinder. Mit diesem Ratgeber wollen wir Ihnen helfen, sich gut zu informieren, um die richtigen Entscheidungen zu treffen, wenn Ihr Kind krank ist oder Probleme hat. Sie bekommen Tipps und Hinweise, wie Sie Ihrem Kind selbst helfen können. Und wann es besser ist, zum Arzt zu gehen. Sie erfahren auch, wie Sie durch gesunde Lebensweise und vorbeugende Maßnahmen Ihr Kind stabiler machen, damit es Infekte schneller übersteht.

Wir haben in diesem Buch die wichtigen, in einer Kinderarztpraxis vorkommenden Fragen, Probleme und Empfehlungen so aktuell wie möglich zusammengefasst. Es versteht sich, dass in dem Umfang, den das Buch bietet, nicht alle Bereiche der Kinder- und Jugendmedizin ausführlich behandelt werden können. Die medizinischen und therapeutischen Ratschläge sowie empfohlene Selbsthilfemaßnahmen können die ärztliche Beratung und Behandlung unterstützen, aber nicht ersetzen.

Noch ein Hinweis: Der Einfachheit halber wird in diesem Buch der Begriff Arzt verwendet. Mit diesem Begriff sind selbstverständlich auch alle Ärztinnen gemeint. Leider bietet die deutsche Sprache noch keine griffige Formulierung außer »der/ die Kinder- und Jugendarzt/Kinder- und Jugendärztin«. Dies hemmt zu sehr den Lesefluss.

Wir wünschen Ihnen, dass der Gebrauch dieses Buches für Sie und Ihr Kind immer hilfreich ist.

Dr. Jörg Nase
Beate Nase

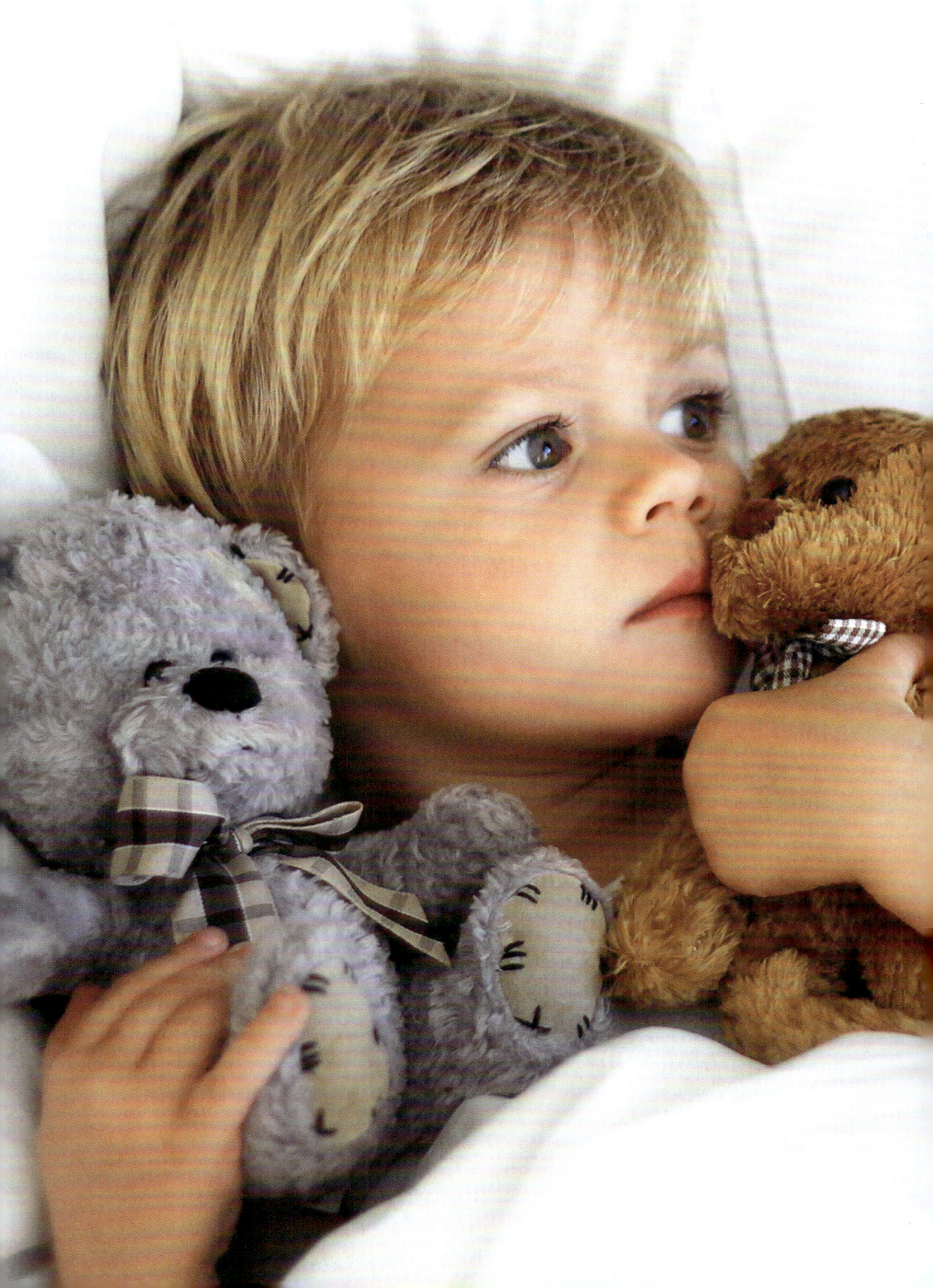

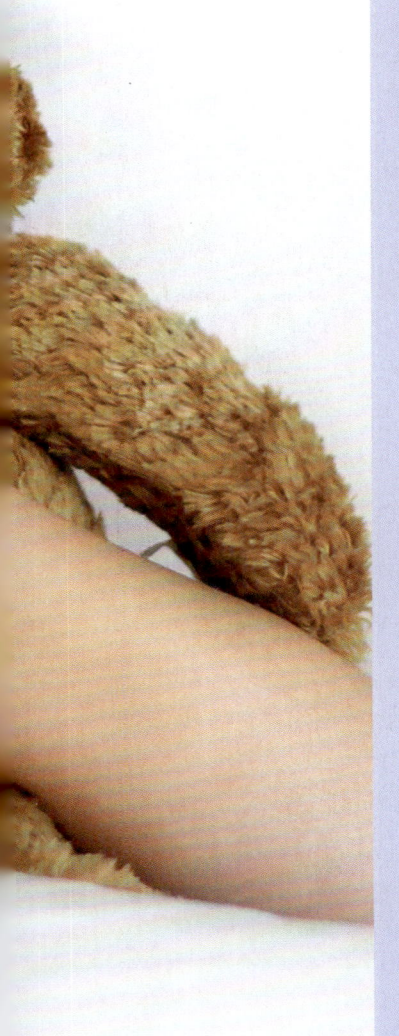

Wie Kinder gesund bleiben und werden

Kranke Kinder brauchen vor allem eins: Zuwendung und liebevolle Pflege. Manchmal ist dies aber leider nicht genug. Zum Glück kann dann der Kinderarzt meist weiterhelfen. Er ist auch Ihr Ansprechpartner in allen Fragen der Gesundheitsvorsorge.

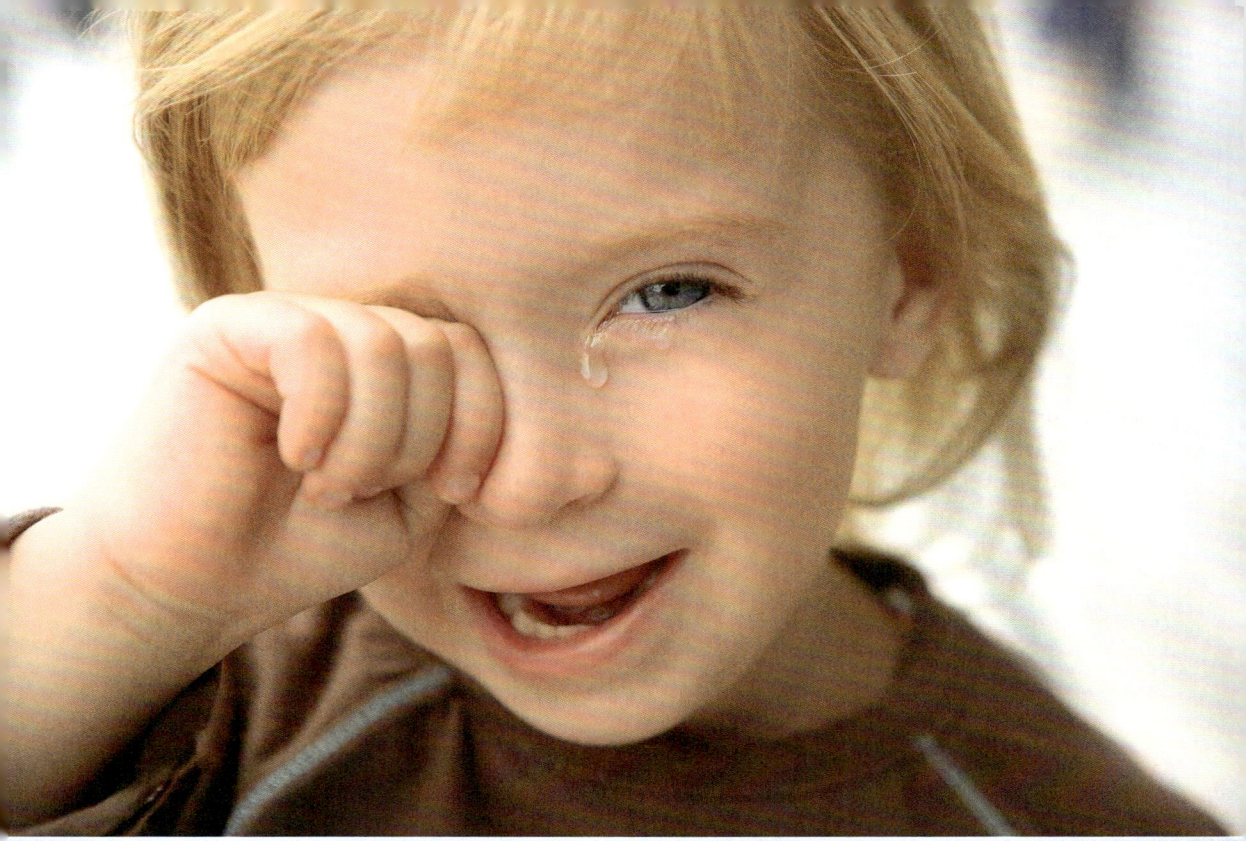

Wenn Kinder krank werden

Die Geburt eines Kindes verändert die Lebenssituation eines Paares von Grund auf. Den Bedürfnissen ihres Kindes nachzukommen und die Verantwortung für sein geschütztes Aufwachsen zu übernehmen, stellt die frischgebackenen Eltern vor eine große Aufgabe. Die Mutter- oder Vaterrolle einzunehmen heißt, seine eigenen Bedürfnisse zurückzustellen oder sie zumindest auf andere Art wie bisher zu organisieren. Es bedeutet, den Partner mit

einem Kind zu teilen – aber auch, etwas ganz Einmaliges mit einem neuen Menschen erfahren zu dürfen.
Hinzu kommt: Das Elternsein kann man nicht lernen. Es ist der einzige lebenslange »Beruf«, für den es keine Ausbildung gibt. Geburtsvorbereitungskurse bieten zwar die Möglichkeit, sich schon einmal auf das zukünftige Leben mit einem Kind einzustellen. Denn neben Informationen zu Geburt, dem Umgang und der Pflege

sowie der Ernährung des Säuglings kommen auch Gespräche über die neue Rolle als Eltern nicht zu kurz. Schließlich ist es wichtig, den werdenden Eltern zu vermitteln, wie sie sich auf ihr Kind einlassen, mit ihm wachsen und einen eigenen Weg finden. Nur so können sie lernen, was ihr Kind braucht.

Das gilt ganz besonders dann, wenn Kinder krank sind. Denn anders als ihre Eltern verstehen sie nicht, warum sie sich schlecht fühlen oder Schmerzen haben und dass bestimmte Maßnahmen wichtig sind, damit es ihnen möglichst bald wieder besser geht. Stattdessen sind sie weinerlich und verunsichert. Sie brauchen daher gerade jetzt die Liebe und Zuwendung ihrer Eltern – und ihre Sicherheit. Wenn Mama und Papa selbst nervös sind, überträgt sich das auf die Kleinen. Auch wenn es Ihnen schwer fällt, sollten Sie daher versuchen, so gelassen wie möglich zu bleiben. Beobachten Sie Ihr Kind, damit Sie angemessen reagieren können. Ganz oft helfen schon Kuscheln, Wiegen und Trösten, damit es dem Kleinen wieder besser geht. In anderen Fällen kann ein Hausmittel zur Genesung beitragen (siehe ab Seite 60). Wenn Ihr Kind merkt, dass Sie sich Zeit für seine Bedürfnisse und Probleme nehmen, ist manches nur noch halb so schlimm. Doch leider reichen diese sanften Maßnahmen manchmal nicht aus und Eltern sind auf fachmännische Hilfe angewiesen. Aber auch wenn tatsächlich ein Arzt nötig sein sollte, helfen Ihre Beobachtungen bei der Diagnose und der Wahl der richtigen Behandlung weiter.

Der Kinderarzt – Ihr Ansprechpartner für alle Fragen

Der Kinder-und Jugendarzt ist meist die erste Anlaufstelle, wenn sich Eltern Sorgen um ihr Kind machen. Dabei sind nicht immer nur die organischen Erkrankungen wie Erkältung oder Bauchschmerzen Anlass für einen Arztbesuch. Gerade beim ersten Kind sind Eltern oft unsicher und suchen daher auf allerlei Fragen Rat beim Spezialisten. Genauso können psychische Probleme und Verhaltensauffälligkeiten den Rat des Arztes erforderlich machen. Neben seinem Fachwissen erfordert es vom Kinderarzt daher viel Verständnis für die Unsicherheiten und Sorgen der Eltern, auch bei scheinbar banalen Erkrankungen wie zum Beispiel Schnupfen. Auch für die empfohlenen ärztlichen Vorsorgeuntersuchungen U1 bis U10, J1 und J2 (siehe ab Seite 20) sollten Sie in regelmäßigen Abständen beim Kinderarzt erscheinen. Weil Ihr Kind bei diesen allgemeinen Gesundheitschecks nicht krank ist und keine Schmerzen hat, ist die Atmosphäre in der Regel recht entspannt. Anders als bei Erwachsenen ist bei Kindern das Verhältnis zwischen Patient und Arzt keine »Zweierbeziehung«. Als Eltern müssen Sie die Interessen Ihres Kindes gegenüber dem Arzt vertreten. Daher ist es wichtig, dass Sie ihm offen und vertrauensvoll begegnen. Der Arzt will genau wie Sie nur das Beste für Ihr Kind und fühlt sich wie Sie als sein Vertreter. Daher ist es wichtig, dass Sie gut zusammenarbeiten. Vertrauen Sie aber auch auf Ihr Gefühl, wenn Sie merken, dass mit Ihrem Kind etwas nicht stimmt, und spüren, dass ihm etwas fehlt. Lassen Sie nicht locker, auch wenn man Sie beruhigen will: »Es ist alles in Ordnung«, »Wir können nichts finden«, »Ihr Kind hat nichts«. Sie sind die Eltern und kennen Ihr Kind deswegen am besten. Haken Sie daher nach, bis Sie wissen, was los ist. Holen Sie im Zweifelsfall eine zweite Meinung ein.

In der Arztpraxis

Gerade wenn sie noch nicht so oft beim Kinderarzt waren, sind Eltern beim Arztbesuch oft aufgeregt. Das ist verständlich, schließlich machen sie sich Sorgen um ihr Kind. Lassen Sie sich Ihre Nervosität nicht anmerken, dadurch wird Ihr Kind nur unruhiger oder bekommt Angst. Für den Nachwuchs sollte ein Besuch beim Kinderarzt so normal sein wie ein Einkauf im Supermarkt. Wenn das Kind misstrauisch ist, erklären Sie ihm, dass der Arzt ihm helfen will. Zeigen Sie ihm spielerisch, was es in etwa erwartet: Lassen Sie es die Zunge herausstrecken, leuchten Sie ihm mit einer Taschenlampe ins Ohr, messen und wiegen Sie sich gegenseitig … Und damit Sie selbst bei der Untersuchung nichts vergessen, empfiehlt es sich, alle Fragen, die man dem Kinderarzt stellen will, vorher aufzuschreiben. Versuchen Sie, schon bei der Terminabsprache möglichst genau zu schildern, was Ihrem Kind fehlt. Die medizinische Fachangestellte wird dann versuchen, die Probleme in etwa zu erfassen, und ent-

sprechend viel Zeit für Sie einzuplanen. Für eine Wiederholungsimpfung etwa sind nur wenige Minuten nötig. Für eine Vorsorgeuntersuchung oder ein Gespräch über Schulschwierigkeiten benötigt der Arzt mehr Zeit. Wenn man das vorher weiß, lassen sich längere Wartezeiten verhindern – auch wenn sich diese natürlich nicht immer vermeiden lassen. Ein Notfall oder eine »Infektwelle« kann die beste Praxisorganisation vollständig durcheinanderwirbeln. Haben Sie dafür Verständnis. Wenn ein Kind schwer krank ist, kann auch ein Hausbesuch des Kinderarztes nötig sein. Generell jedoch sind die Untersuchungsmöglichkeiten in einer Praxis weitaus vielfältiger. Ein unklares Krankheitsbild lässt sich dort sehr viel schneller erfassen als zu Hause.

Wenn Ihr Kind ins Krankenhaus muss

Kein Kinderarzt schickt seine Patienten gern ins Krankenhaus. Er weiß sie dort zwar gut aufgehoben, aber er möchte Kind und Eltern den damit zwangsläufig verbundenen Stress ersparen. Zum Glück können viele Erkrankungen auch ambulant behandelt werden, es ist also keine Einweisung in eine Klinik notwendig. Es können aber Situationen auftreten, in denen ein Kind rund um die Uhr medizinische Hilfe und Kontrolle benötigt, die der Arzt auch in Verbindung mit einem ambulanten Kinderpflegedienst beim besten Willen nicht erbringen kann.

Wenn Sie die folgenden Punkte beachten, wird der Krankenhausaufenthalt für Ihr Kind und für Sie gut zu meistern sein.

› Bereiten Sie Ihr Kind möglichst in Ruhe auf den stationären Aufenthalt vor. Versuchen Sie ihm altersgerecht und so einfach und klar wie möglich zu erklären, was an diagnostischen und therapeutischen Maßnahmen auf es zukommt. Schenken Sie ihm Vertrauen und beantworten Sie seine Fragen ehrlich: »Ich weiß nicht, ob es wehtut«.

› Nehmen Sie Dinge mit, die Ihrem Kind wichtig sind, zum Beispiel sein Lieblingskuscheltier oder die Schmusedecke. Auch in seinem eigenen Lieblingsschlafanzug fühlt sich das Kind in der ungewohnten Umgebung weniger fremd.

› Bleiben Sie möglichst auch nachts in der Klinik. Je jünger Ihr Kind ist, umso mehr braucht es Ihre Nähe.

› Gesetzlich Versicherte haben Anspruch auf Freistellung von der Arbeit sowie Krankengeld, wenn das Kind nicht älter als zwölf Jahre oder behindert und auf Hilfe angewiesen ist. Dabei gehört zum Versicherungsschutz auch, dass ein Elternteil bis zu einem gewissen Alter des Kindes nachts in der Klinik bleiben darf. Ist Ihr Kind dazu schon zu alt, ist es nach Absprache mit der Klink meist gegen eine geringe Kostenpauschale dennoch möglich.

› Wenn Sie noch andere Kinder haben, muss im Vorfeld geklärt werden, wer sich um sie kümmert, während Sie im Krankenhaus sind. Wenn weder Partner noch Verwandte oder Freunde helfen können, kann bei der Krankenkasse oder dem Jugendamt Unterstützung beantragt werden.

› In einem Krankenhaus ist immer viel los und oft bleibt nur wenig Zeit für die Sorgen und Fragen der Eltern. So wie Sie von den Schwestern und Ärzten Verständnis erwarten, sollten Sie auch Verständnis für die Ärzte und Schwestern haben. Informieren Sie sich daher, wann Sie am besten mit der Schwester

DEN NOTARZT RUFEN

In einer Situation, die für Ihr Kind lebensgefährlich ist oder zu sein scheint, sollten Sie unter der Nummer 112 sofort den Notruf verständigen (Österreich und Schweiz: 144). Dort erfahren Sie auch, wie Sie Ihrem Kind helfen können, bis der Rettungswagen bei Ihnen eintrifft. Rufen Sie zum Beispiel immer sofort den Notarzt bei:

› Bewusstseinstrübung
› Bewusstlosigkeit
› Fremdkörpern in den Atemwegen
› großflächigen Verbrühungen oder Verbrennungen
› Krampfanfällen
› Luftnot
› Schock oder Schockgefahr, zum Beispiel Bienen- oder Wespenstich bei entsprechender Allergie
› schweren Verletzungen
› Unfällen

und/oder dem Arzt sprechen können – und bereiten Sie sich auf das Gespräch vor. Trauen Sie sich auch nachzufragen, wenn Ihnen etwas unklar ist, bevor sich kleine Missverständnisse zu richtigen Problemen aufschaukeln.

Die medizinische Behandlung von Kindern

Bevor Medikamente eingesetzt werden, sollten Sie gemeinsam mit dem Kinderarzt klären, ob die Erkrankung nicht auch ohne Arzneimittel leicht verlaufen und folgenlos abheilen würde und wie Sie die Genesung unterstützen können. Gibt es Hausmittel, die sich bewährt haben? Was können Mama und Papa tun, um dem Kind sein Kranksein so angenehm wie möglich zu gestalten? Was fördert seine Selbstheilungskräfte und sein Vertrauen in sich selbst? Hier sind zum Wohle des Kindes Offenheit, gegenseitiges Verständnis und gute Kooperation zwischen Eltern und Arzt äußerst wichtig.

Erfordert ein Infekt oder die Situation den Einsatz von Medikamenten, sollten diese auf jeden Fall eine Besserung oder Erleichterung des Krankheitszustands bewirken und gleichzeitig möglichst wenige Nebenwirkungen haben. Die Bandbreite an Arzneimitteln ist groß. In der Schulmedizin gibt es synthetische und pflanzliche, eher sanfte und stark wirksame Mittel. Hinzu kommen Arzneimittel für besondere Therapierichtungen, wie zum Beispiel Homöopathika (siehe ab Seite 15).

HALTEN SIE SICH AN DIE DOSIERUNGSANWEISUNG

Beachten Sie bei der Dosierung immer die Mengenangaben der Hersteller, die Dauer und die Zeitabstände der Gabe. Weichen diese von den Empfehlungen des Arztes ab, sprechen Sie nochmals mit diesem. Beachten Sie auch, dass bestimmte Medikamente, wie zum Beispiel Antibiotika, immer über einen längeren Zeitraum eingenommen werden müssen, auch wenn Ihr Kind keine Symptome mehr zeigt. Nur so ist sicher, dass auch wirklich alle Krankheitskeime abgetötet werden.

Frei verkäufliche Arzneimittel

Diese Medikamente dürfen hierzulande auch außerhalb der Apotheke verkauft werden (zum Beispiel im Drogeriemarkt). Sie sind schon lange erprobt und es ist keine Gesundheitsgefährdung zu erwarten. Die meisten Mittel dieser Art wirken vorbeugend wie zum Beispiel Vitamine, Anregungs- und Stärkungsmittel.

Apothekenpflichtige Arzneimittel

Diese Medikamentengruppe wird in zwei Gruppen unterteilt:

› Einfach apothekenpflichtige Arzneimittel, die zwar der Beratung eines Apothekers oder Arztes bedürfen, aber ohne Rezept in der Apotheke erhältlich sind (zum Beispiel Paracetamol oder Nasenspray). Bei bestimmungsgemäßem Gebrauch können sie kurzzeitig in der Selbstmedikation eingesetzt werden, ohne die Gesundheit des Patienten zu gefährden. Das bedeutet jedoch nicht, dass sie automatisch frei von möglichen Nebenwirkungen sind.

› Verschreibungspflichtige Arzneimittel, die erhöhten Sicherheitsanforderungen unterliegen. Der behandelnde Arzt muss ein Rezept ausstellen und die Behandlung überwachen, um Therapieerfolg und mögliche Nebenwirkungen beurteilen zu können sowie einen möglichen Missbrauch zu verhindern.

Ergänzende Behandlungsmethoden und Heilmittel

Viele Eltern vertrauen auf alternative und ergänzende Behandlungsmethoden wie Homöopathie, Naturheilverfahren, Osteopathie und Akupunktur. Ihr Wunsch, zur Behandlung ihre Kindes nur etwas »Sanftes« einzusetzen, ist verständlich und es ist unumstritten, dass einige dieser sanften Methoden gerade bei Kindern wirksam sein können. Doch nicht in jedem Fall sind sie aus medizinischer Sicht die beste Therapie. Suchen Sie daher, wenn Sie alternativen Behandlungsmethoden gegenüber aufgeschlossen sind, immer einen Arzt mit entsprechender Zusatzausbildung, der Ihr Kind, wenn es sein muss, auch schulmedizinisch behandelt.

Homöopathie

Von allen Methoden der Komplementärmedizin ist die Homöopathie wohl eine der bekanntesten; europaweit wird sie bei der Behandlung von Kindern am häufigsten eingesetzt. Auch hierzulande übernehmen einige gesetzliche und die meisten privaten Krankenkassen die Kosten für eine homöopathische Behandlung.

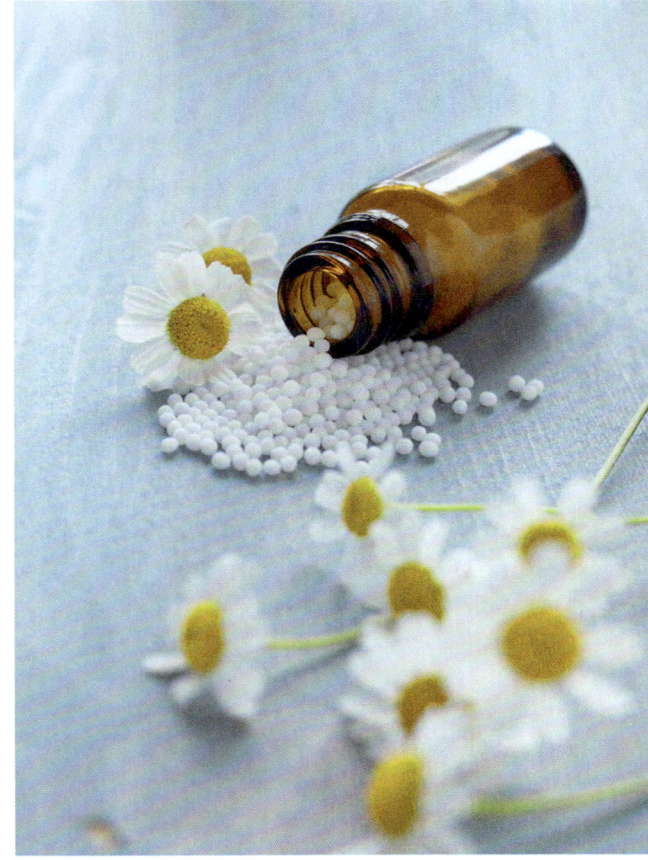

Homöopathika können eine Behandlung unterstützen, meist aber nicht ersetzen.

Die Homöopathie wurde im ausgehenden 18. Jahrhundert von dem deutschen Arzt Samuel Hahnemann (1755–1843) entwickelt. Sie basiert auf der Annahme, dass eine Substanz, die bei einem Gesunden bestimmte Krankheitssymptome hervorruft, in extrem kleinen Dosen verabreicht Krankheiten mit denselben oder ähnlichen Symptomen heilen kann.

WAS SIND SCHÜSSLER-SALZE?

Der homöopathische Arzt Wilhelm Heinrich Schüßler (1821–1898) ging davon aus, dass Krankheiten durch einen gestörten Mineralhaushalt in den Körperzellen verursacht werden. Die Gabe der entsprechend homöopathisch aufbereiteten Mineralstoffe soll die Selbstheilungskräfte aktivieren und die Genesung anstoßen. Schüßler-Salze werden in Funktions- und Ergänzungsmittel eingeteilt. Die Tabletten werden in Wasser gelöst, damit ihre Wirkstoffe zum Teil schon über die Mundschleimhaut in den Blutkreislauf gelangen, was die Wirkung beschleunigen soll. Schüßler-Salben werden äußerlich angewandt, etwa bei kleinen Verletzungen. Eine pharmakologische Wirkung von Schüßler-Salzen konnte nicht festgestellt werden. Selbst unter Homöopathen sind sie umstritten und werden nicht immer als Funktionsmittel anerkannt.

Um das Risiko von Nebenwirkungen bei der Verabreichung von giftigen oder infektiösen Ausgangssubstanzen so weit wie möglich zu minimieren, verdünnte Hahnemann diese extrem. Dabei nahm er an, dass sich die Kräfte (die Potenz) einer Substanz umso stärker entfalten, je mehr diese verdünnt wird. Ihre Wirkung soll so sanfter, sicherer, schneller und nachhaltiger sein.

Unterschiedlich hohe Potenzen

Wie stark ein Ausgangsstoff (Ursubstanz) verdünnt oder, wie Samuel Hahnemann es nannte, potenziert wurde, erkennen Sie an den Angaben auf der Verpackung. Der Buchstabe verrät, in welchem Verhältnis verdünnt wurde:
› »D«: Verdünnung im Verhältnis 1:10
› »C«: 1:100
› »M«: 1:1000
› »LM« oder »Q«: 1:50 000
An der Ziffer danach erkennen Sie, wie oft dieser Verdünnungsschritt durchgeführt wurde. Wird zum Beispiel ein Tropfen der gelösten Ursubstanz mit neun Tropfen Alkohol verdünnt, erhält man die Potenz D1. Wird davon erneut ein Tropfen mit neun Tropfen Alkohol verdünnt, ergibt das die Potenz D2 und so weiter.

Wie wirken Homöopathika?

Schulmedizinische Arzneimittel greifen unmittelbar in das Krankheitsgeschehen ein, indem sie, wie zum Beispiel Antibiotika, Krankheitserreger im Körper gezielt abtöten. Im Gegensatz dazu versucht die Homöopathie, die körpereigenen Selbstheilungsprozesse anzukurbeln und damit den Körper und die Gesundheit zu stärken. Um das am besten geeignete Mittel dafür zu finden, betrachtet der Therapeut immer den Gesamtzustand des kranken Kindes. Bei seiner Anamnese (Fallaufnahme) stellt er daher mitunter Fragen, die auf den ersten Blick überhaupt nichts mit den Beschwerden zu tun haben, wie zum Beispiel: Wie ist die psychische Verfassung des Patienten? Hat er besondere Bedürfnisse oder Abneigungen? Was verschlimmert/verbessert die Beschwerden? Gerade diese individuellen Symptome spielen neben den »klassischen« Krankheitszeichen wie Schnupfen, Husten oder Bauchweh bei der Suche nach dem passenden Arzneimittel eine große Rolle.

Einer solchen Anamnese kann der Umfang dieses Buches natürlich nicht gerecht werden. Daher werden im Praxisteil ab Seite 72 nur solche homöopathischen Mittel empfohlen, die sich bei den jeweiligen Beschwerden in der kinderärztlichen Praxis bewährt haben. Im Einzelfall kann für ein Kind ein anderes Mittel geeigneter sein. Eine homöopathische Behandlung sollte daher immer nur nach Rücksprache mit einem erfahrenen (Kinder-)Homöopathen begonnen werden.

Zusätzliche Behandlungsform

Die Wirksamkeit homöopathischer Medikamente wird seit Jahren kontrovers diskutiert und fast immer stehen eindeutige wissenschaftliche Beweise aus. Tatsächlich lässt sich ab einer Potenz von D24 rein rechnerisch kein einziges Molekül der Ausgangssubstanz mehr nachweisen.

Und dennoch wird immer wieder von erfolgreichen homöopathischen Behandlungen berichtet. Homöopathie kann daher eine Erweiterung üblicher Behandlungskonzepte darstellen. Sie kann die klassische Medizin aber nicht ersetzen. Wenden Sie sich daher immer an einen Arzt, wenn Ihr Kind krank ist – vor allem, wenn es noch sehr klein ist oder starke Krankheitszeichen zeigt. Auch wenn Sie sich bei kleineren Notfällen und Unpässlichkeiten unsicher sind, ist Ihr Kinderarzt der richtige Ansprechpartner. Damit er die Lage richtig einschätzen kann, sollten Sie ihn über eine eventuell begleitende homöopathische Behandlung informieren beziehungsweise mit ihm besprechen, wenn Sie Homöopathika einsetzen wollen.

Naturheilverfahren

Wie die Homöopathie versucht auch eine Vielzahl von Naturheilverfahren, die körpereigenen Abwehrvorgänge zu stärken und so Krankheiten vorzubeugen oder die Genesung zu fördern. Man setzt dazu physikalische Reize wie Kälte oder Wärme ein und bedient sich Mitteln aus der Natur, zum Beispiel Heilpflanzen.

Naturheilverfahren eignen sich gut als Hausmittel (siehe ab Seite 60) – vorausgesetzt, man ist sich über ihre Funktionsweise klar. Auch wenn es für manche der Verfahren keine wissenschaftliche Nachweise gibt: Viele haben sich über Jahrzehnte bewährt und stellen daher eine Alternative zu schulmedizinischen Mitteln dar oder können diese unterstützen.

BACH-BLÜTEN-THERAPIE

Die Bach-Blüten-Therapie geht zurück auf den englischen Arzt Dr. Edward Bach (1886–1936). Dieser war der Meinung, dass alle Krankheiten Folge seelischer Gleichgewichtstörungen seien. Um die unterschiedlichen Gemütslagen zu beeinflussen, wählte er bestimmte Blüten, die ihre heilenden »Schwingungen« zunächst an Wasser abgeben, das anschließend mit der gleichen Menge Alkohol vermischt wird. Diese Urtinktur wird dann, ähnlich wie bei der Homöopathie (siehe ab Seite 15), im Verhältnis 1:240 verdünnt. Wissenschaftliche Studien konnten die Wirksamkeit der Bach-Blüten nicht beweisen. Weil die wenigsten der Bach-Blüten zu den Heilpflanzen zählen, gilt die Therapie auch nicht zur klassischen Pflanzenheilkunde.

Trotzdem sind zumindest die Bach-Rescue-Tropfen, eine Kombination von fünf Blüten für alle seelischen Ausnahmezustände, heutzutage in vielen Familien Bestandteil der Notfallapotheke. Doch Vorsicht: Der Begriff »Notfalltropfen« kann irreführend sein. Werden sie bei wirklichen Notfällen wie zum Beispiel einem Asthmaanfall angewandt, verzögern sie rechtzeitige Therapiemaßnahmen. Im Zweifelsfall sollten Sie daher immer erst einen Arzt kontaktieren und um Rat fragen.

Zu den klassischen naturheilkundlichen Verfahren zählen:

› Phytotherapie: Behandlung mit Heilpflanzen und pflanzlichen Extrakten, die meist als Tee, Saft oder Tropfen verabreicht werden.
› Thermo- und Hydrotherapie: Therapeutische Anwendung von Wärme und Kälte mit und ohne Wasser oder Zusatzstoffe. Sie dient zur Behandlung von akuten chronischen Beschwerden und zur unspezifischen Aktivierung eigener Abwehrkräfte. Die Anwendungsformen sind Wickel, Einreibungen, Waschungen, Bäder, Sauna.
› Bewegungstherapie: Aktivierung des Körpers durch gezielte Bewegung.
› Ernährungstherapie: Vollwertige, gesunde Kost sowie die Einhaltung bestimmter Diäten.
› Ordnungstherapie: Gesundheitspädagogische Maßnahmen zur Strukturierung des Alltags und zur Wiedererlangung des seelischen Gleichgewichts.
› Atemtherapie: Durchführung wirksamer Atemtechniken bei Erkrankungen der Lunge und des Stimmapparats.
› Klimatherapie: Aktivierung des Körpers durch veränderte klimatische Bedingungen besonders bei Atemwegserkrankungen und Hauterkrankungen (Asthma, Neurodermitis).

Alternative Behandlungsformen wie Traditionelle Chinesische Medizin (TCM), Ayurveda oder Bach-Blüten-Therapie zählen nicht zu den Naturheilverfahren, auch wenn sie diesen heute oft fälschlicherweise zugeordnet werden.

Physiotherapie, manuelle Therapie und Osteopathie

Mithilfe der Physiotherapie, bis ins Jahr 1994 hierzulande als Krankengymnastik bezeichnet, versucht man die Funktionsfähigkeit und Beweglichkeit von Muskeln und Gelenken wiederherzustellen, zu erhalten oder zu verbessern. Hierzu werden häufig unterstützend physikalische Reize wie Wärme und Kälte angewandt. Physiotherapeutische Konzepte, die sich mit der Verbesserung von Bewegungsstörungen im Kindesalter beschäftigen, zielen auf eine Optimierung der Koordination und Regulierung der Muskelspannung (Muskeltonus). Hierdurch können Bewegungsabläufe verfeinert, die Beweglichkeit gefördert und die Selbstständigkeit des Kindes erreicht werden.

Manuelle Therapien sind besondere Maßnahmen zur Behandlung von funktionellen Gelenk-, Muskel- und Nervenstörungen. Sie werden bei akuten und chronischen Bewegungseinschränkungen der Wirbelsäule und der Gelenke eingesetzt. Die alternative Heilkunde geht zudem davon aus, dass manuelle Therapien, wie zum Beispiel die Osteopathie, sich nicht nur auf die Funktion des Bewegungsapparats, sondern auch auf viele andere körperliche Beschwerden sowie das allgemeine Befinden auswirken können. Um mögliche Nebenwirkungen der manuellen Therapie bei bereits vorgeschädigten Strukturen etwa an der Wirbelsäule zu vermeiden, sollten andere Ursachen jedoch im Vorfeld ausgeschlossen werden.

Meist ist das Hauptziel der Osteopathie im Säuglings- und Kindesalter, durch sanfte Berührungen vorhandene Blockaden zu lösen und so den Bewegungsfluss zwischen Knochen, Gelenken, Geweben und Organen positiv zu beeinflussen. Ein Spezialbereich der Osteopathie ist die Craniosacraltherapie. Spezifische dem menschlichen Körper innewohnende Rhythmen sollen durch spezielle Griffe am Kopf und in der Kreuzbeinregion harmonisiert werden.

Ergotherapie

Mithilfe der Ergotherapie können feine und grobe Bewegungsabläufe sowie die Wahrnehmungsverarbeitung (Sehen, Hören, Fühlen, Gleichgewicht) verbessert werden. Dadurch wird fehlverlaufenden Entwicklungen entgegengewirkt, was die Fähigkeiten des Kindes im Alltag verbessern soll. Hier ist die Einbeziehung der Eltern sowie auch der Erzieherinnen und Lehrerinnen entscheidend für das bestmögliche Gelingen einer Therapie.

Psychotherapeutische Verfahren

Psychotherapeutische Verfahren haben besonders bei psychischen und psychosomatischen Erkrankungen eine große Wirkung und ihren besonderen Stellenwert. Im Rahmen der Behandlung von Kindern spielen hier vor allem Entspannungstherapien wie das Autogene Training oder die Muskelentspannung nach Jacobson eine wichtige Rolle. Sie helfen zum Beispiel die Körperwahrnehmung zu verbessern und (Schul-)Stress zu bewältigen.

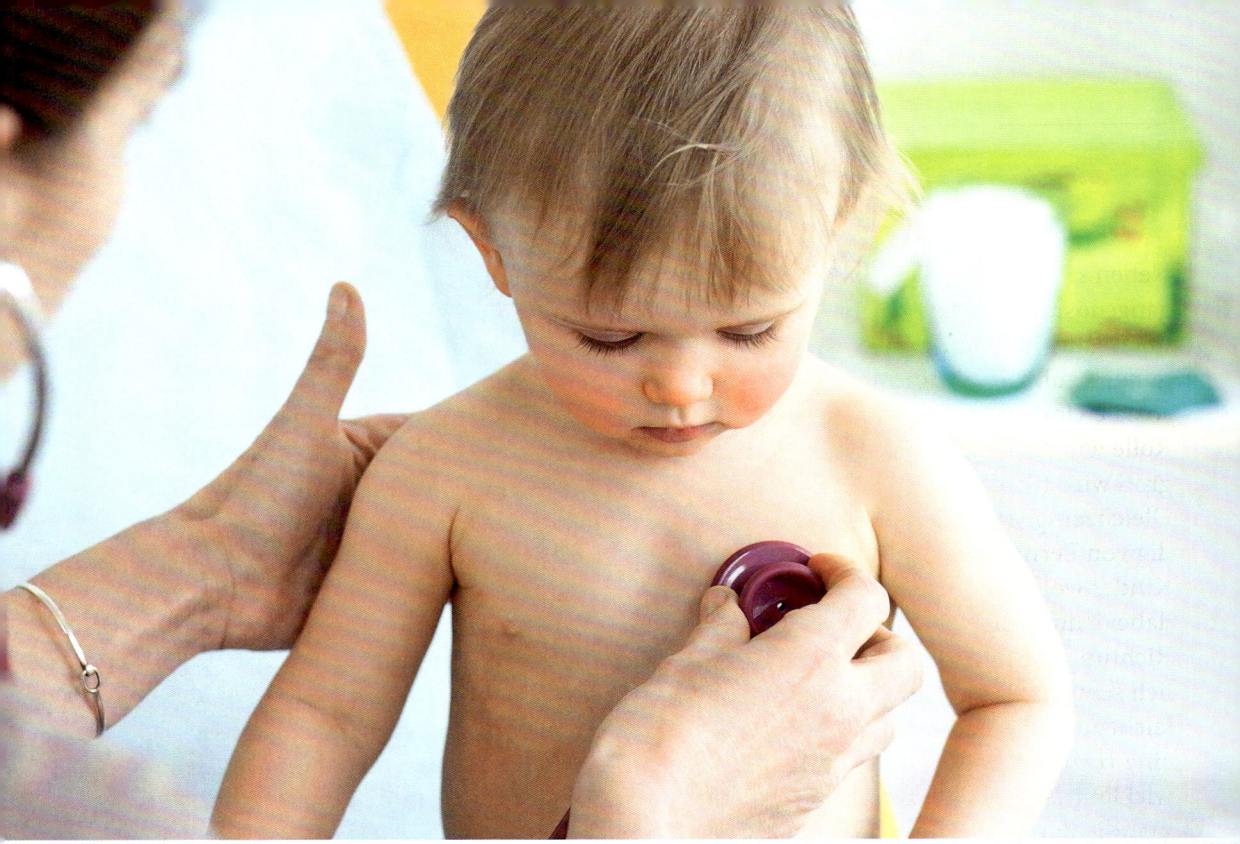

Die Gesundheitsvorsorge

Eltern suchen nicht nur dann einen Arzt auf, wenn ihr Kind krank ist und behandelt werden muss. Sie kommen auch in regelmäßigen Abständen zu den Vorsorgeuntersuchungen in die Praxis. Dabei wird der Entwicklungsstand des Kindes überprüft, um etwaige körperliche oder geistige Fehlentwicklungen so früh wie möglich zu erkennen. Schließlich wird die Entwicklung eines Menschen jeden Tag durch viele unterschiedliche Faktoren beeinflusst. Dieser Prozess beginnt schon im Säuglingsalter, zum Teil sogar schon während der Schwangerschaft. So kann zum Beispiel das spätere Geschmacksempfinden eines Kindes bereits durch die Nahrung beeinflusst werden, welche die Mutter während der Schwangerschaft zu sich nimmt. Auch manche Stoffwechselvorgänge werden bereits im Mutterleib geprägt, etwa die spätere Neigung zu Übergewicht (perinatale Programmierung).

Neben seiner ureigenen genetischen Ausgangsposition wächst zudem jedes Kind unter ganz individuellen Lebensbedingungen auf. Die Familie und das gesamte soziale Umfeld spielen dabei ebenso eine Rolle wie die Umgebung, in der ein Kind groß wird (Stadt, Land).

Gleichzeitig wird seine Entwicklung ständig von Lernprozessen beeinflusst. Und Kinder wollen lernen. Sie entwickeln sich dabei jedoch nicht nur in verschiedene Richtungen, sondern auch unterschiedlich schnell. Deshalb ist es nicht immer leicht zu definieren, was eine normale, eine verzögerte oder eine krankhafte Entwicklung ist. Die Grenzen sind oft fließend und die Bandbreite ist groß.

Genetische und Umweltfaktoren wirken sich auf die Entwicklung verschiedener Fertigkeiten aus, wie zum Beispiel:

> Bewegungsfertigkeiten, also die Fähigkeit, komplexe motorische Abläufe auch ohne bewusste Steuerung wohlkoordiniert ausführen zu können, wie zum Beispiel Schreiben oder Radfahren;
> Sprachfertigkeit, also die Sprachentwicklung beziehungsweise der Spracherwerb durch alltägliche soziale Kontakte;
> kognitive Fähigkeiten; dies bedeutet, dass ein Kind in der Lage ist, Gegenstände, Personen oder Situationen zu erkennen, das Wissen über sie zu erweitern und Zusammenhänge zu verstehen;
> soziale Kompetenz, also die Fähigkeit des Kindes, zwischenmenschliche Beziehungen aufzunehmen und sich den gesellschaftlichen Normen entsprechend zu verhalten.

Die empfohlenen Vorsorgeuntersuchungen

Um körperlichen, geistigen oder psychischen Auffälligkeiten oder Erkrankungen bei Säuglingen und Kindern vorzubeugen oder sie frühzeitig zu diagnostizieren, werden in vielen Ländern seit Jahren regelmäßige Vorsorgeprogramme durchgeführt, zu denen auch Empfehlungen zum Impfen (siehe ab Seite 40), zur Ernährung, zur Erziehung und Unfallverhütung zählen. Das deutsche Vorsorgeprogramm umfasst insgesamt 14 Untersuchungen (U1 bis U11 sowie J1 und J2), die zu festgelegten Zeiten durchgeführt werden (siehe Kasten Seite 22) und deren Kosten bis auf wenige Ausnahmen von den Krankenkassen übernommen werden. Jede Vorsorgeuntersuchung dokumentiert der Kinderarzt im Vorsorgeheft, das Sie bei der Geburt Ihres Kindes erhalten.

BEREITEN SIE SICH VOR

Notieren Sie sich eventuelle Fragen, die Sie an den Arzt haben. Denn bei der Vorsorgeuntersuchung denken Eltern erfahrungsgemäß nicht an alles. Auch wenn Sie die Sorge haben, dass etwas mit Ihrem Kind nicht stimmt, sollten Sie dies ansprechen. Der Arzt ist auf Ihre Beobachtungen und Informationen angewiesen, um Ihrem Kind optimal zu helfen.

Wichtig: Erfolgen die Vorsorgeuntersuchungen vor oder nach dem empfohlenen Zeitpunkt, werden sie von den Krankenkassen nicht immer erstattet und müssen als IGel-Leistung (individuelle Gesundheitsleistung) aus eigener Tasche gezahlt werden.

Die U1

Die erste Vorsorgeuntersuchung wird direkt im Anschluss an die Entbindung durchgeführt; im Geburtshaus oder bei einer Hausgeburt übernimmt die Hebamme diese Aufgabe. Zunächst wird das Kind gründlich auf Geburtsverletzungen und Fehlbildungen untersucht. Sein Gewicht, seine Körperlänge und sein Kopfumfang werden gemessen. Ein reifes Neugeborenes wiegt ungefähr zwischen 2500 und 4100 Gramm. Reif Geborene, die deutlich unterhalb des »Normalgewichts« liegen (etwa 2500 Gramm) sind untergewichtig und werden als SGA-Kinder (»small for gestational age«) bezeichnet. Viele dieser Kinder sind gesund und einfach nur leicht. Das niedrige Gewicht kann aber auch an einer verminderten Versorgung über den Mutterkuchen (Plazenta) während der Schwangerschaft oder an einer Erkrankung der Mutter beziehungsweise des Kindes selbst liegen.

Reif Geborene mit einem Geburtsgewicht oberhalb etwa 4100 Gramm sind übergewichtig. Unter Umständen ist dafür ein nicht entdeckter Schwangerschaftsdiabetes der Mutter verantwortlich. Solche Babys werden wegen ihres anfänglich stärker schwankenden Blutzuckerspiegels kurzzeitig überwacht.

Manche der schwergewichtigen Babys neigen auch später zu Übergewicht, weil ihr Stoffwechsel durch die Ernährung oder den Schwangerschaftsdiabetes der Mutter bereits im Mutterleib »anders« programmiert wurde.

Der Apgar-Index

Jede Geburt ist mit gewissen Risiken verbunden. Besonders der Geburtsvorgang bedeutet für Mutter und Kind viel Stress. Der Apgar-Index, ein in den 1950er-Jahren entwickeltes Punkteschema (Score), hilft festzustellen, wie gut sich das Kind an die neuen Lebensbedingungen außerhalb der Gebärmutter anpasst.

Dank der Bewertung von Hautfärbung, Herzfrequenz, Atmung, Muskeltonus und Reflexverhalten lässt sich der Zustand des Neugeborenen gut einschätzen. Für jedes dieser Symptome können 0 bis 2 Punkte vergeben werden; daraus ergibt sich eine maximale Punktzahl von 10 Punkten (5 mal 2 Punkte). Bei einer normalen Entbindung liegt der Apgar-Index meist zwischen 8 und 10. Aber auch wenn er darunter liegen sollte, bedeutet dies nicht zwangsläufig, dass das Neugeborene ein Problem hat.

Nabelschnur-pH-Wert

Der Nabelschnur-pH-Wert gibt Hinweise auf den Stresspegel, den das Neugeborene unter der Geburt hatte. Hierbei gelten Werte über 7,2 als normal. Sie zeigen an, dass es dem Kind während der Entbindung gut gegangen ist. Liegen die Werte darunter, war der Geburtsstress erhöht. Liegt der pH-Wert unter 7,0 kann während der Entbindung ein schwerer Sauerstoffmangel bestanden haben, was nach der Entbindung meist eine intensivere Betreuung nötig macht.

Vitamin-K-Prophylaxe

Neugeborene neigen anfänglich zu einem Mangel an Vitamin K. Weil dieses jedoch wichtig für die Blutgerinnung ist, empfehlen Mediziner, bei der U1, U2 und U3 je 2 Milligramm Vitamin K in Tropfenform zuzuführen. Die Gabe schützt die Babys vor frühkindlichen Blutungen, allen voran vor Blutungen im Gehirn.

NEUGEBORENEN-GELBSUCHT

Durch eine leichte Unreife der Leber kann ein Neugeborenes einen Farbstoff, der beim Abbau der roten Blutkörperchen im Blut entsteht (Bilirubin), in den ersten Lebenstagen und Wochen noch nicht genügend über die Galle ausscheiden. Stattdessen wird das Bilirubin im Körper, in der Haut und auch im Augenweiß abgelagert, wodurch das Baby etwas gelb erscheint (Neugeborenen-Gelbsucht, Ikterus). Die Gelbfärbung erreicht um den fünften Tag ihren Höhepunkt und verschwindet in den meisten Fällen im Lauf von zehn Tagen wieder gänzlich. Überschreitet die Gelbfärbung jedoch bestimmte Grenzwerte, muss die Ursache genauer erforscht und das Kind entsprechend behandelt werden. Meist genügt eine kurzzeitige »Fototherapie«, bei der sich durch kurzwelliges blaues Licht der gelbe Blutfarbstoff in der Haut abbaut.

Die U2

Die zweite Vorsorgeuntersuchung erfolgt zwischen dem dritten und zehnten Lebenstag und wird daher meist noch im Krankenhaus, bei einer ambulanten Geburt oder vorzeitigen Entlassung aber schon in der Kinderarztpraxis durchgeführt. Falls organisatorisch möglich, kommt der Kinderarzt auch zu Ihnen nach Hause. Sprechen Sie den Termin rechtzeitig ab. Neben dem allgemeinen körperlichen Befinden überprüft der Arzt bei der U2 auch den Entwicklungsstand des Neugeborenen: Schreit das Baby kräftig? Trinkt es ohne Probleme? Versucht es, Kontakt mit der Mutter aufzunehmen und reagiert es auf ihre Stimme? Neben den Informationen über die erst kurz zurückliegende Schwangerschaft und die Geburt des Kindes ist für den Arzt auch wichtig, ob bei den Eltern selbst oder bei anderen Angehörigen besondere Erkrankungen bestehen, zum Beispiel Allergien. Somit kann er noch besser auf die Gesundheit des Kindes achten. Wesentliche Bestandteile der Untersuchung sind darüber hinaus die Aufklärung über die altersgemäße Ernährung mit Muttermilch sowie eine weitere Gabe von Vitamin-K-Tropfen (siehe Seite 23). Falls noch nicht erfolgt, werden zudem nachstehend beschriebenes Neugeborenen-Stoffwechselscreening und ein Hörtest durchgeführt. Nach einer Beckenendlage, familiären Hüftproblemen oder anderen Risiken wird außerdem schon jetzt die Hüfte per Ultraschall kontrolliert, sonst erst bei der U3.

Stoffwechseluntersuchung

Bei der U2 (optimal ist die 48. bis 72. Lebensstunde) entnehmen Hebamme oder Kinderarzt dem Neugeborenen an der Ferse ein paar Tropfen Blut, um frühzeitig seltene Stoffwechselerkrankungen, etwa eine Störung im Aminosäurestoffwechsel oder eine angeborene Schilddrüsenunterfunktion zu erkennen und wenn möglich zu behandeln.

Hörtest

Im Rahmen der U1 werden Eltern auf das Neugeborenen-Hörscreening hingewiesen, mit dessen Hilfe schwere Hörstörungen frühzeitig ausgeschlossen werden können. Die Untersuchung erfolgt meist schon im Krankenhaus oder wird in den ersten Lebenstagen von einem Kinder- und Jugend- oder einem Hals-Nasen-Ohren-Arzt durchgeführt. Bei der für das Baby schmerzlosen Untersuchung werden bestimmte Schallwellen ins Ohr ausgesendet und dann die Reaktion des Gehirns (Automatisierte Hirnstammaudiometrie) oder des Ohrs selbst (Otoakustische Emission) gemessen. Nicht immer bedeutet ein auffälliger Befund bei diesem Test, dass ein Kind tatsächlich schwerhörig ist. So können zum Beispiel Fruchtwasser oder sogenannte Käseschmiere im Gehörgang das Ergebnis der Untersuchung beeinträchtigen. Um sicherzugehen, ist daher eine zweite Kontrolle nötig. Fällt auch diese negativ aus, empfiehlt sich eine Untersuchung bei einem Hals-Nasen-Ohren-Arzt.

Vitamin-D- und Karies-Prophylaxe

Ist der Kalzium-Phosphat-Stoffwechsel gestört, kann es zu einer »Knochenweichheit« mit typischen Skelettveränderungen insbesondere an Kopf und Rippen kommen (Rachitis). Im Säuglingsalter ist dafür meist eine unzureichende UV-Licht-Exposition und eine verminderte Konzentration von Vitamin D verantwortlich. Denn Vitamin-D-Mangel hat einen verminderten Einbau von Kalzium in den Knochen zur Folge. Mediziner empfehlen daher, Säuglingen ab dem zehnten Lebenstag im ersten Lebensjahr, eventuell auch im Winter des zweiten Lebensjahrs, künstliches Vitamin D zu verabreichen (400–500 I. E. pro Tag). Der Kinderarzt verschreibt dazu Tabletten oder Tropfen. Zum Schutz vor Karies wird für Säuglinge heutzutage häufig die kombinierte Gabe von Vitamin D und Fluorid empfohlen. Letztgenanntes hat eine karieshemmende Wirkung. Ab wann und wie Sie das Fluorid verabreichen (Tablette, Zahnpasta), besprechen Sie mit Ihrem Kinderarzt und Zahnarzt. Mehr zum Thema Zahnpflege in den ersten Lebensmonaten sowie die Empfehlungen der Deutschen Akademie für Kinder- und Jugendmedizin können Sie ab Seite 54 nachlesen.

PLÖTZLICHER KINDSTOD

Bei der U2 wird Sie der Kinderarzt auch auf ein Thema ansprechen, das viele Eltern beunruhigt: den plötzlichen Kindstod. Er berät Sie, wie Sie das Risiko für Ihr Kind minimieren. Die Empfehlungen der Ärzte:

› Das Kind sollte immer in Rückenlage schlafen.
› Achten Sie auf eine feste Matratze.
› Verwenden Sie einen Schlafsack statt einer Decke.
› Das Baby sollte in den ersten zwölf Monaten möglichst im elterlichen Schlafzimmer, aber im eigenen Bett schlafen.
› Legen Sie keine Kissen, Kuscheltiere, Tücher und Ähnliches ins Bett.
› Vermeiden Sie Überwärmung: 18 bis 20 °C Raumtemperatur sind tagsüber ideal, zum Schlafen 16 bis 18 °C.
› Ziehen Sie Ihrem Kind im Haus keine Kopfbedeckung an.
› Rauchen Sie nicht.
› Stillen Sie Ihr Baby, wenn möglich.

Was Sie bis zur nächsten Vorsorge beachten sollten

› Nicht immer klappt es mit dem Stillen auf Anhieb. Holen Sie sich Hilfe bei einer Hebamme oder einer Stillberaterin, wenn Sie Probleme mit dem Stillen oder der Ernährung Ihres Babys haben.
› Über die Nabelschnur und den Mutterkuchen (Plazenta) ist das Ungeborene mit der Mutter verbunden. Über die Nabelschnur erhält es alle wichtigen Nährstoffe und Sauerstoff zum Wachsen. Nach der Entbindung ist der Nabel

kurzfristig eine »Schwachstelle«, weil sich das Neugeborene über ihn infizieren kann. Rötet sich der Nabel oder sondert er zwei Wochen nach der Entbindung noch Feuchtigkeit oder Blut ab, sollten Sie mit dem Säugling zum Arzt gehen.

› Besonders beim ersten Kind sind Eltern oft unsicher. Das ist normal. Scheuen Sie sich nicht, um Rat zu fragen, und lassen Sie sich helfen.

Die U3

Während die zweite Vorsorgeuntersuchung in den meisten Fällen noch im Krankenhaus durchgeführt wurde, ist die U3 zwischen der vierten und sechsten Lebenswoche für viele Eltern und Kinder der erste Termin bei ihrem zukünftigen Kinderarzt. Möglicherweise wird dieser nochmals die Themen Vitamin-D- und Fluorid-Vorsorge, vererbbare Erkrankungen und Maßnahmen zur Verhütung des plötzlichen Kindstods (siehe Seite 25) ansprechen. Genauso wird er überprüfen, ob bereits die Neugeborenen-Stoffwechseluntersuchung sowie der Hörtest durchgeführt wurden.

Neben der körperlichen Untersuchung, dem Überprüfen von Entwicklung, Hören und Sehen, sind bei der U3 die Gewichtszunahme des Babys sowie Fragen zur Ernährung und Verdauung von besonderer Bedeutung. Nimmt Ihr Kind im Durchschnitt 150 bis 200 Gramm pro Woche zu? Hat es oft Blähungen? Spuckt es oft? Wie ist sein Stuhlgang?

Eine letzte Vitamin-K-Gabe sowie die Aufklärung über das staatlich empfohlene Impfprogramm runden die dritte Vorsorgeuntersuchung ab. Schließlich kann bereits ab dem dritten Monat mit den ersten Impfungen begonnen werden (siehe Impfplan in der hinteren Buchklappe). Weil es in Deutschland keine Impfpflicht gibt, liegt es in der Hand der Eltern, ob und in welchem Umfang sie ihr Kind impfen lassen. Informieren Sie sich daher ausführlich, denn Impfen ist der sicherste Schutz vor einigen schwer verlaufenden Infektionskrankheiten (siehe ab Seite 40).

ERSTES KENNENLERNEN

Nie wieder lernt ein Kind in einer so kurzen Zeit so viel, wie in seinem ersten Lebensjahr. Doch dazu braucht es eine sichere Bindung und ein Gegenüber als »Spiegel«. Das Gesicht und die Stimme von Mutter und Vater sind für den Säugling besonders anregend. Ein ausgeruhtes Baby sucht gerne Blickkontakt und möchte mit seinen Eltern ins »Gespräch« kommen. Es schaut ihnen aufmerksam ins Gesicht, während sie mit ihm sprechen, und die Erwachsenen antworten ihm mit einem freudigen Lächeln. Das wiederum löst beim Baby Wohlbefinden aus. Es »antwortet« mit einem zufriedenen Gesicht. Nach einigen Wochen lächelt es dann selbst zurück.

Sonographie der Hüften

Ein wichtiger Bestandteil der U3 ist die Ultraschalluntersuchung (Sonografie) der Hüften. Sie dient dazu, eventuelle Fehlstellungen im Hüftgelenk frühzeitig aufzuspüren: Manchmal ist der Hüftkopf noch nicht gut in der Hüftpfanne eingebettet (Hüftgelenksdysplasie) oder ganz selten sogar aus ihr heraus verlagert (Hüftgelenksluxation). Zeigen sich Auffälligkeiten, können durch vorübergehendes breites Wickeln oder das Tragen einer Spreizhose eine Schädigung der Hüfte und dadurch bedingte spätere Schwierigkeiten und Operationen vermieden werden. Liegt eine Hüftgelenksluxation vor, wird die Hüfte eingerenkt und dann über einen längeren Zeitraum ruhig gestellt.

Was Sie bis zur nächsten Vorsorge beachten sollten

› Das Leben mit einem Baby kann anstrengend sein und verändert den gewohnten Lebensrhythmus enorm. Achten Sie daher selbst auf genügend Schlaf und eine ausgewogene gesunde Ernährung.
› Reden Sie mit Ihrem Kind und singen Sie ihm einfache Lieder vor. Erzählen Sie ihm, was Sie tun. Das fördert das Sprachverständnis.

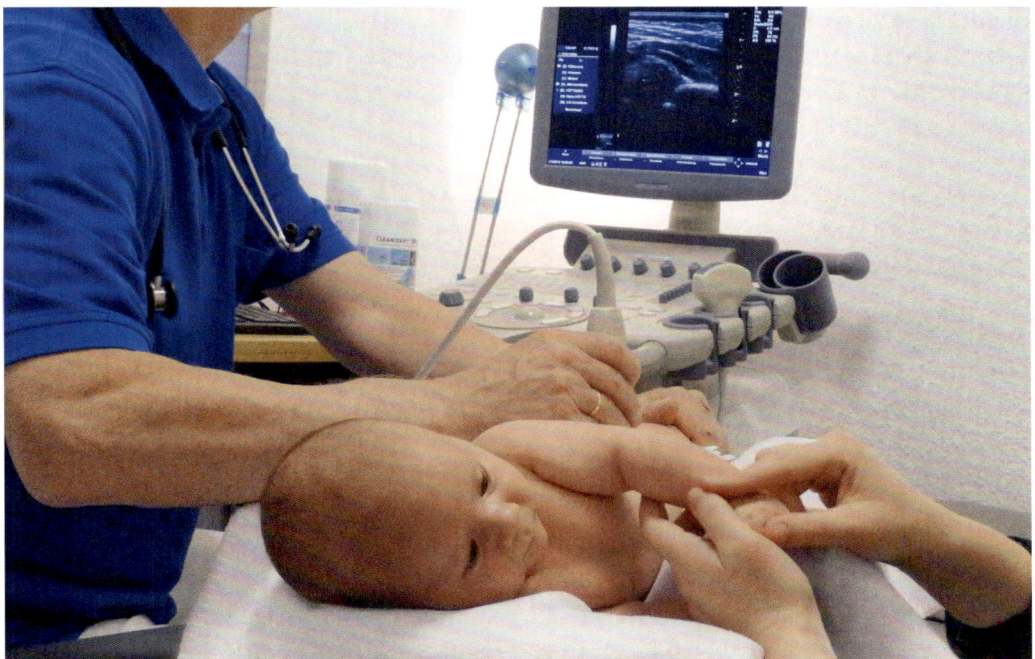

Mithilfe einer Ultraschalluntersuchung der Hüften können mögliche Fehlstellungen frühzeitig erkannt und entsprechend behandelt werden, damit später keine Probleme auftauchen.

Die U4

Die Überprüfung der körperlichen und motorischen Entwicklung, der altersentsprechenden Reflexe, des Hörens und Sehens sowie der Fähigkeit zur Kontaktaufnahme sind wesentliche Bestandteile der vierten Vorsorgeuntersuchung, die zwischen dem dritten und vierten Lebensmonat ansteht. Das meiste davon kontrolliert der Kinderarzt spielerisch, sodass Sie als Eltern gar nicht viel davon mitbekommen. Allenfalls die sogenannten Reflexuntersuchungen empfinden manche Eltern zunächst als erschreckend. Sorgen sind jedoch unbegründet. Der Arzt untersucht lediglich, wie das Baby auf bestimmte ruckartige Bewegungen, Geräusche und helles Licht reagiert, wie gut es motorisch entwickelt ist und ob sein Hirn Reize altersgerecht verarbeitet. Er hat die Situation dabei immer unter Kontrolle.

Ein gesunder Säugling hebt in diesem Alter in der Bauchlage sicher den Kopf und stützt sich auf die Unterarme. Er kann Hände und Finger über der Körpermitte zusammenbringen, die Finger in den Mund stecken und beginnt zu greifen. Das Kind verfolgt sich bewegende Objekte mit den Augen und versucht Geräusche zu orten. Es hat jetzt ein stimmhaftes Lachen und Brabbeln, reagiert auf die Stimme der Eltern und nimmt seine Umwelt bewusst wahr. Der Säugling beginnt, bei Hunger oder Schmerzen differenziert zu schreien, er hält längeren Blickkontakt und lächelt häufig, wenn er bekannte oder unbekannte Gesichter sieht.

Wie bereits bei der letzten Vorsorgeuntersuchung wird der Kinderarzt Sie nach den Schlaf-, Trink- und Verdauungsgewohnheiten Ihres Babys befragen. Oft gibt er auch schon erste Tipps zur weiteren Ernährung. Schließlich kann ab dem vollendeten vierten Lebensmonat mit der Einführung von Beikost begonnen werden. In der Regel werden die Kinder bei der U4 gemäß dem empfohlenen Impfplan (siehe hintere Buchklappe) das erste Mal geimpft. Wurde das Baby schon zwischen der U3 und U4 geimpft, kann jetzt auch bereits die Auffrischimpfung erfolgen; der Abstand zwischen zwei Impfungen sollte mindestens vier Wochen betragen. Bei Zweifeln am Hörvermögen des Säuglings wird der Arzt zu einem erneuten Hörtest raten, da gutes Hören die Grundvoraussetzung der Sprachentwicklung ist.

Was Sie bis zur nächsten Vorsorge beachten sollten

> Versuchen Sie, einen Tagesrhythmus zu finden, mit dem Sie und Ihr Kind sich gleichermaßen wohlfühlen.
> Ihr Kind wird immer mobiler und damit steigt auch die Gefahr, dass es in einem unbeaufsichtigten Moment von der Wickelkommode oder dem Sofa stürzen kann. Lassen Sie es daher nie allein liegen, auch nicht für kurze Zeit, weil etwa das Telefon klingelt. Wenn Sie sich von ihm wegdrehen, gehört immer eine Hand ans Kind. Ist das nicht möglich, nehmen Sie Ihr Kind auf den Arm oder legen es auf einer Unterlage auf den Boden.

Die U5

Wie gewohnt untersucht der Arzt bei der fünften Vorsorgeuntersuchung im sechsten oder siebten Lebensmonat gründlich den Körper Ihres Kindes. Wiegen, Messen, Abtasten – das ist zumindest für Sie als Eltern vermutlich schon Routine. Abermals überprüft er auch den Entwicklungsstand des Babys: Macht es aktiv mit, wenn man es zum Sitzen hochzieht, indem es seine Arme beugt und den Kopf hält? Greift es mit der ganzen Hand zu und kann es Gegenstände von der einen in die andere Hand übergeben oder in den Mund stecken? In diesem Alter verfolgt ein Baby zudem Aktivitäten in seiner nächsten Umgebung und entwickelt vermehrt Laute – für sich allein und auf Ansprache. Es intensiviert die Kontaktaufnahme durch Anfassen, zeigt Freude am Körperkontakt und an der Kommunikation durch Sprache, Mimik und Gestik. Bei der Untersuchung der Augen wird der Arzt vor allem darauf achten, ob das Baby schielt, denn dann muss es in augen-

ärztliche Behandlung. Bei der erneuten Kontrolle des Hörvermögens schaut er, ob das Kind den Kopf in Richtung einer Geräuschquelle dreht.

Da die Nahrung ihrer Eltern und Geschwister für immer mehr Kinder interessant wird, gibt der Arzt nochmals Tipps zur Einführung der Beikost. Und weil oft auch schon die ersten Zähne sichtbar sind, informiert er über die Zahnpflege (siehe ab Seite 54). Nicht zuletzt steht, falls sie noch nicht erfolgt ist, bei der U5 die Auffrischimpfung an.

Was Sie bis zur nächsten Vorsorge beachten sollten

›   Weil der »Nestschutz« sich allmählich abbaut und das Immunsystem des Kindes jetzt selbst lernt, sich mit Infekten auseinanderzusetzen, wird es häufiger Husten, Schnupfen, manchmal auch Fieber bekommen.

›   Wenn die ersten Zähne durchbrechen, kann das Kind unruhig sein. Beißringe oder Veilchenwurzel aus der Apotheke lindern die Beschwerden.

›   Ihr Kind will lernen. Bereiten Sie ihm eine altersgerechte Spielumgebung auf dem Boden. Stören Sie es nicht, wenn es zufrieden ist und sich alleine beschäftigt. Auch dabei macht es Erfahrungen.

›   Achten Sie auf einen regelmäßigen Tagesablauf und Einschlafrituale.

›   Wenn Sie einen Sohn haben, beobachten Sie die Lage der Hoden. Sie sollten am Ende des ersten Lebensjahres im Hodensack sein.

IHRE MITHILFE IST WICHTIG

Da in diesem Alter für gewöhnlich die Fremdelphase beginnt, fällt es dem Arzt nicht mehr so leicht wie bisher, das Kind zu untersuchen. Umso mehr ist er auf Ihre Beobachtungen und Auskünfte als Eltern angewiesen.

JEDES KIND IST ANDERS

Jedes Kind hat sein ganz eigenes Entwicklungstempo und seine persönlichen Entwicklungsschwerpunkte. Die bei den einzelnen Vorsorgeuntersuchungen aufgeführten Entwicklungsschritte sind daher nur ein grober Anhaltspunkt, aber keine zwingende Vorgabe für Ihr Kind. Um den individuellen Entwicklungsstand beurteilen zu können, sind viele Dinge zu beachten. Beobachten Sie daher immer die Gesamtentwicklung.

Wie war es bei Ihnen?

Erkundigen Sie sich bei Ihren Eltern nach Ihrer eigenen kindlichen Entwicklung. Häufig finden sich frühe oder verspätete Entwicklungsschritte in der eigenen Geschichte, die sich jetzt bei Ihrem Kind wiederholen. Ein Beispiel: »Du warst immer in Bewegung, wolltest früh stehen und bist schon mit zehn Monaten gelaufen« oder »Du warst ein zufriedenes, gemütliches Baby, das alles genau beobachtet hat. Laufen konntest du dagegen erst mit 18 Monaten.« Lassen Sie sich nicht von anderen Eltern zu einem unsinnigen Wettbewerb nach dem Motto »Mein Kind kann aber schon ...« verleiten. Wenn ein Kind frühzeitig läuft, heißt das nicht, dass es auch später immer das schnellste sein wird. Wie so vieles sind die Entwicklungsschritte bis zum freihändigen und selbstständigen Laufen sehr individuell.

Kinder wollen lernen und die Welt erkunden. Dazu brauchen sie Zeit. Freuen Sie sich mit Ihrem Baby über jeden neuen, selbstständig erlernten Entwicklungsschritt. Das fördert die Selbstständigkeit und das Selbstbewusstsein Ihres Kindes. Bis zum Alter von 18 Monaten können fast alle Kinder laufen. Der Weg dahin läuft über Drehen, Kriechen, Krabbeln, sich Aufsetzen, Stehen und Gehen immer in der gleichen Reihenfolge ab – aber eben in ganz individuellen Zeitabschnitten. Erst wenn ein Kind mit der neuen Position oder Bewegung ganz vertraut ist, kommt der nächste Schritt. So wird es sicher und überfordert sich nicht.

Fördern, aber richtig

Trotzdem kann es sein, dass eine Störung der Entwicklung besteht, wenn ein Kind eine bestimmte Fähigkeit nicht bis zu einem bestimmten Zeitpunkt erlernt. Dies muss untersucht, geklärt und gegebenenfalls behandelt werden. Wenn Sie Fragen haben oder unsicher sind, sollten Sie daher mit Ihrem Kinderarzt sprechen. Sind tatsächlich Fördermaßnahmen nötig, ist vor allem die Mitarbeit der Eltern gefordert. Zwei Stunden therapeutische Förderung in der Woche haben keinen Effekt, wenn das Erlernte nicht zu Hause ständig geübt wird. Deshalb ist die enge Zusammenarbeit zwischen dem Therapeuten und den Eltern sehr wichtig.

Die U6

Wenn im zehnten bis zwölften Lebensmonat die sechste Vorsorgeuntersuchung, die sogenannte Einjahresuntersuchung, ansteht, hat ein Kind etwa das Dreifache seines Geburtsgewichts erreicht und seine Körperlänge ungefähr verdoppelt.

Mehr und mehr erweitert es sein »Betätigungsfeld«: Die meisten Kinder haben die motorischen Entwicklungsphasen Drehen, Robben, Krabbeln, Sitzen, Aufstehen schon durchlaufen oder auch übersprungen. Jetzt stehen sie sicher, wenn sie sich an einem Möbelstück, einer Wand oder der Hand von Mama und Papa festhalten können. Auch freies Stehen oder Laufen kann bereits vorkommen.

Sie greifen Gegenstände mit Daumen und Zeigefinger (Pinzettengriff), fangen an, auf Dinge zu zeigen und sie wiederzuerkennen und finden einen vor ihren Augen versteckten Gegenstand wieder. Sie beginnen, von sich aus soziale Kontakte einzugehen und zu beenden. Dabei wechselt die Stimmung noch oft zwischen Zuwendung und Fremdeln. Die Kinder reagieren auf Musik, hören genau hin, versuchen erste zweisilbige Laute wie »dada«, »mama« oder »papa« zu bilden und beginnen von Ihnen häufig benutzte Wörter wie zum Beispiel »Nein« zu verstehen. Allerdings werden die individuellen Unterschiede in der Entwicklung mit den Monaten immer deutlicher. Weil der Arzt Ihr Kind jedoch schon länger kennt, kann er es gut einschätzen und Abweichungen oder Auffälligkeiten erkennen und bei Bedarf entsprechende Maßnahmen einleiten. Sollten im Rahmen der motorischen Entwicklung Fördermaßnahmen erforderlich werden, wird er Ihnen Tipps geben oder mit Ihnen entsprechende Strategien entwickeln. Ein weiterer Schwerpunkt der U6 ist die Information über die altersgemäße Kleinkindkost. Zudem können noch fehlende Impfungen nachgeholt werden.

Was Sie bis zur nächsten Vorsorge beachten sollten

› Zwischen U6 und U7 sind mehrere Auffrischimpfungen erforderlich. Lassen Sie den Impfstatus beim Kinderarzt überprüfen und machen Sie rechtzeitig einen Termin aus.

› Falls Sie selbst fehlsichtig sind, sollten Sie für Ihr Kind einen Termin beim Augenarzt ausmachen.

› Ihr Kind braucht jetzt keine Nuckelflasche mehr. Es möchte wie die Eltern aus einem Glas oder einer Tasse trinken.

› Lassen Sie Ihr Kind in ausreichendem Maß spielen und sich bewegen.

› Lassen Sie Ihr Kind im Hochstuhl an den gemeinsamen Familienmahlzeiten teilnehmen.

› Entwickelt Ihr Kind eine ausgeprägte Trotzphase, gehen Sie besonnen damit um und zeigen Sie Verständnis. Regeln haben nur Sinn, wenn sie notwendig und verständlich sind – und wenn sie auch eingehalten werden. Holen Sie sich gegebenenfalls professionelle Hilfe; beim Kinderarzt kann man Ihnen Ansprechpartner in Ihrer Nähe nennen.

> Sprechen Sie viel mit Ihrem Kind: Beschreiben Sie ihm, was sie tun, und lesen Sie ihm vor. So fördern Sie seine Sprachentwicklung.
> Ab dem zwölften Lebensmonat sind Impfungen gegen Masern, Mumps und Röteln (MMR) sowie gegen Windpocken möglich.

Die U7

Wenn im Alter von etwa zwei Jahren zwischen dem 21. und 24. Lebensmonat die siebte Vorsorgeuntersuchung ansteht, hat Ihr Kind sein Körpergewicht bereits vervierfacht. Es ist schon lange kein Säugling mehr – und das macht sich nicht nur auf der Waage bemerkbar. Auch was seine Motorik und sein Sozialverhalten betrifft, hat es enorme Fortschritte gemacht. Mit eineinhalb Jahren hat es sein Gleichgewicht gut unter Kontrolle und kann frei laufen. Es kann Gegenstände in der Hand halten, zurückgeben, sie in ein Gefäß legen und wieder herausholen. Es baut einen Turm aus zwei bis vier Klötzen, betrachtet altersentsprechende Bilderbücher und zeigt auf Bekanntes. Die Symbolsprache entwickelt sich, zum Beispiel »Wau-wau« für Hund, »Töff-töff« für Auto.
Der Nachwuchs versteht jetzt außerdem schon einfache Verbote und Gebote – und beachtet sie mehr oder weniger.
Um seinen zweiten Geburtstag dann läuft Ihr Kind sicher und umsteuert dabei auch Hindernisse geschickt. Es blättert Buchseiten einzeln um, führt kleine Rollenspiele aus und spielt allein im Zimmer – auch ohne Mama und Papa. Es kann Anweisungen, die Sie ihm ins Ohr flüstern, befolgen, reagiert, wenn Sie es aus einem anderen Raum rufen und wippt im Rhythmus, wenn es Musik hört.
Ein besonderes Augenmerk der siebten Vorsorgeuntersuchung liegt neben den gewohnten allgemeinen Untersuchungen zur Entwicklung daher auf der Sprachentwicklung. Gegebenenfalls stehen auch Auffrischimpfungen an.
Die meisten Kinder sprechen jetzt Ein- bis Zweiwortsätze, zum Beispiel »Wau-wau bellt«. Ihr aktiver Wortschatz ist zwar noch überschaubar. Verstehen (passiver Wortschatz) können sie aber schon deutlich mehr. Sollte Ihr Kind noch nicht so weit sein, ist aber auch dies in der Regel kein Grund zur Besorgnis. Jedes Kind lernt eben unterschiedlich schnell und die Sprachentwicklung ist in diesem Alter »explosionsartig«.
Weil Ihr Kind vermutlich gerade mitten in der ersten Trotzphase steckt, ist die Wahrscheinlichkeit groß, dass es sich nicht untersuchen lassen oder die Fragen des Arztes beantworten beziehungsweise seine Spielaufforderungen nicht annehmen will. Umso mehr ist der Kinderarzt auf Ihre Mithilfe angewiesen, um sich ein ausreichendes Bild zu machen.
Für Sie als Eltern ist es in diesem Zusammenhang sehr wichtig, keine Angstbarrieren vor dem Arztbesuch aufzubauen. Machen Sie kein großes Ding aus der U7 und bleiben Sie selbst ganz entspannt. So helfen Sie Ihrem Kind am meisten.

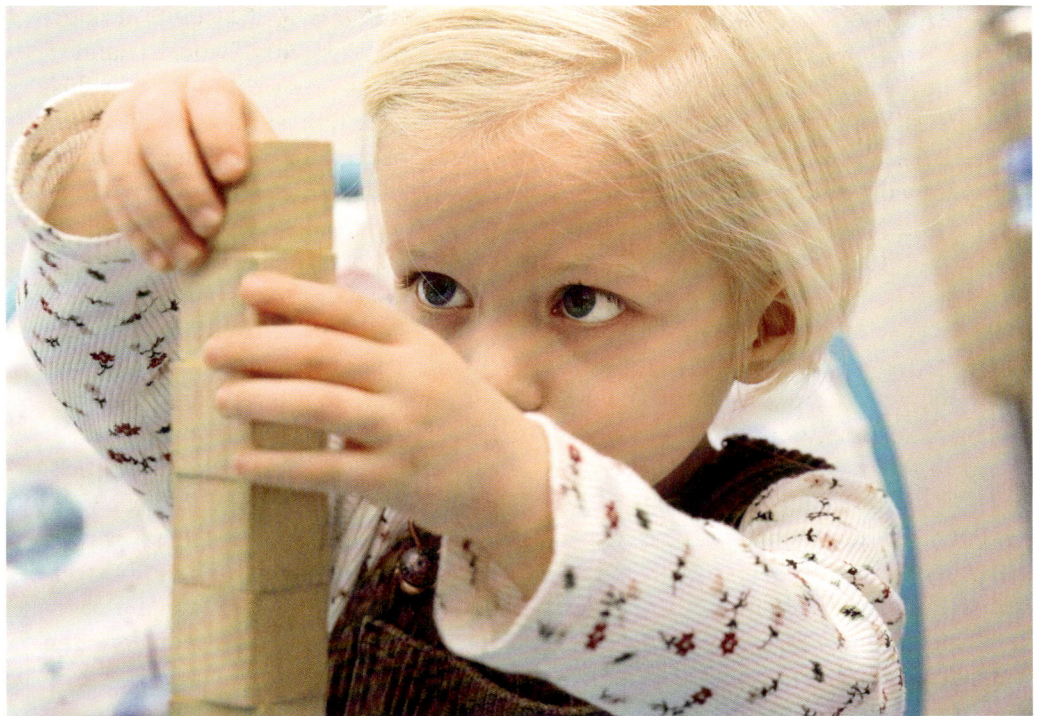

Die ersten Bauklötze greifen Kinder mit unvollständigem Pinzettengriff schon mit etwa einem Jahr. Um den zweiten Geburtstag herum sind sie so geschickt, dass es richtig in die Höhe gehen kann.

Was Sie bis zur nächsten Vorsorge beachten sollten

› Falls die Sprachentwicklung verzögert ist, sollten Sie das Hörvermögen überprüfen lassen. Durch Infekte im Hals-Nasen-Ohren-Bereich kann dieses vorübergehend oder auch dauerhaft beeinträchtigt sein.
› Krippenkinder haben durch den engen Kontakt zu Altergenossen häufig Infekte der Atemwege und müssen dann auch einmal zu Hause betreut werden.
› Achten Sie auf eine gesunde Ernährung, ausreichend Bewegung und regelmäßige Zahnpflege (siehe ab Seite 54).
› Spätestens jetzt sollten Sie Ihre Tochter oder Ihren Sohn vom Schnuller und/oder von der Nuckelflasche entwöhnen.
› Drängen Sie Ihr Kind nicht bei der Sauberkeitserziehung. Die bewusste Kontrolle über Blase und Stuhlgang muss bei jedem erst reifen.
› Bringen Sie Ihrem Kind Schritt für Schritt bei, Gefahrenquellen rechtzeitig zu erkennen.

Die U7a

Kurz bevor die meisten Kinder in den Kindergarten kommen, erfolgt zwischen dem 34. und 36. Lebensmonat eine weitere Vorsorgeuntersuchung; sie wird seit dem 1. Juli 2008 von allen Krankenkassen erstattet. Wie gewohnt wird Ihr Kind gewogen und gemessen. Der Kinderarzt untersucht seine Brust-, Bauch- und Geschlechtsorgane, überprüft die motorische Entwicklung sowie das Nervensystem und die Sinnesorgane des Kindes. Hört und sieht es gut? Liegt eine Sehschwäche vor, zum Beispiel verstecktes Schielen? Gegebenenfalls stehen auch erneut Auffrischimpfungen an.

Ein besonderes Augenmerk liegt bei der U7a noch einmal auf der sprachlichen Entwicklung: Spricht das Kind bereits Drei- bis Fünfwortsätze? Sagt es »Ich«? Versteht es Aufforderungen wie »Zeig mir deine Schuhe« und kennt es seinen Namen? Redet es beim Spielen mit anderen Kindern? All diese Fähigkeiten helfen ihm unter anderem, sich in der Gruppe zu behaupten und eigene Interessen durchzusetzen. Das ist wichtig, wenn es in den Kindergarten kommt.

Dreijährige helfen gerne beim Arbeiten und imitieren die Tätigkeiten der Erwachsenen. Sie lieben es, gemeinsam mit Mama und Papa Bilderbücher anzuschauen, lassen sich Inhalte erklären und freuen sich an Kinderreimen. Sie lieben es zu malen und erste Puzzle zusammenzusetzen, sie spielen in ihrer eigenen Fantasiewelt und erfinden Geschichten.

Was Sie bis zur nächsten Vorsorge beachten sollten

› Viele Kleinkinder nehmen in diesem Alter übermäßig viel an Gewicht zu, da das Angebot an verführerischen Nahrungsprodukten reichlich ist und sie sich gleichzeitig zu wenig bewegen. Eine vollwertige, ausgewogene Ernährung (siehe ab Seite 44) und gemeinsames Herumtoben und Spazierengehen schaffen in der Regel Abhilfe.
› Fördern Sie den Kontakt zu anderen Kindern und Bezugspersonen. Auch Sie können einmal krank werden und bei der Betreuung ausfallen – und wissen Ihr Kind dann in guten Händen.
› Hat Ihr Kind Probleme mit der Aussprache, sollten Sie dies beim Kinderarzt ansprechen.
› Sehr viele Kinder brauchen auch in diesem Alter nachts noch eine Windel. Tagsüber aber sollten sie jetzt für den Kindergarten trocken sein.

Die U8

Neben der schon gewohnten körperlichen Untersuchung sowie der Kontrolle des Impfstatus versucht der Arzt sich bei der achten Vorsorgeuntersuchung (zwischen dem 46.und 48. Lebensmonat) vor allem ein Bild über die seelische Entwicklung und das soziale Verhalten Ihres Kindes zu machen. Je nach Bedarf berät er bei Schlafproblemen, Einnässen oder Konzentrationsstörungen. Sollte Ihr Kind in irgendeinem Bereich besondere Unterstützung brauchen, bespricht er mit Ihnen, welche Möglichkeiten es gibt. Natürlich wird er auch jetzt die Gesamtentwicklung Ihres Kindes überprüfen: Die meisten Kinder sind jetzt trocken und können ihren Stuhlgang kontrollieren. Sie können Mehrwortsätze bilden, erkennen sicher Farben und können verschiedene Tätigkeiten benennen. Sie fragen nach Gründen, hören beim Vorlesen zu und verstehen das Vorgelesene und Gesagte. Was sie erleben, geben sie zeitlich und logisch in etwa richtig wieder. Sie verbinden Sätze mit »und dann …, und dann …, und dann …«. Beim Malen halten sie den Stift mit den ersten drei Fingern (Daumen, Zeige- und Mittelfinger). Sie zeichnen einfache Strichmännchen (Kopffüßler), Kreise, Dreiecke und Vierecke. Kinder in diesem Alter können auf einer Linie gehen und Dreirad fahren. Sie stehen für drei Sekunden auf einem Bein oder hüpfen vielleicht schon auf einem Bein. Und sie lieben Rollenspiele. Jetzt werden auch erste richtig gemeinsame Spiele möglich. Auch die Fähigkeit zu teilen entwickelt sich.

Entdeckt der Arzt Schäden oder Fehlstellungen an den Zähnen oder am Kiefer, wird er Sie an einen (Kinder-)Zahnarzt verweisen. Er wird Sie dann in der Regel gleich auch über eine gesunde Ernährung informieren, denn diese ist neben der gründlichen Mundhygiene maßgeblich für gute Zähne. Die Bestimmung der Körpermaße und eine Urinuntersuchung runden die U8 ab.

Was Sie bis zur nächsten Vorsorge beachten sollten

> Sollte sich die Aussprache Ihres Kindes nicht richtig entwickeln, sprechen Sie dies beim Arzt an. Dasselbe gilt, wenn es die Blase tagsüber oder den Stuhlgang noch nicht kontrollieren kann.
> Achten Sie auf eine ausgewogene Ernährung und belohnen oder trösten Sie Ihr Kind nicht mit Süßigkeiten.
> Begrenzen Sie den Medienkonsum auf ein Minimum, Bewegung und Spielen sollten immer Vorrang haben. Erkundigen Sie sich zum Beispiel bei Sportvereinen nach dem Angebot für Minis.

»MITARBEIT« GEFRAGT

Mit vier Jahren besuchen fast alle Kinder den Kindergarten. Weil sie mehr Vergleichsmöglichkeiten haben, bemerken Erzieherinnen unter Umständen eher Verhaltens-, Entwicklungs- und Sprachauffälligkeiten als die Eltern. Auch der Arzt sieht ein Kind mit seinen Stärken und Schwächen bei der Vorsorge nur für eine relativ kurze Zeit und nicht wie die Erzieherinnen über einen längeren Zeitraum. Er ist bei seiner Beurteilung und dem Einleiten von Fördermaßnahmen daher auf deren Informationen angewiesen. Teilen Sie dem Arzt also mit, wenn man im Kindergarten irgendetwas bemerkt hat.

Die U9

Ihr Kind wird nun bald in die Schule kommen und damit beginnt ein völlig neuer Lebensabschnitt. Bei der neunten Vorsorgeuntersuchung zwischen dem 60. und 64. Lebensmonat geht es daher noch einmal darum, etwaige Defizite oder Auffälligkeiten aufzufinden und

durch Fördermaßnahmen wie zum Beispiel Ergotherapie (siehe Seite 19) oder Sprachtherapie auszugleichen.

Neben der allgemeinen körperlichen Kontrolle und Urinuntersuchung testet der Kinderarzt bei der U9 auch die Körperhaltung und Fußstellung. Abermals stehen außerdem Seh- und Hörvermögen sowie die sprachliche und motorische Entwicklung des Kindes im Mittelpunkt. In der Regel ist die Aussprache mit fünf Jahren fehlerfrei. Das Kind gibt Erlebtes korrekt in logischer und zeitlicher Reihenfolge wieder und erzählt mit grammatikalisch einfacher Struktur. Es versteht emotionale Äußerungen anderer Kinder und kann sich in eine Gruppe einordnen. Seine Bewegungen werden immer sicherer. Es kann eine Treppe freihändig hinauf- und herabsteigen und dabei auch die Beine abwechseln. Es kann auf Zehenspitzen schleichen und auf einem Bein hüpfen. Das Arbeiten mit Schere, Kleber und Stiften fällt ihm immer leichter. Es malt jetzt Männchen mit mehreren Körperteilen, Vierecke und Dreiecke. Rollenspiele mit anderen Kindern werden weiter intensiviert.

Oft testet der Arzt in kleinen Aufgaben, ob das Kind Zusammenhänge und Regeln erkennt. Beruhigend für die Eltern, die das Gefühl haben, ihr Kind sei noch nicht so weit, um in die Schule zu gehen: Der Nachwuchs macht im letzten Jahr vor der Einschulung sehr oft noch große Fortschritte. In den meisten Fällen erweisen sich dann die Ängste und Zweifel im Nachhinein als unbegründet.

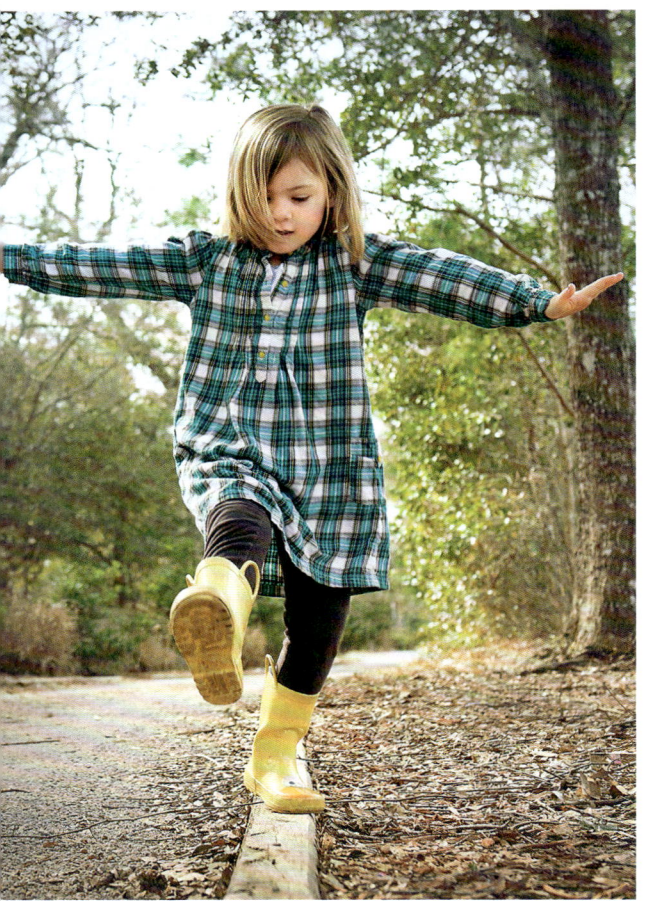

Die Motorik wird immer besser: Im Vorschulalter haben Kinder ihren Körper schon gut im Griff.

Was Sie bis zur nächsten Vorsorge beachten sollten

› Überprüfen Sie zu Beginn des Schulalters den Impfstatus Ihres Kindes. Machen Sie bei Bedarf einen Termin beim Arzt aus, um Impfungen nachzuholen oder aufzufrischen.
› Treten in der Schule Schwierigkeiten beim Lernen oder im Sozialverhalten auf, sprechen Sie dies möglichst zeitnah beim Kinderarzt an. Er weiß, welche Stellen, etwa psychologische Beratungsstelle oder schulpsychologischer Dienst in Ihrer Umgebung Ihnen und Ihrem Kind helfen können.

U10 und U11

Weil die Zeitspanne zwischen U9 und J1 sehr groß ist, gibt es seit 2006 zwei neue zusätzliche Vorsorgeuntersuchungen für Kinder: U10 und U11. Die U10 erfolgt im Alter von sieben bis acht Jahren, die U11 zwischen neun und zehn Jahren.
Im Blickpunkt der Untersuchungen bei der U10 zwischen sieben und acht Jahren stehen neben der körperlichen Kontrolle vor allem das Erkennen von Entwicklungsstörungen (beispielsweise Lese-Rechtschreib- oder Rechenstörungen), Störungen der motorischen Entwicklung und Verhaltensstörungen (beispielsweise ADHS). Sie alle machen sich meist erst im Schulalltag bemerkbar. Bei einer entsprechenden Diagnose bespricht der Arzt mit Ihnen, welche Therapien es gibt.

Auch die U11 (neun bis zehn Jahre) soll helfen, Störungen von schulischen Leistungen und im Sozialverhalten zu erkennen und falls nötig bald zu therapieren. Erste Gespräche zu Medienverhalten und Suchtmitteln sollen das Bewusstsein des Kindes für einen gesunden Lebensstil fördern. Dazu tragen auch Tipps zu Ernährung, Bewegung (Sport), Körperpflege und Stressbewältigung bei.
Wichtig: Die Kosten für U10 und U11 werden nicht von allen gesetzlichen Krankenkassen erstattet. Informieren Sie sich daher im Vorfeld.

Was Sie bis zur nächsten Vorsorge beachten sollten

› Der Abstand zwischen U11 und J1 beträgt fast drei Jahre. Da Kinder in diesem Alter meist gesund sind, erscheinen sie nur selten in einer kinderärztlichen Praxis. Es liegt daher an Ihnen als Eltern, auf das Wachstum, das Gewicht und die Haltung Ihres Kindes zu achten. Kontrollieren Sie gelegentlich die körperliche Entwicklung Ihres Kindes in entsprechenden Wachstumskurven, zum Beispiel aus dem Internet.
› Überprüfen Sie den Medienkonsum Ihres Kindes. Fernsehen, Internet und Spielekonsolen sind bei Kindern beliebt, aber nicht uneingeschränkt zu empfehlen. Gute Informationen über den Umgang mit Medien finden Sie im Internet.
› Nehmen Sie sich Zeit für persönliche Gespräche und interessieren Sie sich für den Freundeskreis Ihres Kindes.

DIE ENTWICKLUNG IM SCHULALTER

Mit Beginn des Schulalters ändern sich die Leistungsanforderungen an die Kinder. Sie kommen aus dem behüteten Dasein des Kindergartens in ein neues soziales Gefüge, wo sie wieder »die Kleinen« sind. Sie müssen sich nun in den Klassenverband integrieren, sich konzentrieren und schwierige Aufgaben erledigen. Das kann zu Problemen führen. Eine Aufmerksamkeitsstörung, Störungen im Sozialverhalten oder eine Lese-Rechtschreibschwäche können sich manchmal erst jetzt zeigen und große Sorgen bereiten, da sie die anfänglich gute Beziehung zwischen Eltern und Kind irritieren.

Ein neuer Lebensabschnitt beginnt

Ab dem Schulalter ändert sich auch der Lebensrhythmus der Kinder. Er wird mehr als früher durch einen festen Zeitplan bestimmt. Die Schule mit ihren Verpflichtungen nimmt einen großen Raum ein. Kinder lernen neue Freunde kennen und neigen mehr und mehr zur Gruppenbildung. Vorbilder entstehen auch außerhalb des Elternhauses und die Kritikfähigkeit, auch an den Eltern, nimmt zu. Die Freiräume der Kinder werden größer und die Kontrolle der Bezugspersonen nimmt immer mehr ab. Zunehmend versuchen die Kinder, ihr Leben selbst zu bestimmen, was natürlich Konfliktpotenzial birgt. Hier sind klare, vernünftig abgesteckte Grenzen wichtig, auch als Orientierung für ein gut funktionierendes Zusammenleben. Besonders vor dem Schulwechsel zur weiterführenden Schule erhöht sich der Lerndruck auf die Kinder. Hier sollten sie nicht überfordert werden, nur um den Vorstellungen der Eltern zu entsprechen. Kinder zu fördern und ihnen beizubringen, die Fähigkeiten zu nutzen, die ihnen gegeben sind, ist eine große pädagogische Aufgabe.

Aus Kindern werden Jugendliche

In der Pubertät haben Jugendliche dann sehr viel mit sich selbst zu tun. Im Vordergrund stehen die Sexualität, die persönliche Note (sowohl in der Kleidung als auch im Verhalten), die bewusste Abgrenzung von den Eltern und die Neuorientierung zu altersgleichen Gruppen mit eigenen Ansichten. Das Kind will eigenverantwortlich und erwachsen werden. Häufig kommt es zu Kritik am Verhalten der Eltern, die immer alles besser wissen. Dabei sind die Jugendlichen gerade dabei selbst herauszufinden, was für sie gut ist. Heranwachsende wollen ernst genommen werden und müssen ihre eigenen Fehler begehen. Hier hilft kein erhobener Zeigefinger. Wichtig sind Gesprächsbereitschaft und klare, von beiden Seiten akzeptierte Regeln. Bei allen Problemen sollten Eltern an ihre eigene Kindheit und Jugend denken. Umso mehr Verständnis werden sie dann für ihr Kind haben.

J1 und J2

Die beiden letzten Vorsorgeuntersuchungen erfolgen im Alter von 12 bis 14 (J1) beziehungsweise von 16 bis 17 Jahren (J2). Der Arzt misst Größe und Gewicht, kontrolliert den Impfstatus, den Blutdruck, das Blut und den Urin. Orthopädische Probleme, Wachstumsstörungen, Schilddrüsenerkrankungen, Hautprobleme, Auffälligkeiten in der Pubertäts- und Sexualitätsentwicklung kommen in diesem Alter immer wieder vor und sollten angesprochen und auf ihre Ursachen untersucht werden. Dasselbe gilt für Essstörungen wie Magersucht, Bulimie oder Übergewicht, die übrigens auch immer mehr Jungen betreffen.

Auch die bewusste Abgrenzung der Jugendlichen von den Eltern und die Neuorientierung hin zu Gleichaltrigen mit eigenen (vor allem anderen!) Ansichten können Konflikte mit sich bringen. Hier kann ein offenes Gespräch hilfreich sein. Die Vorsorgeuntersuchungen sind dafür ein gutes Angebot. Es kann daher durchaus sinnvoll sein, die Gespräche ohne die Eltern zu führen, damit die Jugendlichen offen reden können. Der Arzt hat auch gegenüber den Eltern des Kindes eine Schweigepflicht. Als Vertrauensperson ist er daher auch Ansprechpartner zu Fragen über Sexualität und Verhütung, Rauchen oder Drogenmissbrauch. Durch Fragen nach Hobbys, Medienkonsum, sportlichen Aktivitäten und Ernährungsgewohnheiten bekommt der Arzt einen gewissen Einblick in die Lebensgestaltung des Jugend-

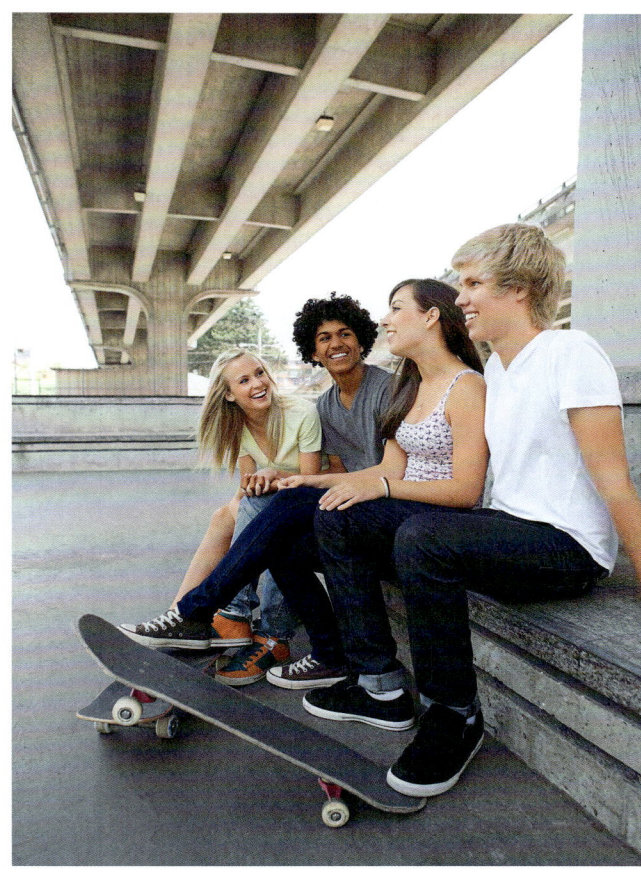

Im Jugendalter wird der Freundeskreis immer wichtiger. Das Kind nabelt sich von den Eltern ab.

lichen. Besteht ein gutes Vertrauensverhältnis zueinander, kann er in einem respektvoll geführten Gespräch möglicherweise einen positiven Einfluss ausüben und Fehlentwicklungen vorbeugen. Wichtig: Wie bei U10 und U11 werden auch die Kosten für die J2 nicht von allen Krankenkassen erstattet: Informieren Sie sich daher im Vorfeld.

Impfen, eine wichtige Gesundheitsvorsorge

Die Entdeckung des Impfschutzes ist unumstritten eine der größten medizinischen Errungenschaften. Schließlich hat jeder Mensch das Recht auf Schutz vor vermeidbaren Erkrankungen. Und gegen manche Infektionskrankheiten ist dieser Schutz eben nur durch eine Impfung möglich. Wer beispielsweise gegen Tetanus geimpft ist, muss nicht befürchten, nach einer Verletzung einen Wundstarrkrampf zu erleiden.

Neben dem individuellen Schutz spielt aber noch ein weiterer Aspekt eine Rolle: Denn auch die Gesellschaft hat ein Recht auf Schutz vor vermeidbaren schweren Epidemien wie Diphtherie, Kinderlähmung und Masern. Sind die einzelnen Mitglieder der Gesellschaft gegen diese Erkrankungen geschützt, können sie sich nicht weiter verbreiten. Jeder Mensch trägt daher auch eine Verantwortung für die anderen, um diese nicht zu gefährden.

Wie funktioniert unsere Abwehr?

Unser Körper ist ständig Erregern (Viren, Bakterien, Pilze) ausgesetzt, gegen die er sich mit seinem Immunsystem wehrt. Wenn diese Erreger die erste Abwehrbarriere Haut und Schleimhaut überwunden haben, tritt eine »unspezifische Abwehr« ein, indem spezielle Zellen (Makrophagen) und im Blut gelöste Eiweiße diese Erreger umschließen und allmählich abbauen. Leider hält dieser Effekt nicht lange an, denn die Fresszellen wirken recht unspezifisch. Daher tritt eine »Spezialabwehr« auf den Plan: die T-Lymphozyten und B-Lymphozyten.

Mithilfe von Bruchstücken der verdauten Erreger, welche die Makrophagen auf ihrer Oberfläche präsentieren (Antigene), werden die T-Lymphozyten aktiviert und einige wandeln sich in T-Killerzellen, die körpereigene, bereits erkrankte Zellen vernichten. Andere werden zu T-Helferzellen, indem sie durch Botenstoffe weitere Abwehrzellen anlocken. Wieder andere werden zu sogenannten T-Gedächtniszellen. Sie merken sich die Struktur der spezifischen Antigene und vermehren sich rasch bei erneutem Kontakt.

Die B-Lymphozyten ändern sich nach einem Kontakt mit körperfremden Antigenen zu Plasmazellen und Gedächtniszellen. Die Plasmazellen produzieren dann passende Antikörper. Diese heften sich an die Antigene (Antigen-Antikörper-Reaktion) und bilden einen sogenannten Immunkomplex, der dann zügig unschädlich gemacht werden kann. Wie die T-Lymphozyten merken sich auch die B-Lymphozyten die Struktur der Antigene und der entsprechenden Antikörper in ihren Gedächtniszellen. Sollte der Körper erneut mit dem Erreger in Berührung kommen, lösen B-Lymphozyten und T-Lymphozyten sofort eine Abwehrreaktion aus und eliminieren den »Gegner«.

Fazit: Um immunologisch kompetent zu werden, brauchen wir ein gut funktionierendes unspezifisches und spezifisches Abwehrsystem. Dieses entwickelt sich im

Laufe der Jahre und schützt uns mehr oder weniger vor erneuten »Angriffen« vieler Erreger. Da einige von ihnen aber schon beim Erstkontakt sehr krank machen können, haben Sie die Möglichkeit, Ihr Kind mit Impfungen zu schützen.

Aktive Impfung

Bei einer aktiven Impfung wird durch die Gabe von abgetöteten oder abgeschwächten Krankheitserregern oder deren Bestandteilen ganz gezielt das immunologische Gedächtnis aktiviert. Das Ziel: Unser Immunsystem soll, wenn der Körper in Kontakt mit den »echten« krankmachenden Erregern kommt, das Erregersystem wiedererkennen und unschädlich machen.

Für einen zuverlässigen Impfschutz sind fast immer Wiederholungsimpfungen in regelmäßigen Abständen erforderlich, bis der Körper gegen den entsprechenden Erreger immun ist. Bei manchen Infektionskrankheiten, zum Beispiel Masern, hält der Immunschutz bereits nach einer oder zwei Impfungen ein Leben lang an. Bei anderen Erkrankungen wie Tetanus, Diphtherie oder FSME muss er im Abstand von mehreren Jahren immer wieder erneuert werden (Auffrischimpfung).

Passive Impfung

Bei der passiven Immunisierung werden vorgebildete Abwehrstoffe (Immungloboline) eines menschlichen, sehr selten auch eines tierischen Spenderorganismus verabreicht. Weil der Körper dadurch nicht erst selbst Abwehrstoffe bilden muss, wirken passive Impfungen sofort. Der Schutz hält dafür nur wenige Wochen an. Vorteil: Wird parallel dazu aktiv geimpft, kann so der Zeitraum bis zum Einsetzen des aktiven Impfschutzes überbrückt werden. Verletzt sich beispielsweise eine nicht geimpfte Person, lässt sich durch eine gleichzeitig durchgeführte aktive und passive Tetanus-Impfung die Erkrankung verhindern.

Furcht vor Nebenwirkungen

Trotz aller offensichtlichen Vorteile ist Impfen in Teilen der Bevölkerung nicht unumstritten und neben den Befürwortern gibt es auch Impfgegner. Für Eltern ist es deshalb manchmal schwer, die richtige Entscheidung für ihr Kind zu treffen – umso mehr, da es in Deutschland keine Impfpflicht gibt. Weil sie eine besondere Verantwortung haben, ist die Angst vor Impfreaktionen und Impfschäden unter Müttern und Vätern manchmal groß. Tatsächlich kann es in einigen Fällen zu Impfreaktionen kommen, etwa zu einer Schwellung oder Schmerzen an der Einstichstelle oder den benachbarten Lymphknoten. Doch diese Reaktionen gehen üblicherweise innerhalb von 48 Stunden vorüber. Dasselbe gilt für allgemeine Reaktionen des Körpers wie Temperaturanstieg, Abgeschlagenheit und Müdigkeit, Frösteln, Kopf- und Gliederschmerzen, aber auch Beschwerden im Magen-Darm-Bereich wie Appetitlosigkeit, Bauchweh und Übelkeit. All diese Symptome sind ein Zeichen dafür, dass das körpereigene

Immunsystem auf die Impfung reagiert. Selten können auch Verhärtungen oder ein Abszess an der Impfstelle entstehen. Bei Impfungen mit abgeschwächten Lebend-Impfstoffen treten manchmal Reaktionen erst nach ein bis zwei Wochen auf, die den Symptomen der Erkrankung ähneln können, gegen die geimpft wurde. Gelegentlich treten gleichzeitig oder zeitnah Erkrankungen auf, die als Impffolge gedeutet werden. In der Regel handelt es sich aber um ein zufälliges Zusammentreffen von Erkrankung und Impfung. Wirkliche Impfschäden oder Impfkomplikationen, die über dieses Maß hinausgehen, sind dagegen extrem selten. In erster Linie handelt es sich dabei um allergische Reaktionen von Haut und Atemwegen – bis hin zum anaphylaktischen Schock (ein bis zehn Fälle auf eine Millionen Impfungen). Sie treten fast immer unmittelbar nach der Impfung auf. Hier ist sofortige ärztliche Hilfe nötig. Schwerwiegende Erkrankungen wie Entzündungen der Nerven oder des Hirngewebes, die eine intensivmedizinische Überwachung nötig machen, sind selten. Und auch sie bilden sich in den meisten Fällen zurück.

In Deutschland sind Ärzte seit dem Inkrafttreten des Infektionsschutzgesetzes (IfSG) 2001 verpflichtet, alle Impfschäden und Komplikationen, die über eine normale Impfreaktion hinausgehen, den Gesundheitsämtern zu melden. Diese leiten die Berichte dann an die zuständige Bundesbehörde für die Überwachung und Zulassung von Impfstoffen (Paul-Ehrlich-Institut) weiter.

Offizielle Impfempfehlungen

Zwar bestehen seit Jahren weltweit Impfempfehlungen und Impfpläne. Diese sind jedoch von Land zu Land unterschiedlich. So ist etwa eine Impfung gegen Gelbfieber nur erforderlich, wenn man in ein Gebiet reist, in dem Gelbfieber vorkommt.

In Deutschland wird der Impfplan durch die Ständige Impfkommission (STIKO) am Robert-Koch-Institut in Berlin jährlich nach den neuesten Erkenntnissen überarbeitet und den Erfordernissen angepasst. Zusätzlich gibt die STIKO Empfehlungen zum Impfen, wie das Einhalten von Zeitabständen zwischen einzelnen Impfungen oder die Aufklärung von möglichen Impfnebenwirkungen. Im Impfplan der STIKO werden folgende Impfungen empfohlen:

› Diphtherie
› Tetanus
› Keuchhusten
› Kinderlähmung
› HiB
› Hepatitis B
› Pneumokokken
› Masern
› Mumps
› Röteln
› Windpocken
› Meningokokken C
› HPV

Noch nicht im Impfplan aufgeführt ist die Rotavirus-Impfung.

Ausführliche Beschreibungen der Krankheiten finden Sie ab Seite 148, einen genauen Impfplan mit Zeitfenstern in der hinteren Buchklappe.

Für Impfungen in der Schweiz ist das Bundesamt für Gesundheit (BAG) mit der Eidgenössischen Kommission für Impffragen zuständig, in Österreich das Bundesministerium für Gesundheit (mit den Experten und Expertinnen des Nationalen Impfgremiums). Die Adressen finden Sie im Serviceteil ab Seite 296.

Auffrischimpfungen

Genauso wichtig wie die Grundimmunisierung ist auch das regelmäßige Auffrischen des Impfschutzes. Anhand der Einträge im Impfausweis Ihres Kindes können Sie prüfen, wann eine erneute Impfung notwendig ist. Wenn Sie unsicher sind, fragen Sie beim Kinderarzt nach. Informieren Sie sich zudem vor Reisen in ferne Länder, welche Impfungen dort empfohlen werden. Denken Sie auch daran, dass es unter Umständen einige Wochen dauern kann, bis der Immunschutz vollständig wirkt.

Sie als Eltern müssen entscheiden

Der vom jeweiligen Staat empfohlene Impfplan sollte für Eltern und Ärzte eine Leitlinie sein – gemäß der 2002 gestellten Forderung auf der UN-Sondertagung für Kinder: »Jedes Kind hat das Recht auf Impfung gegen verhütbare Krankheiten. Die Routineimpfung von Kindern ist notwendig, um das Recht der Kinder auf Gesundheit zu gewährleisten.« Die Entscheidung, ob Sie Ihr Kind impfen lassen und wenn ja, für welche Impfungen

Sie sich entscheiden, liegt jedoch allein in Ihrer Hand. Der Arzt hat dabei lediglich eine beratende Funktion. Er ist jedoch verpflichtet, vor jedem Impfen über die zu verhindernde Krankheit sowie Nutzen und Risiken einer Impfung gewissenhaft zu informieren und aufzuklären – und ist daher für Sie als Eltern ein wichtiger Ansprechpartner bei allen Fragen rund um das Thema Impfen. Nutzen Sie diese Gelegenheit zum Wohle Ihres Kindes.

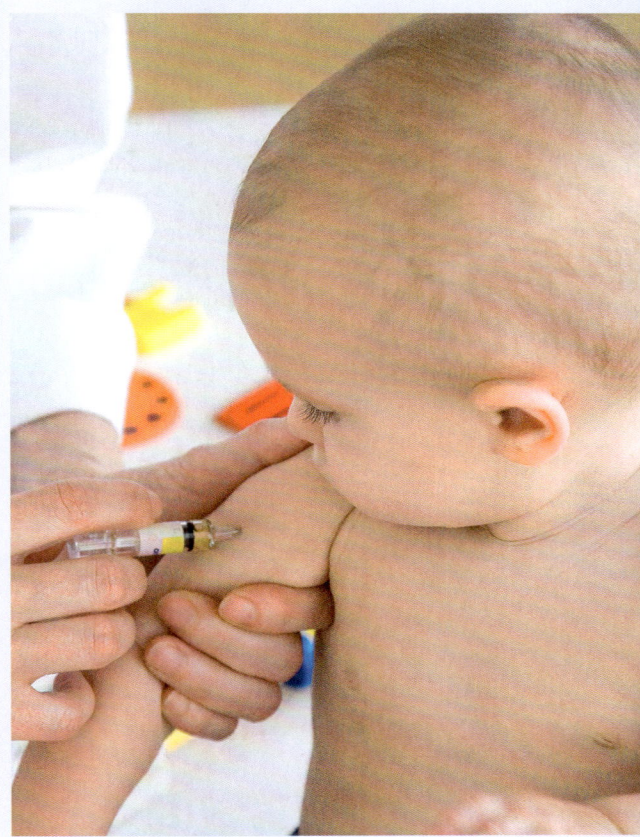

Die empfohlenen Impfungen leisten einen entscheidenen Beitrag zur Gesundheit Ihres Kindes.

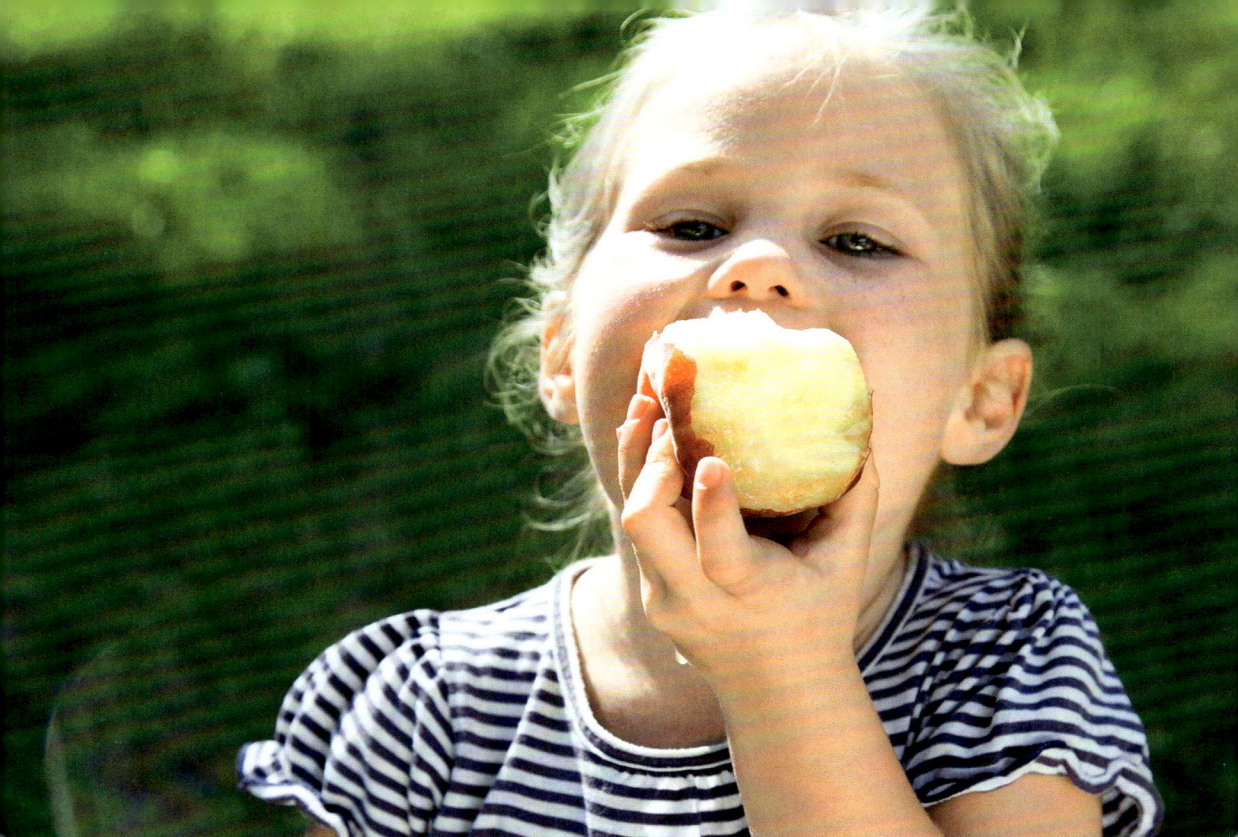

Die Ernährung – wichtiger Beitrag zur Gesundheit

Zum Erhalt der Gesundheit und zur Genesung von Krankheit ist eine gesunde Lebensführung unverzichtbar. In besonderem Maße gilt dies für die Ernährung, die einen ganz wesentlicher Baustein für das körperliche Wohlbefinden und die Leistungsfähigkeit darstellt. Wer sich falsch ernährt, beeinflusst damit nicht nur sein Gewicht, sondern kann auch auf Dauer ernsthaft krank werden. Dies gilt für Kinder genauso wie für Erwachsene.

Die Kosten für das Gesundheitssystem durch ernährungsbedingte Folgeerkrankungen wie Zahnschäden, Herz- und Gefäßleiden oder orthopädische Erkrankungen sind in den letzten Jahrzehnten dramatisch gestiegen und das Interesse an präventiven Maßnahmen ist daher groß. Eine möglichst frühzeitige Erziehung zu gesunden Essgewohnheiten ist für die Gesundheit des Einzelnen genauso wichtig wie für die gesamte Bevölkerung.

Das Forschungsinstitut für Kinderernährung (FKE) in Dortmund hat in einer Langzeitstudie das Essverhalten, das Gewicht und das Wachstum von Säuglingen, Kindern und Jugendlichen untersucht und daraufhin Empfehlungen für eine altersgerechte Ernährung herausgegeben. Sie berücksichtigen den Bedarf an Nährstoffen ebenso wie Essgewohnheiten und geben dazu viele praktische Ratschläge zur Lebensmittelauswahl. Die von der FKE empfohlene optimierte Mischkost sieht reichlich pflanzliche Lebensmittel und zuckerfreie Getränke vor. Tierische Lebensmittel sollten dagegen nur in Maßen, fettreiche nur sparsam auf den Tisch kommen (siehe Seite 50). Ganz wichtig: Süßigkeiten sind nicht prinzipiell tabu. Allerdings sollen Kinder lieber direkt nach dem Essen naschen und nicht zwischendurch. Das ist für ihre Zähne besser.

Die Ernährung des Säuglings

Die Natur stellt Müttern gleich die ideale Ernährung für ihren Säugling zur Verfügung: die Muttermilch. Sie ist optimal zusammengesetzt und enthält alle Nährstoffe, damit das Baby gut gedeiht. Gleichzeitig schützt sie das Kind nachweislich vor Darm- und Atemweginfektionen und vermindert die Häufigkeit von Allergien. Stillen reduziert die Gefahr des plötzlichen Kindstods und senkt das Risiko für späteres Übergewicht. Und weil das Saugen anstrengt, ist es zudem ein gutes Training für die Mundmuskulatur und fördert die

Entwicklung des Kiefers. Auf weitere Sicht begünstigt Stillen damit auch die richtige Zahnstellung. Nicht zuletzt schenken Sie Ihrem Baby beim Stillen viel Liebe und Zuwendung. Auch für die Mutter hat Stillen Vorteile, weil es möglicherweise Brust- und Eierstockkrebs vorbeugen kann. Darüber hinaus kostet Muttermilch nichts und ist jederzeit verfügbar.

Von Anfang an nur das Beste: Muttermilch

Während der Schwangerschaft wurde Ihr Baby ständig über die Nabelschnur mit Nährstoffen versorgt. Daher ist es verständlich, dass das Sättigungsgefühl in den ersten Lebenswochen nicht lange anhält und dass der Säugling manchmal

AUFBAU DER MUTTERMILCH

Muttermilch passt sich in ihrer Zusammensetzung den Bedürfnissen an:
Vormilch: Die gelblich sämige Vormilch (Kolostrum) ist sehr nahrhaft und besonders reich an Mineralstoffen, Vitaminen, Eiweiß und Immunglobulinen.
Übergangsmilch: Entsteht zwischen dem 3. und 14. Tag; Zwischenstufe von Vormilch und reifer Frauenmilch.
Reife Frauenmilch: Dünner als Kolostrum; enthält mehr Fett und Kohlenhydrate und weniger Eiweiß. Immunglobuline schützen vor Viren und Bakterien.

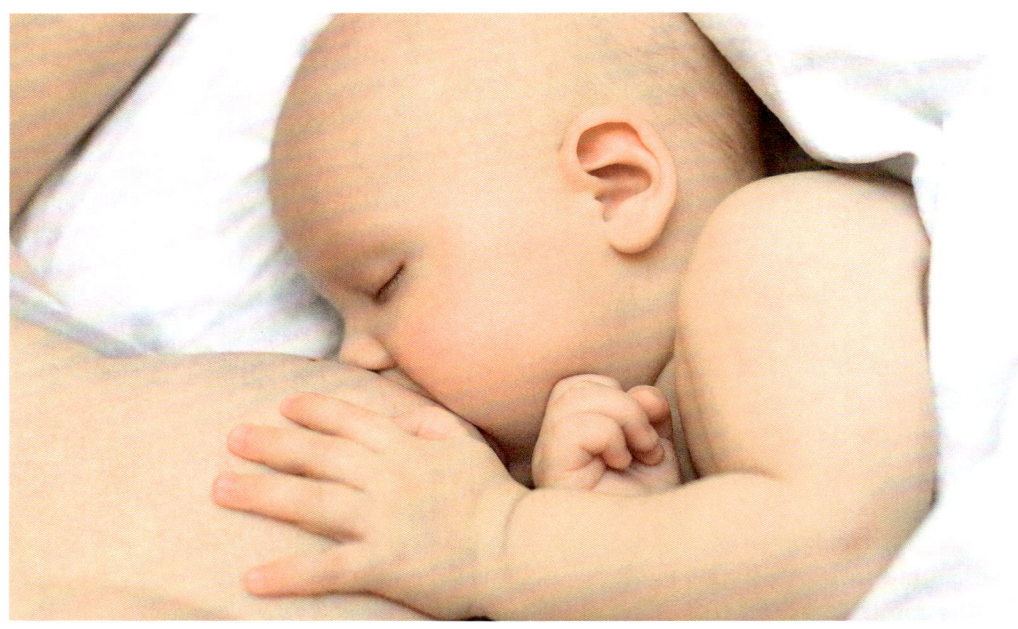

Muttermilch versorgt ein Baby mit allen wichtigen Nährstoffen und schützt es zugleich vor Krankheiten wie Atemwegsinfekten oder Durchfall. Nicht zuletzt tragen auch die Nähe und Geborgenheit, die das Kind beim Stillen erfährt, dazu bei, dass es ihm rundum gut geht.

schon nach zwei Stunden wieder Hunger hat und nach Nahrung verlangt. Stillen Sie es daher, sooft es mag. Mit der Zeit stellt sich dann ganz von allein ein Rhythmus ein. Wenn Sie Ihr Baby beobachten, werden Sie bald erkennen, wann es wirklich hungrig ist.

Mindestens bis zum fünften Monat sollten Neugeborene wenn möglich ausschließlich gestillt werden. Doch was so selbstverständlich klingt, gelingt nicht immer auf Anhieb. Hebammen, Kinderkrankenschwestern, Stillberaterinnen und Stillgruppen helfen Ihnen bei allen Problemen rund ums Stillen. Je früher Sie um Rat

fragen, desto schneller haben Sie Schwierigkeiten im Griff. Auch wenn es kurzfristig schwierig wird, lohnt sich der Einsatz.

Säuglingsanfangsnahrung

Ein Baby, das nicht gestillt wird – egal aus welchen Gründen –, muss dank moderner Fertigmilchnahrung auf nichts verzichten. Zwar lässt sich Muttermilch nicht künstlich herstellen. Die heutigen Produkte versuchen aber, ihr sehr nahe zu kommen. Noch im 19. Jahrhundert war die Sterblichkeitsrate nicht gestillter Kinder wesentlich höher als bei gestillten. Das zeigt zum einen, wie wertvoll und einzigartig die Muttermilch ist, zum anderen aber auch, wie qualitätsvoll die heutigen Säuglingsnahrungen sind. Bei der Fertigmilchnahrung unterscheidet man zwischen:

> Pre-Nahrung: Dünnflüssige Säuglingsanfangsnahrung, die in ihrer Zusammensetzung der Muttermilch stark ähnelt und wie diese nach Bedarf gefüttert werden kann. Als Kohlenhydrate enthält sie ausschließlich leicht verdaulichen Milchzucker (Laktose).

> 1er-Nahrung: Diese Milch ist ebenfalls von Anfang an geeignet. Sie enthält neben der Laktose zusätzlich Stärke, was die Milch sämiger und etwas sättigender macht. Sie kann wie Muttermilch und Pre-Nahrung nach Bedarf gefüttert werden.

> 2er-Nahrung: Die Folgemilch ab dem zweiten Lebenshalbjahr sollte nur ein Teil der Mischkost (Breie) sein. Sie enthält gegenüber der 1er-Milch meist mehr Eiweiß und einen größeren Stärkeanteil. Auch die Konzentrationen von Mineralstoffen, Spurenelementen und Vitaminen sind etwas verändert. Kilokalorienmäßig entsprechen sich Pre-, 1er- und 2er- Nahrung in etwa.

> 3er-Nahrung: Die Folgemilch ab dem zehnten Lebensmonat ist in ihrer Zusammensetzung noch weiter verändert und kann ebenfalls Bestandteil einer gemischten Ernährung sein.

Pre- und 1er-Nahrung können im ganzen ersten Lebensjahr gegeben werden, auch zur Beikost. Eine Umstellung auf die 2er- und 3er- Nahrung ist also nicht erforderlich. Kuhmilch sollten Sie erst gegen Ende des ersten Lebensjahres als Getränk beziehungsweise Nahrung anbieten.

Spezialmilch

Für nicht oder nicht voll gestillte Säuglinge mit erhöhtem Allergierisiko oder einer Kuhmilchunverträglichkeit beziehungsweise Kuhmilcheiweißallergie gibt es spezielle Fertigmilchnahrungen.

> Hypoallergene Nahrung, sogenannte HA-Nahrung, ist nur bei einer allergischen Belastung in der Familie (Eltern oder Geschwister des Säuglings haben eine Allergie) sinnvoll. Das Kuhmilcheiweiß darin ist behandelt, damit es leichter vertragen wird.

> Bei einer schon bestehenden Kuhmilchunverträglichkeit oder -allergie gibt es spezielle Nahrung, die Sie nur in der

GEWICHTSZUNAHME BEI SÄUGLINGEN

In den ersten Lebenstagen ist eine Gewichtsabnahme von bis zu zehn Prozent normal. Die meisten Babys nehmen ab dem fünften Lebenstag wieder zu und haben am 10. bis 14. Tag erneut ihr Geburtsgewicht erreicht. Nun beginnt eine Phase, in der sich das Gewicht und die Körpergröße des Kindes bis zum Abschluss seines Wachstums kontinuierlich – manchmal auch nur in Phasen – steigern.

Apotheke erhalten. Sprechen Sie im Bedarfsfall mit Ihrem Kinderarzt.

› Spezielle Milchnahrung gibt es auch für Babys, die viel spucken oder oft Durchfall beziehungsweise Verstopfung haben (mit oder ohne Blähungen). Lassen Sie sich auch in diesem Fall von Ihrem Kinderarzt beraten.

Die Beikost

Im Anschluss an die reine Stillzeit oder Fläschchenzeit können Sie ab dem fünften, spätestens vor Beginn des siebten Monats allmählich mit der Beikost beginnen. Ihr Kind hat in diesem Alter nicht nur immer mehr Interesse an fester Nahrung. Der Saugreflex wird auch immer mehr von dem Bedürfnis zu kauen und zu lutschen abgelöst.

Ersetzen Sie daher nach und nach eine Milch- durch eine Breimahlzeit. Den Anfang macht ein Gemüse-Kartoffel-Fleisch-Brei am Mittag. Variieren Sie dabei die Gemüsesorten und ersetzen Sie Fleisch ein- bis zweimal in der Woche durch Fisch. Am Anfang wird Ihr Baby nur ein paar Löffelchen essen. Legen Sie es daher anschließend wie gewohnt an oder geben Sie ihm die Flasche. Sie werden sehen:

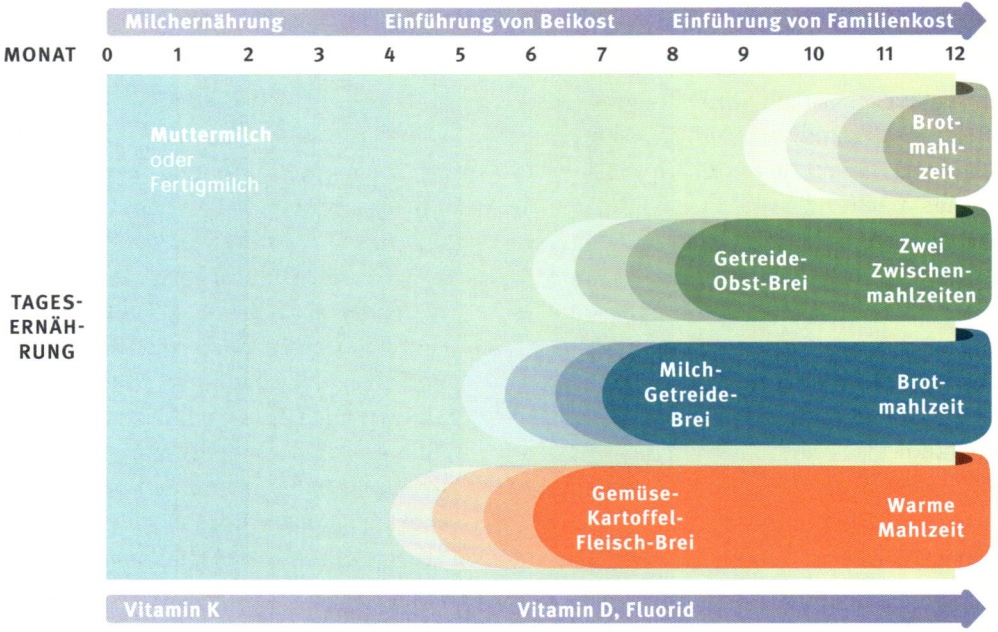

Den Anfang macht der Gemüse-Fleisch-Brei am Mittag. In einigem Abstand folgen dann Abend- und Nachmittagsbrei sowie die Zwischenmahlzeiten. Zuletzt wird die morgendliche Stillmahlzeit ersetzt.

Schon bald wird es so viel essen, dass es keine zusätzliche Milch mehr braucht. Etwa einen Monat nach der Einführung des Mittagbreis folgt dann ein Milch-Getreide-Brei am Abend. Wieder einen Monat später ersetzt ein Getreide-Obst-Brei die Milchmahlzeit am Nachmittag. Zuletzt kommt vormittags ein weiterer Getreide-Obst-Brei als Zwischenmahlzeit dazu. Je mehr Ihr Baby das Füttern kennt, desto schneller wird es entsprechende Mengen verspeisen. Ansonsten geben Sie auch hier anfangs zusätzlich noch Milch.

Das Frühstück besteht bis zum Ende des ersten Lebensjahres weiterhin aus Milch (Stillen oder Fertignahrung).

Selbst gemacht oder aus dem Glas?

Sie können die Breie für Ihr Baby selbst herstellen oder als Gläschen fertig kaufen. Selbstgekochtes ist günstiger und schmeckt immer wieder anders. Außerdem wissen Sie genau, was auf den Löffel kommt. Allerdings macht selbst Kochen auch mehr Arbeit. Sie können die Mahlzeit aber auf Vorrat zubereiten und portionsweise einfrieren. Fertige Gläschen sind schneller zubereitet, sind aber entsprechend teurer. Ihre Zusammensetzung ist streng kontrolliert und erfüllt in der Regel die geforderten Standards.

Trinken ist wichtig

Ein voll gestillter Säugling braucht im ersten Lebenshalbjahr keine zusätzliche Flüssigkeit; allenfalls wenn es sehr heiß ist,

DAUERNUCKELN? LIEBER NICHT!

Wegen der Kariesgefahr sollten Säuglinge beim Trinken nicht an die Nuckelflasche gewöhnt werden. Werden die Zähne ständig von Flüssigkeit umspült, geht die schützende Funktion des Speichels verloren und Kariesbakterien können sich leichter ausbreiten. Das ist auch dann der Fall, wenn sich in der Flasche nur Wasser befindet. Üben Sie daher schon frühzeitig mit Ihrem Kind, aus einem Glas oder Becher zu trinken. Spätestens mit etwa 18 Monaten können das die meisten dann perfekt.

können Sie ihm Leitungswasser anbieten. Erst wenn das Baby den dritten Beikostbrei bekommt, ist zusätzliche Flüssigkeit erforderlich: Wasser, ab und zu auch ungesüßte Früchte- und Kräutertees.

Auch später sollten Kinder bei Durst, Sport und Wärme immer trinken dürfen. Dann sind neben Wasser und Tee auch verdünnte Fruchtsäfte geeignet. Limonade und andere Softdrinks sowie Multivitaminsäfte sind dagegen keine Durstlöscher, weil sie zu viel Zucker und Kalorien enthalten. Auch Milch ist entgegen landläufiger Meinung kein Getränk, sondern ein Nahrungsmittel. Ein Becher davon genügt manchen Kindern bereits als Frühstück. Trinkt Ihr Kind sehr gern und viel Milch, sollten Sie ihm daher besser fettarme Milch (1,5 Prozent Fett) anbieten.

Ernährung für (Klein-)Kinder

Mit Beginn des zweiten Lebensjahres kann Ihr Kind am Familientisch mitessen. Im Prinzip darf Ihr Kind jetzt nach und nach alles probieren, was auch auf Ihren Teller kommt. Achten Sie jedoch darauf, dass die Speisen nicht zu stark gesalzen und zu scharf gewürzt sind. Vorsicht auch bei angeblich besonders kindgerechten Nahrungsmitteln: Kinderwurst, -joghurt und Co enthalten oft viel mehr Fett und Zucker als »normale« Speisen.

Die optimierte Mischkost

Das Forschungsinstitut für Kinderernährung (FKE) in Dortmund empfiehlt für Kinder eine optimierte Mischkost. Daher sollten Eltern bei der Auswahl der geeigneten Lebensmittel die drei wesentlichen Ratschläge befolgen:

› Reichlich auf den Teller gehören pflanzliche Lebensmittel wie frisches Gemüse, Obst, Kartoffeln und Getreide sowie Erzeugnisse daraus; kalorienfreie oder kalorienarme Getränke (Wasser, Tee, stark verdünnte Saftschorle).
› Tierische Lebensmittel wie Milch, Milchprodukte (Käse, Quark, Joghurt), Fleisch, Wurst, Eier und Fisch sollten Kinder dagegen nur in Maßen essen.
› Sparsam verwendet werden sollten alle fett- und zuckerreichen Lebensmittel wie Speisefette (Butter, Pflanzenöle), Süßwaren, Chips und andere Knabbereien (auch Nüsse und Samen) sowie kalorienhaltige Getränke.

Ganz entspannt essen

Über die Mengen, die ein Kind essen soll und kann, haben Eltern oft falsche Vorstellungen. Und so arten die gemeinsamen Mahlzeiten in mancher Familie zu einem regelrechten Machtkampf aus. Am besten beugen Sie dem vor, indem Sie das Essen an sich gar nicht groß thematisieren. Vergessen Sie außerdem nicht, dass Ihr eigenes Essverhalten das Ihres Kindes in erheblichem Maße prägt. Als Eltern haben Sie hier einmal mehr eine Vorbildfunktion. Wenn Eltern zum Beispiel selbst nur selten Obst essen, wird ihr Kind es nicht anders machen. Und wenn sie selbst immer im Essen herumstochern, wird vermutlich auch der Nachwuchs eher ein heikler Esser. Folgende Empfehlungen helfen ebenfalls, die Situation am Tisch von Anfang an zu entspannen:

› Achten Sie auf regelmäßige Mahlzeiten, wobei der Zeitpunkt für diese individuell unterschiedlich sein kann. Jede Familie hat ihren eigenen Rhythmus.
› Zwischen den Mahlzeiten muss genug Zeit vergehen, damit sich wieder ein normales Hungergefühl einstellt.
› Planen Sie ausreichend Zeit zum Frühstücken ein. Die erste Mahlzeit dient auch als Vorbereitung auf den Tag.
› Zwischen Abendessen und Schlafen sollte mindestens eine Stunde liegen. Sonst kann das Einschlafen durch die Darmtätigkeit erschwert werden.
› Ein Kind muss in Ruhe essen dürfen, bis es satt ist. Es braucht Zeit zum Kauen und darf nicht andauernd durch

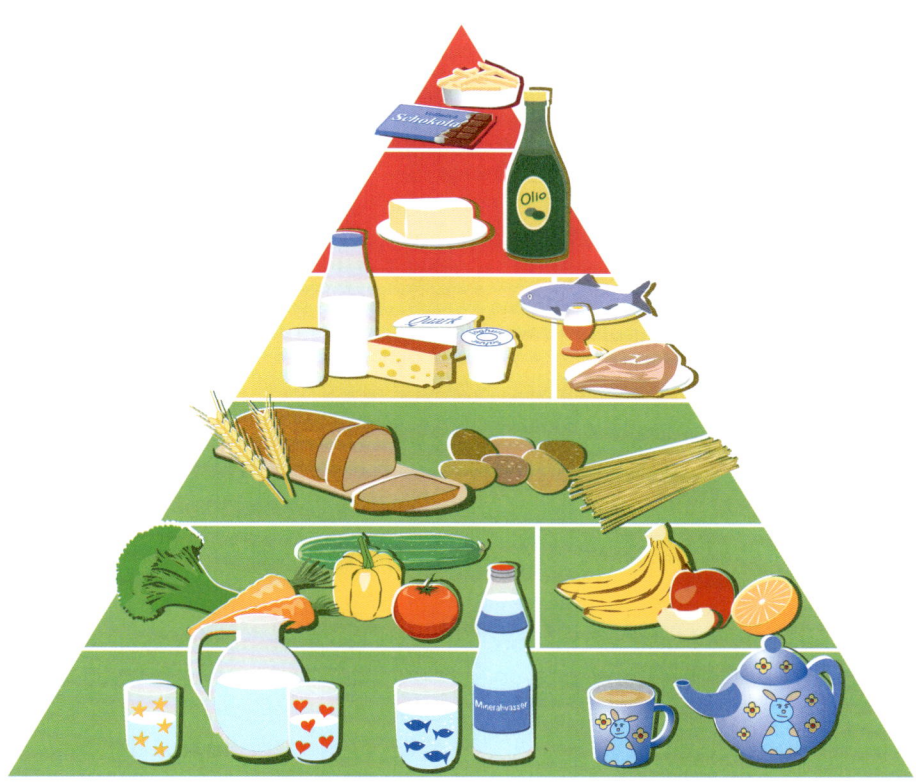

Obst und Gemüse sowie vollwertige Kohlenhydrate (zum Beispiel aus Vollkornflocken, -brot und -nudeln oder Kartoffeln) sollten den Großteil der täglichen Nahrung eines Kindes ausmachen.

Sprechen gestört werden. Das Sättigungsgefühl setzt nach etwa 15 Minuten ein.

› Je eher ein Kind selbstständig essen darf und das Essen »begreift«, desto früher lernt es auch die Verhaltensweisen bei Tisch. Was Tischmanieren sind, kann es aber erst ab dem zweiten bis dritten Lebensjahr verstehen. Wichtig: Kinder können nicht so lange ruhig am Tisch sitzen wie Erwachsene. Sie sollten daher aufstehen dürfen, wenn sie satt sind.

› Die Nahrung sollte abwechslungsreich und altersentsprechend sein. Vergessen Sie beim Kochen und Anrichten außerdem nicht, dass auch Kinder mit den Augen essen.

› Eltern sollten sich immer wieder einmal fragen, wie und was sie selbst gern als Kinder gegessen haben. Dadurch wächst das Verständnis für die eigenen Kinder und deren für uns Erwachsene oft nicht nachvollziebare Vorlieben.

Übergewicht

Es gibt von Natur aus korpulente und weniger korpulente Menschen. Auch der körpereigene Kalorienverbrauch (Grundumsatz) und das Hungergefühl sind von Mensch zu Mensch ganz unterschiedlich.

Wann ist ein Kind zu dick?

Fett gilt als wichtiger Energieträger und -speicher, der besonders in Hungerzeiten gebraucht wird. Daher speichert unser Körper überschüssige Energie aus der Nahrung, um sie bei Bedarf wieder freizusetzen. Übergewicht entsteht dabei in der Regel erst dann, wenn die Fettmassen übermäßig zunehmen.

»Der Mensch geht nicht mehr auf die Jagd, sondern fährt in den Supermarkt.« Dieser Satz beschreibt das Problem unserer modernen Lebensweise sehr deutlich: Mussten unsere Ahnen für den Erwerb von Nahrung unzählige Kalorien verbrauchen, zum Beispiel bei der Jagd oder bei der Feldarbeit, versorgen wir uns heute bei minimalem Kraftaufwand und somit auch Kalorienverbrauch mit maximal kalorienreicher Nahrung. Die Folgen: Ungefähr 15 Prozent der 3- bis 17-Jährigen in Deutschland sind übergewichtig, über sechs Prozent adipös (fettleibig) – mit zunehmender Tendenz. Bei weniger als fünf Prozent dieser Kinder findet sich eine organische Ursache für die überzähligen Pfunde. Das Gros isst einfach zu viel (vor allem fetthaltige Nahrung wie Chips, Hamburger, Pommes frites und Süßigkeiten), trinkt zu viel Limo, Cola und andere kalorienhaltige Getränke und sieht fern oder sitzt am PC anstatt sich zu bewegen. Überwicht ist nicht nur ein optisches Problem. Viele Kinder und Jugendliche leiden unter Hänseleien – umso mehr als das gängige Schönheitsideal ihrem eigenen Körper extrem widerspricht. Hinzu kommt, dass aus dicken Kindern fast immer auch dicke Erwachsene werden. Sie tragen daher ein erhöhtes Risiko, im Laufe ihres Lebens an Folgeerkrankungen zu leiden, wie zum Beispiel Diabetes mellitus und Herz-Kreislauf-Erkrankungen.

Um den Ernährungszustand eines Menschen, auch den von Kindern, zu bestimmen, haben Wissenschaftler verschiedene Methoden entwickelt. Dabei hat sich vor allem die Bestimmung des Body-Mass-Index (kurz BMI) bewährt. Der BMI ist ein rechnerischer Wert, bei dem das Körpergewicht in Kilogramm durch das Quadrat der Körperlänge in Meter geteilt wird. Die Formel lautet:

$$BMI = \frac{Körpergewicht\ (in\ kg)}{(Körperlänge\ in\ m)^2}$$

Der empfohlene BMI eines Kindes ist wie beim Erwachsenen auch abhängig vom Alter und Geschlecht. Für Deutschland liegen entsprechende Standardkurven vor, aus denen ersichtlich wird, ob ein Kind unter-, normal- oder übergewichtig ist. Diese sogenannten Perzentilkurven finden Sie auch im Internet. Nimmt Ihr Kind übermäßig zu, sollten Sie Kontakt zum Arzt aufnehmen. Er wird mit Ihnen alle zur Gewichtsreduktion nötigen und möglichen Maßnahmen besprechen.

Und auch als Eltern können Sie viel tun:

› Sorgen Sie für eine altersgerechte, ausgewogene Ernährung.
› Seien Sie ein Vorbild. Wenn Sie selbst zu viel, zu schnell oder zu fett essen, wird Ihr Kind sich bald danach richten. Auch eine harmonische Atmosphäre beim Essen ohne Zwang ist für das Gedeihen Ihres Kindes wichtig.
› Belohnen oder trösten Sie Ihr Kind nicht immer mit Süßigkeiten.
› Sorgen Sie dafür, dass die ganze Familie sich im Alltag mehr bewegt: Gehen Sie zum Beispiel auf den Spielplatz anstatt fernzusehen, steigen Sie Treppen statt den Aufzug zu nehmen, legen Sie kurze Wege auch einmal mit dem Fahrrad oder zu Fuß zurück.
› Ganz wichtig: Machen Sie keine Diäten mit dem Kind. Das zeigt meist nur kurzzeitig Wirkung. Auf Dauer steigt das Gewicht meist sogar noch weiter an.

Untergewicht

Wenn ein Kind nicht essen mag, machen sich die Eltern viel schneller Sorgen als wenn es einen guten Appetit hat. Dabei ist dies nicht immer gleich ein Anzeichen dafür, dass etwas nicht stimmt. Auch Kinder, die normalerweise gut essen, können für einige Zeit die Lust am Essen verlieren. Das ist normal. Die tägliche Kalorienaufnahme kann dann stark schwanken. Solange Ihr Kind gut gelaunt ist, wächst und gedeiht, ist alles in Ordnung. Erst wenn es gar nicht mehr zunimmt oder aufhört zu wachsen, muss das abgeklärt werden.

Ab wann ist ein Kind untergewichtig?

Von Untergewicht spricht man, wenn das Gewicht im Verhältnis zu Alter und Größe zu niedrig ist. Doch selbst dies bedeutet nicht automatisch, dass ein Kind krank ist. Manche Menschen sind von Natur aus sehr schlank. Trotzdem sollten Eltern das Thema beim Kinderarzt ansprechen und auf die Essgewohnheiten ihres Kindes achten. Machen Sie Essen aber nicht zum Thema, wenn Ihr Kind gesund ist.
Ursachen für Untergewicht können sein:

› Der Kaloriengehalt der Nahrung ist im Verhältnis zu Alter, Größe und Bewegungspensum des Kindes zu gering – bedingt durch eine falsche Zusammenstellung der Lebensmittel oder auch einfach durch zu wenig Nahrung.
› Die aufgenommene Nahrung wird vermehrt erbrochen. Typisch dafür sind im Säuglingsalter der Speiserückfluss oder ein Magenpförtnerkrampf (siehe ab Seite 138).
› Die Nahrung wird nicht genügend verwertet, weil Darm, Leber oder Bauchspeicheldrüse geschädigt sind wie bei Mukoviszidose, Zöliakie oder chronisch entzündlichen Darmerkrankungen.
› Auch organische Erkrankungen (zum Beispiel ein Herzfehler) oder psychische Gründe wie Magersucht oder Bulimie (siehe Seite 265) können zu einer verminderten Nahrungsaufnahme führen.
› Nimmt ein Kind trotz ausreichend Kalorien nicht zu, hat der Körper einen erhöhten Kalorienverbrauch. Grund dafür kann zum Beispiel eine Schilddrüsenüberfunktion sein.

Gesunde Zähne von Anfang an

Die meisten Kinder bekommen mit fünf bis sechs Monaten ihren ersten Zahn. Häufig bricht dabei einer der unteren Schneidezähne durch. Wie so oft gibt es aber auch hier keine festen Regeln und so kann der Beginn des Zahnens ebenso variieren wie die Reihenfolge der Zähne. Ganz selten kommt ein Baby bereits mit einem Zähnchen zur Welt. Dieser Zahn ist allerdings meist locker und fällt von alleine aus. Wenn er beim Stillen hinderlich ist, sollte er entfernt werden. Andere Kinder haben am Ende des ersten Lebensjahres noch gar keine Zähne. Die Bandbreite ist groß. Bis zum dritten Lebensjahr ist die Milchzahnbildung abgeschlossen. Die Kinder haben dann 20 Milchzähne. Mit sechs bis sieben Jahren erscheinen die ersten bleibenden Backenzähne. Mit sechs bis acht Jahren beginnen die ersten Milchzähne zu wackeln und die ersten bleibenden Schneidezähne brechen durch. Mit etwa 14 Jahren ist der Durchbruch der insgesamt 32 bleibenden Zähne (bis auf die Weisheitszähne) abgeschlossen.

Das Zahnen erleichtern

Mit starken Schmerzen ist das Zahnen normalerweise nicht verbunden. Dennoch sind Kinder, wenn ein neuer Zahn durchbricht, oft weinerlicher als sonst. Akzeptieren Sie diese leichte Unruhe und greifen Sie nicht vorschnell zu Medikamenten oder Zahnungsgel. Bieten Sie

stattdessen lieber mechanische Zahnungshilfen wie einen Beißring oder auch Veilchenwurzel aus der Apotheke an, der das juckende Zahnfleisch massiert. Bewahren Sie den Beißring im Kühlschrank (nicht im Tiefkühlfach!) auf, denn leicht gekühlt wirkt er besonders gut. Als homöopathisches Mittel wird auch gerne Chamomilla D6 in Form von Globuli eingesetzt. Viel Zeit zum gemeinsamen Kuscheln, Lesen, Spielen und für abwechslungsreiche Unternehmungen tut dem Kind ebenfalls gut und hilft ihm, das Unwohlsein zu vergessen. Bei stärkeren Beschwerden besprechen Sie das weitere Vorgehen mit Ihrem Kinderarzt.

Fieber und andere Erkrankungen haben mit dem Zahnen in der Regel nichts zu tun. Bedenkt man, dass Kinder in den ersten drei Jahren fast ebenso viele Infekte durchmachen, wie sie Zähne bekommen, ist einfach die Wahrscheinlichkeit groß, dass beide Ereignisse zusammenfallen. Das Fieber wird dann fälschlicherweise auf das Zahnen geschoben.

Zahnpflege ist wichtig

Zahnschmerzen im Kindesalter sind fast immer eine Folge von Karies, die durch Fäulnis auslösende Bakterien den harten Zahnschmelz zerstört. Zuweilen kann auch ein entzündetes Zahnfleisch oder eine Entzündung des Zahnbetts hinter den Beschwerden stecken.

Um Karies vorzubeugen, sollten Sie neben der richtigen Ernährung (vor allem wenig Süßigkeiten und säurehaltige Säfte) von

Anfang an auch auf eine gute Zahnpflege achten. Schon beim Durchbruch der ersten Milchzähne können Sie diese mit einem feuchten Wattestäbchen oder einer Säuglingszahnbürste aus der Drogerie oder Apotheke reinigen. Mit rund zwei Jahren sind viele Kinder dann so weit, es selbst zu versuchen. Dadurch lernen sie am besten, dass Zähneputzen genauso zur täglichen Pflege gehört wie das Händewaschen und Haarebürsten. Weil Kinder in diesem Alter aber rein technisch noch nicht in der Lage sind, die Zähne gründlich genug zu putzen, müssen Sie als Eltern meist noch bis ins Schulalter einmal nachbürsten. Die Deutsche Akademie für Kinder- und Jugendmedizin (DAKJ) hat zudem im Unterschied zur Deutschen Gesellschaft für Zahn-, Mund- und Kieferheilkunde (DGZMK) folgende Empfehlung zur Zahnpflege bei Kindern herausgeben:

› Verabreichen Sie dem Kind in den ersten Lebensjahren Fluoridtabletten in altersgerechter Dosierung. Im ersten Lebensjahr und im zweiten Lebenswinter sollte das Fluorid mit Vitamin D kombiniert sein (siehe Seite 25).

› Verzichten Sie darauf, das Kind jenseits der Stillperiode mit der Nuckelflasche zu beruhigen. Es soll lernen, bei den Mahlzeiten zu essen und nicht ständig zwischendurch. Dann sind die Zähne für Kariesbakterien weniger angreifbar.

› Verwenden Sie Zahnpasta, insbesondere fluoridierte, erst, wenn Ihr Kind sie ausspucken kann. Das ist meist ab dem vierten Lebensjahr der Fall. Zahnärzte empfehlen demgegenüber auch für Säuglinge fluoridierte Zahnpasta, sobald die ersten Milchzähne durchbrechen. Dann soll einmal am Tag mit einer circa erbsengroßen Menge fluoridhaltiger Kinderzahnpasta geputzt werden, ab dem zweiten Geburtstag zweimal. Besprechen Sie mit Ihrem Kinderarzt oder Zahnarzt, nach welchem Prinzip Sie vorgehen wollen, aber achten Sie darauf, dass Ihr Kind nicht zu viel Fluorid bekommt, denn auch im Speisesalz kann Fluorid enthalten sein.

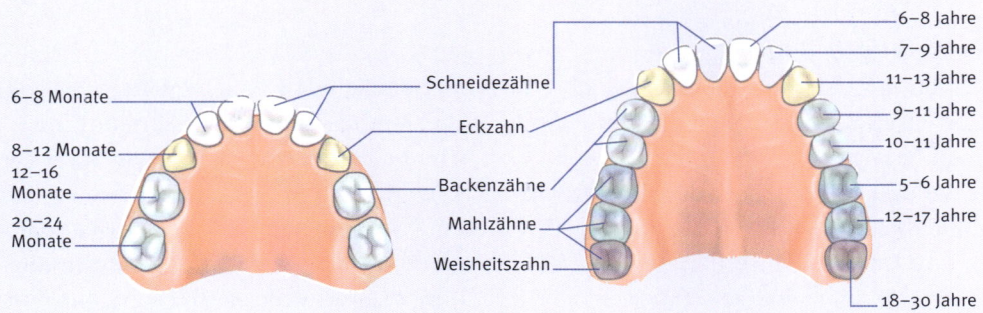

Etwa um den zweiten Geburtstag herum ist das Milchgebiss vollständig. Mit etwa sechs Jahren werden die Milchzähne nach und nach durch die bleibenden Zähne ersetzt.

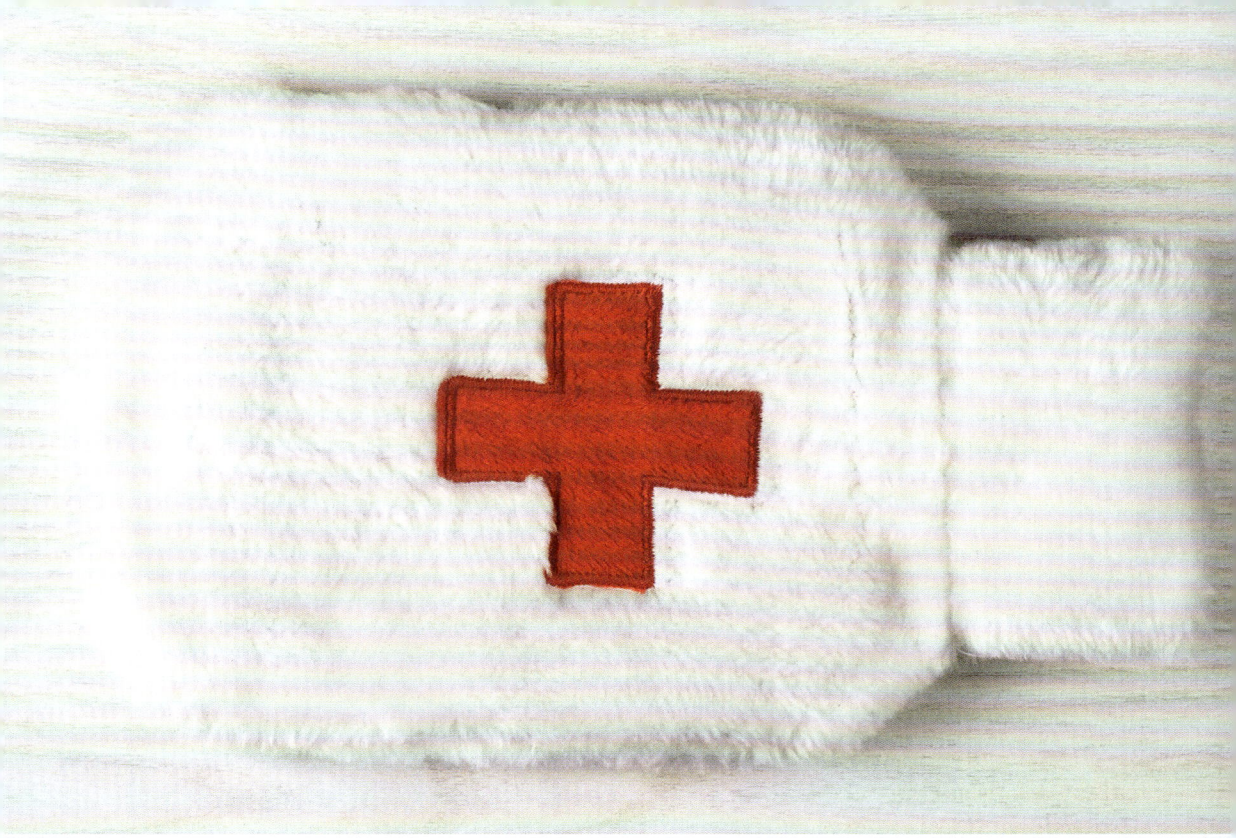

Was Eltern selbst tun können

Junge Eltern sind oft schon bei »banalen« Infekten unsicher und suchen deshalb häufig ihren Kinderarzt auf. Kein Wunder. In den heutigen Kleinfamilien fehlen oft der Rat und die Sicherheit durch erfahrene Familienmitglieder. Bewährte Pflegemethoden und Hausmittel werden nicht mehr, wie lange üblich, von Generation zu Generation weitergegeben. Dazu kommt, dass Kinder ihre Krankheiten oft nicht richtig auskurieren können und schon wieder in die Krippe, den Kindergarten oder die Schule gehen, bevor sie ganz gesund sind. Dabei sind Geduld und Zeit beinahe das Wichtigste, das ein Kind braucht, um in aller Ruhe wieder zu genesen. Nicht zu vergessen Mutter, Vater oder eine andere vertraute Bezugsperson, die immer in Rufweite ist. Bei all dem sollte der kleine Patient sich auch nicht schuldig fühlen müssen: »Weil ich krank bin, haben meine Eltern eine Menge Stress.«

Viele Virusinfekte heilen ohne Medikamente problem- und folgenlos ab. Trotzdem äußern Eltern oft den Wunsch nach einer schnellen Genesung ihres Kindes durch Medikamente. Durchaus verständliche Gründe dafür sind zum Beispiel:

› Viele Mütter sind heute auf sich allein gestellt. Sie sind gezwungen, ihre Kinder überall hin mitzunehmen – egal ob sie einkaufen, ein Geschwisterkind in den Kindergarten bringen oder selbst zum Arzt müssen. Durch ein krankes Kind wird die Bewältigung des Alltags schnell zu einem Problem.

› Bei vielen Frauen fällt der Wiedereintritt ins Berufsleben mit dem Beginn des Kindergartens zusammen. Gerade in dieser Phase erkranken Kleinkinder jedoch besonders oft. Das schlechte Gewissen, sowohl dem Arbeitgeber als auch dem Kind gegenüber, ist damit vorprogrammiert.

› Schulkinder sollen möglichst bald wieder am Unterricht teilnehmen, um nicht so viel zu versäumen.

Auf Selbstheilung zu vertrauen und abzuwarten – auch im Hinblick darauf haben Erwachsene eine Vorbildfunktion. Wenn sie bei Beschwerden sofort zu einer Tablette greifen, wird es für Kinder selbstverständlich, dass nur die Einnahme von Medikamenten die Krankheit heilt. Wie sollen sie dann lernen, ihren Krankheiten anders als mit Medikamenten zu begegnen, wenn die Selbstheilungskräfte des Körpers und einfache therapeutische Maßnahmen, etwa aus der Naturheilkunde, bei den Erwachsenen so wenig Bedeutung haben?

Die Abwehrkräfte stärken

»Eine Familie besteht aus Eltern, Kindern und Viren.« Dieser Satz beschreibt sehr treffend, dass Familien, insbesondere mit Kleinkindern, durch immer wiederkehrende Infekte belastet werden. Säuglinge kommen zwar mit mütterlichen »Leih-Antikörpern« zur Welt und verfügen in den ersten sechs Lebensmonaten über einen sogenannten Nestschutz gegenüber vielen Krankheiten. Durch das Stillen wird dieser Effekt noch unterstützt. Allmählich jedoch bauen sich diese Antikörper ab und das Baby muss selbst Abwehrstoffe bilden. Das geschieht durch den Kontakt mit Viren und Bakterien. Das Kind erkrankt (es hat einen Infekt) und bildet Antikörper. Diese schützen es je nach Art des Erregers wiederum vor einer erneuten Erkrankung.

Besonders häufig treten Infekte während der ersten sechs Lebensjahre auf, vor allem dann wenn das Kind eine Krippe oder einen Kindergarten besucht. Sobald es täglich mit vielen Kindern zusammen ist, kommt es nämlich auch mit einer Vielzahl von Viren in Berührung. Und die verursachen immer wieder neue Infekte. Die Kinder haben daher besonders in der Zeit zwischen Oktober und März fast einen Infekt pro Monat – bevorzugt im Bereich der oberen Atemwege – verbunden mit Fieber, Husten, Schnupfen und Ohrenschmerzen. Da viele Infekte zwei Wochen andauern, sind die Kinder häufig krank. Im Kindergartenalter haben sie fast die Hälfte des Jahres eine »Rotznase«.

Krankheiten vorbeugen

Als Eltern können Sie Infekte zwar nicht verhindern. Sie können Ihr Kind jedoch durch entsprechende Maßnahmen stärken, damit es sie stabiler übersteht.
Schaffen Sie eine Umgebung, in der sich Ihr Kind nicht nur körperlich, sondern auch seelisch und sozial gesund entwickeln kann. Schließlich ist Gesundheit nach der Definition der Weltgesundheitsorganisation (WHO) ein »Zustand vollständigen

GEMEINSAM DIE KRANKEN-PFLEGE BEWÄLTIGEN

> Eltern haben Anspruch auf Freistellung von der Arbeit, um ihr krankes Kind zu pflegen. Wer sich mit dem Partner abwechselt, halbiert Ärger und Stress am Arbeitsplatz.
> Machen Sie sich rechtzeitig Gedanken über ein Hilfsprogramm: Wer kann wann einspringen, wenn Hilfe notwendig ist? Vielleicht können sich Verwandte, Freunde und Nachbarn gegenseitig unterstützen.
> Sind mehrere Kinder aus einem Kindergarten oder einer Schulklasse gleichzeitig erkrankt, können sie abwechselnd gemeinsam in einer Wohnung versorgt werden.
> In vielen Landkreisen und Städten wird eine ambulante Familienpflege für betroffene Bürger angeboten.

körperlichen, seelischen und sozialen Wohlbefindens – und nicht nur die Abwesenheit von Krankheit und Gebrechen«.
Dazu tragen folgende Empfehlungen bei:
> Gehen Sie mit Ihrem Kind täglich an die frische Luft – auch bei schlechtem Wetter. Geben Sie ihm genug Gelegenheit, sich viel und ausgiebig zu bewegen.
> Achten Sie auf ein gutes Raumklima: Lüften Sie regelmäßig; zehn Minuten Stoßlüften ist dabei besser als ein für mehrere Stunden gekipptes Fenster. Die Raumtemperatur sollte beim Schlafen 16–18 °C betragen, tagsüber circa 20 °C, damit das Kind weder schwitzt noch friert. Rauchen Sie nicht in der Wohnung. Kinder rauchen immer passiv mit und können sich nicht wehren.
> Kleiden Sie Ihr Kind nach dem »Zwiebelprinzip«, so kann es sich gerade in der Übergangszeit den Temperaturen draußen und in geheizten Räumen anpassen. Denken Sie auch daran, dass Ihr Kind sich draußen viel mehr bewegt als Sie. Erlauben Sie ihm dann, die Jacke zu öffnen oder auszuziehen.
> Bieten Sie Ihrem Kind einen geregelten Tagesablauf. Ein konstanter Rhythmus mit ausreichend Schlaf und regelmäßigen Mahlzeiten gibt ihm ein Grundgerüst, in das es seine Aktivitäten einfügen kann. Auch ein ruhiger Abend mit festen Ritualen, zum Beispiel Baden und Vorlesen, fördert die Ausgeglichenheit.
> Achten Sie auf eine abwechslungsreiche, gesunde Ernährung. Sie ist eine wichtige Basis für das Wohlbefinden ihres Kindes. Mehr dazu erfahren Sie ab Seite 44.

Das kranke Kind

Manchmal kann auch die beste Vorsorge nicht verhindern, dass ein Kind krank wird. Bei Fieber ziehen sich die meisten kleinen Patienten dann freiwillig ins Bett zurück. Hier können sie am besten in aller Ruhe ausschlafen und neue Kräfte sammeln. Muss das Kind länger liegen bleiben, werden die Tage im Bett aber auch schnell zu einer Herausforderung für alle. Damit sich Ihr Kind richtig wohlfühlt, können Sie

› den Schlafanzug häufig wechseln und vielleicht vorher anwärmen
› das Bett öfter frisch beziehen
› das Bett anwärmen
› das Kinderzimmer häufig lüften
› ein Tablett als Tisch im Bett verwenden.

Will Ihr Kind nicht ins Bett, kann es auch ruhig im warmen Zimmer spielen. Immer jedoch ist es gut, wenn sich das »Krankenlager« in der Nähe der Eltern befindet. So fühlt sich das Kind geschützt und geborgen. Zuwendung ist überhaupt sehr wichtig für den Genesungsprozess. Um dem kleinen Patienten die Zeit zu vertreiben, können Sie ihm zum Beispiel etwas vorlesen, Geschichten erzählen und Figuren oder eine Fantasiereise erfinden. Vielleicht schaffen Sie auch ein spezielles Buch oder Spielzeug an, das Sie nur hervorholen, wenn das Kind krank ist, und das wieder »verschwindet«, sobald es gesund ist. Schließlich heißt Kranksein auch, verwöhnt werden zu dürfen. Muss Ihr Kind länger das Bett hüten, geben Sie Freunden und Verwandten Bescheid, damit sie anrufen, schreiben oder Ihr Kind besuchen.

Ernährung kranker Kinder

Kranke Kinder haben weniger Appetit als gesunde. Der kleine Körper braucht seine Energie und Kraft für die Infektabwehr und nicht für unnötige Verdauungsarbeit. Abgesehen davon ist der Geschmackssinn oft eingeschränkt, was die Lust am Essen weiter mindert. Bieten Sie Ihrem Kind trotzdem immer wieder kleine, leichte Mahlzeiten an. Frisches Obst kann helfen, den Appetit anzuregen. Eine warme Suppe fördert die Produktion der Drüsen und zähes Sekret verflüssigt sich. Wenn das Kind partout nichts essen will, sollten Sie es nicht zwingen. Wichtig ist aber, dass es genügend trinkt (Wasser, Tee, Schorle).

TRÖSTEN UND BERUHIGEN

› Sprechen Sie in Ruhe mit Ihrem Kind.
› Singen Sie ihm leise etwas vor.
› Versuchen Sie, dem Kind die Krankheit und alle nötigen Pflegemaßnahmen altersgerecht zu erklären: Was geschieht im Körper, wenn es Fieber hat? Wie helfen Wadenwickel? Warum ist es so wichtig, viel zu trinken? Ihr Kind versteht dann, dass es selbst mithelfen kann, gesund zu werden.
› Machen Sie keine falschen Versprechungen. Wie die Krankheit verläuft, lässt sich nicht vorhersehen.
› Loben Sie Ihr Kind, zum Beispiel wenn es alles ausgetrunken hat.

Bewährte Hausmittel

Als Eltern können Sie selbst eine Menge tun, um die Abwehrkräfte Ihres Kindes zu stärken oder um im Falle einer Krankheit Beschwerden zu lindern. Es gibt zum Beispiel viele Maßnahmen und Mittel aus dem Bereich der Naturheilverfahren, die sich seit Jahrzehnten bewährt haben. Sie werden von Kindern im Allgemeinen gut angenommen – allen voran verschiedene Wasseranwendungen wie Fußbäder, heiße und kalte Wickel oder Heilkräutertees.

Wie wirken Naturheilmittel?

Die sanften Mittel regen Prozesse im Körper an, die seine Selbstheilungskräfte aktivieren und so die Genesung aus eigener Kraft unterstützen. Wie »normale« Medizin sollten auch Naturheilverfahren mit Sachkenntnis angewandt werden, damit sie effektiv wirken. Ihr Kind sollte zudem immer mit der Behandlung einverstanden sein. Handeln Sie nie gegen seinen Willen. Wenn es skeptisch ist, versuchen Sie ihm die Maßnahmen altersgerecht zu erklären, zum Beispiel mithilfe einer »kranken« Puppe. Genauso gilt: Stellt sich während der Maßnahme Unbehagen bei Ihrem Kind ein, sollten Sie die Behandlung umgehend unterbrechen.
Ganz wichtig: Wenn sich die Beschwerden Ihres Kindes nicht einordnen lassen, sich verschlimmern, nicht in absehbarer Zeit zurückgehen oder Sie sich unsicher sind, sollten Sie immer den Kinderarzt aufsuchen und um Rat fragen.

Maßnahmen zur Stärkung der Abwehrkräfte

Um die körpereigenen Abwehrkräfte zu stärken, empfehlen sich alle Maßnahmen, die durch den Wechsel von Wärme und Kälte die Blutgefäße trainieren und so das Immunsystem unterstützen. Voraussetzung ist dabei immer, dass Ihr Kind sich wohlfühlt und die Maßnahmen zulässt. Außerdem müssen seine Arme und Beine warm und gut durchblutet sein.

Kaltabwaschung

Ab dem Kleinkindalter können Sie den Körper des Kindes mit einem handwarmen, nassen Waschlappen zügig von außen nach innen abreiben. Beginnen Sie an den Händen und Armen, reiben Sie dann den Oberkörper, anschließend von den Füßen aus Beine und Unterkörper. Wenn Sie fertig sind, ziehen Sie Ihr Kind ohne es abzutrocknen zügig an. Ganz wichtig: Führen Sie Kaltabwaschungen immer nur auf warmer, nie auf kalter Haut durch. Und: Je jünger das Kind, desto wärmer das Wasser.

DER RICHTIGE ZEITPUNKT

Führen Sie die auf diesen Seiten beschriebenen Anwendungen morgens oder vor dem Schlafengehen durch. Danach sollte sich der kleine Körper durch Bewegung (tagsüber) oder (Bett-)Wärme (abends) wieder ganz erwärmen.

Kaltes Abduschen

Statt mit einem feuchten Lappen können Sie Ihr Kind ab dem Kleinkindalter auch von außen zur Körpermitte mit handwarmem Wasser abduschen. Beginnen Sie an den Beinen, dann sind die Arme an der Reihe. Mit etwas Gewöhnung können Sie auch den ganzen Körper kurz abbrausen. Ideale Wassertemperatur: 18–23 °C; je älter das Kind, desto kälter darf das Wasser sein.

Ansteigendes Fußbad

Für ein ansteigendes Fußbad geben Sie gerade so viel warmes Wasser (etwa 33 °C) in einen Eimer, dass die Knöchel Ihres Kindes bedeckt sind, wenn es die Füße hineinstellt. Das Kind sitzt dabei zum Beispiel auf einem Hocker oder dem Rand der Badewanne. Fügen Sie nun langsam bis auf Wadenhöhe heißes Wasser zu, sodass die Temperatur langsam bis etwa 40 °C ansteigt; Ihr Kind bestimmt dabei, wie heiß das Wasser sein kann. Nach etwa 10 bis 15 Minuten trocknen Sie ihm die Füße und Beine ab und ziehen ihm warme Socken an. Jetzt sollte es 15 bis 30 Minuten ruhen. Lesen Sie ihm beispielsweise etwas vor oder lassen Sie es eine CD anhören. Tipp: Dieses Fußbad hat sich auch bei einem beginnenden Infekt der oberen Luftwege bewährt.

Trockenbürsten

Auch diese Technik ist schon für Kleinkinder geeignet: Streichen Sie mit einer weichen Bürste den Körper von außen nach innen zur Körpermitte hin – zuerst die Hände, die Arme und den Oberkörper, dann die Füße, die Beine und den Unterkörper. Vorsicht: Nicht über entzündete Hautpartien bürsten.

Sauna

Kinder ab zwei Jahren können auch mit Saunabesuchen das Immunsystem stärken. Um den Kreislauf nicht zu belasten, dürfen sie jedoch maximal zweimal sieben Minuten ohne Aufguss saunieren. Achten Sie darauf, dass Ihr Kind genügend trinkt und kühlen Sie es anschließend schonend ab. Ihr Kind muss sich die ganze Zeit über wohl fühlen.

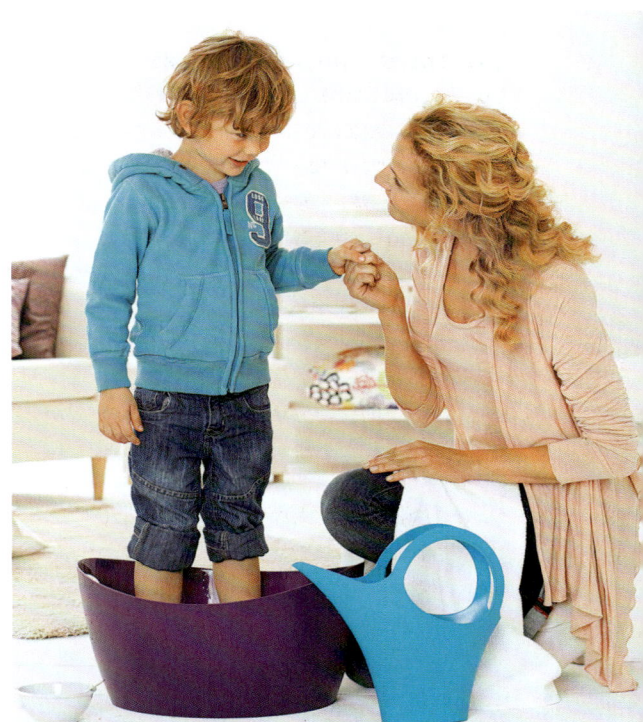

Ansteigende Fußbäder stärken das Immunsystem, helfen aber auch bei Atemwegsinfekten.

Hausmittel bei Fieber

Fieber ist keine Krankheit, sondern eine natürliche Reaktion des Körpers – meist auf eine Infektion (siehe ab Seite 73). Die hohe Körpertemperatur kann dem Kind aber ganz schön zu schaffen machen. Folgende Maßnahmen entziehen dem Körper Wärme und können helfen, das Fieber zu senken. Um diesen Effekt zu unterstützen, sollten fiebrige Kinder viel trinken, leichte Kleidung tragen, genug ruhen und nur leichte Kost zu sich nehmen. Wichtig: Erklären Sie Ihrem Kind genau, was Sie machen, und führen Sie die Maßnahmen nur durch, wenn es sie akzeptiert. So vermitteln Sie ihm das Gefühl, dass auch Mama und Papa ihm helfen können, wieder gesund zu werden.

Wadenwickel
Tauchen Sie ein dünnes Leinen- oder Baumwolltuch in handwarmes Wasser, wringen Sie es leicht aus und legen Sie es eng um den Unterschenkel. Umwickeln

DAS IST WICHTIG!

Nur gut durchblutete Haut kann Wärme abgeben. Daher gilt für alle Maßnahmen bei Fieber: Nicht anwenden bei
> kalten Armen und Beinen
> Frösteln oder Fieberanstieg
> Kreislaufproblemen während der Anwendung

Sie dann das Bein von den Knien bis zu den Knöcheln mit einem trockenen Handtuch. Gehen Sie beim anderen Bein genauso vor. Nach zehn Minuten erneuern Sie die Wickel – insgesamt dreimal in einer halben Stunde. Anschließend soll Ihr Kind ruhen. Nach etwa einer Stunde sollte die Temperatur um circa 1°C gesunken sein. Ist die Diagnose geklärt und die Körpertemperatur nach einigen Stunden erneut über 39,5 °C gestiegen, können Sie die Wadenwickel erneut durchführen. Voraussetzung: Die Beine und Füße Ihres Kindes sind warm und gut durchblutet. Bei älteren Säuglingen oder Kleinkindern können Sie bei warmen Füßen und Beinen statt der Wickel einfach feuchte Baumwollstrümpfchen und darüber dicke Wollstrümpfe anziehen.

Abkühlungsbad
Bei diesem Bad liegt das Kind bis zur Brust im Wasser. Die Wassertemperatur beträgt dabei anfangs ein Grad weniger als die Körpertemperatur des Kindes (rektal gemessen). Geben Sie dann ganz langsam am Fußende der Wanne so viel kaltes Wasser zu, bis die Wassertemperatur um 5 °C gesunken ist. Nach circa zehn Minuten – wenn es zu frösteln beginnt, auch früher – rubbeln Sie das Kind schnell trocken, dann geht es ab ins Bett. Machen Sie bei Bedarf einmal am Tag ein Abkühlungsbad.

Kaltabwaschung
Eine Kaltabwaschung hat sich nicht nur zur Stärkung der Abwehrkräfte bewährt (siehe Seite 60; dort lesen Sie auch, wie es

geht). Sie hilft auch bei Fieber. Damit das Kind nicht friert, können Sie auch zuerst den Oberkörper und dann den Unterkörper mit dem Lappen abreiben. So kann es immerhin die Schlafanzughose beziehungsweise das -oberteil anbehalten.

Die Kaltabwaschung kann ein- bis zweimal am Tag durchgeführt werden, vorausgesetzt, das Kind friert bei Fieber nicht und es ist dazu bereit.

Hausmittel bei Husten und Schnupfen

Atemwegsinfekte zählen zu den häufigsten Krankheiten im Kindesalter. In den meisten Fällen sind sie zwar lästig und zuweilen auch recht schmerzhaft, gehen aber nach ein bis zwei Wochen vorüber (siehe ab Seite 92). Nach Rücksprache mit dem Kinderarzt können Sie während dieser Zeit neben den allgemeinen Pflegeempfehlungen auch folgende Maßnahmen durchführen, um die Beschwerden zu lindern – vorausgesetzt Ihr Kind ist damit einverstanden.

Kalter Brustwickel bei hochfieberhafter Bronchitis

Ein kalter Brustwickel fördert die Durchblutung, senkt das Fieber und wirkt in geringem Maße schleimlösend. Sie können ihn ab dem Kleinkindalter bei Bedarf einmal täglich anwenden.

Und so geht's: Tauchen Sie ein Leinentuch in kaltes (nicht eiskaltes!) Wasser, wringen Sie es gut aus und wickeln Sie es dann um den Brustkorb Ihres Kindes. Anschließend

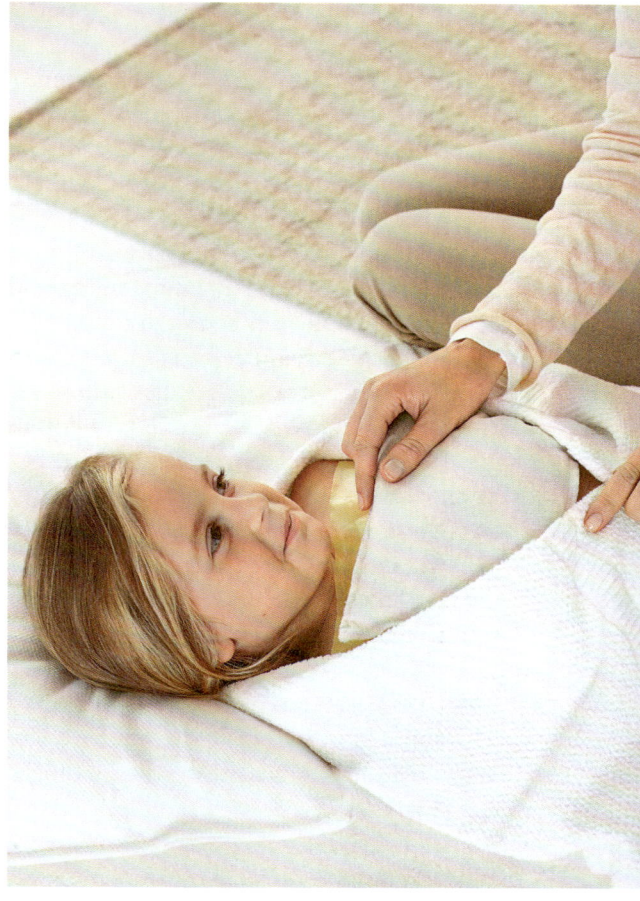

Kalte und warme Wickel helfen auch, weil die Kinder spüren, dass man sich Zeit für sie nimmt.

wickeln Sie erst ein großes, trockenes Molton- oder Frotteetuch um seinen Rumpf und zum Schluss noch eine warme Wolldecke. So gut verpackt muss Ihr Kind nun 30 Minuten zugedeckt im Bett oder auf dem Sofa ruhen. Wichtig: Nehmen Sie den Wickel sofort ab, wenn Ihr Kind sich dabei nicht wohlfühlt.

Körperwarmer Quarkwickel bei fieberhafter Bronchitis

Dieser warme Wickel wirkt fiebersenkend, schleimlösend, kühlend und entzündungshemmend. Er ist für Kinder ab circa drei bis vier Jahren geeignet und kann einmal am Tag angewandt werden.

Legen Sie ein entsprechend großes dünnes Baumwolltuch bereit. Verstreichen Sie dann 250 bis 500 Gramm Magerquark dem Brustbereich des Kindes entsprechend auf der Tuchmitte. Schlagen Sie das Tuch von allen Seiten über die Quarkmasse und legen Sie dieses »Päckchen für ein paar Minuten auf eine heiße Wärmflasche.

Jetzt muss alles möglichst zügig vonstatten gehen: Überprüfen Sie die Temperatur des Quarkpäckchens an der Innenseite Ihres eigenen Unterarms. Es darf nicht zu heiß sein. Machen Sie im Bett den Oberkörper des Kindes frei und legen Sie den aufgewärmten Quarkwickel von vorne um seine Brust. Darüber kommt noch ein Handtuch, das Sie mit einem breiten Wollschal fixieren. Gut zugedeckt sollte das Kind nun so lange im Bett liegen bleiben, bis der Quark getrocknet ist; das dauert etwa drei Stunden. Anschließend entfernen Sie Schal, Handtuch und Wickel, waschen das Kind mit einem Lappen lauwarm ab und ziehen es schnell warm an.

Inhalationen

Dampfinhalationen befeuchten die Atemwege, lösen den Schleim und können entzündungshemmend wirken. Sie können sie zwei- bis dreimal am Tag durchführen. Füllen Sie einen Topf mit zwei Liter kochendem Wasser und geben Sie zwei Esslöffel Salz oder eine Handvoll getrocknete Kamillenblüten aus der Apotheke hinzu, falls keine Allergie besteht. Lassen Sie das Ganze kurz ziehen, damit der Dampf nicht mehr so heiß ist. Nun kann Ihre Tochter oder Ihr Sohn unter einem großen Badetuch den heilsamen Dampf fünf bis zehn Minuten inhalieren.

Wenn Ihrem Kind die Prozedur unangenehm ist, können Sie es mit dieser Variante versuchen: Decken Sie den Esstisch mit bodenlangen Tüchern ab (es dürfen keine Ritzen mehr zu sehen sein). Stellen Sie den dampfenden Topf unter den Tisch und kriechen Sie mit Kind, Taschenlampe, Buch oder Spielzeug weit genug entfernt vom Topf in das in das »Dampfzelt«. So wird die Behandlung ein Abenteuer.

VORSICHTSMASSNAHMEN BEIM INHALIEREN

› Lassen Sie vor allem kleine Kinder beim Inhalieren nie unbeaufsichtigt.

› Stellen Sie den Topf mit dem heißen Wasser ins Waschbecken. Dann kann sich Ihr Kind nicht verbrühen, wenn er umkippt. Halten Sie dem Kind sicherheitshalber auch die Hände fest.

› Führen Sie die Inhalationen nur dann durch, wenn Ihr Kind dazu bereit ist.

› Eine ungefährliche Alternative sind spezielle Inhaliergefäße, die Sie in der Apotheke erhalten.

Kalter Halswickel

Bei einer akuten Entzündung im Hals-, Rachen- und Mundhöhlenbereich lindert ein kalter Wickel genauso wie auch kalte Getränke Schluckbeschwerden. Er eignet sich für Kinder ab zwei Jahren. Je jünger das Kind ist, desto wärmer sollte das Wasser für den Wickel sein.

Und so geht's: Falten Sie ein nicht zu großes Leinentuch einmal der Länge nach, tauchen Sie es in kaltes Wasser, wringen Sie es leicht aus und legen Sie es um den Hals des Kindes. Wickeln Sie dann einen Woll- oder Seidenschal darüber. Wenn der Wickel trocken ist, können Sie dies mehrfach wiederholen, falls Ihr Kind dazu bereit ist.

Halswickel mit Quark

Ebenfalls für Kinder ab zwei Jahren hat sich bei Halsschmerzen und Heiserkeit einmal am Tag ein Quarkwickel gut bewährt. Er lindert den Schmerz und fördert das Abschwellen.

So funktioniert das Ganze: Tragen Sie eine dünne Schicht zimmerwarmen Magerquark auf ein halsbreit gefaltetes Leinentuch auf. Legen Sie dieses anschließend mit der Quarkseite zur Haut auf den vorderen Hals und wickeln Sie dann einen Wollschal darum, der das Leinentuch gut bedeckt. Wenn der Quark nach ein bis drei Stunden getrocknet ist, nehmen Sie den Wickel wieder ab und entfernen eventuell vorhandene Quarkreste von der Haut mit einem warmen Waschlappen. Anschließend können Sie dem Kind einen dünnen (Seiden-)Schal anlegen.

KALTE UND WARME WICKEL

Nach kaum etwas sehnt sich ein krankes Kind mehr als nach Zwendung und sanften Berührungen. Wickel kommen diesem Bedürfnis entgegen und wirken zudem noch heilend:

› Warme Wickel fördern die Durchblutung und erweitern die Gefäße. Dadurch produziert der Körper vermehrt Schweiß, mit dem Wasser, Salze und Stoffwechsel-Abbauprodukte ausgeschieden werden.

› Kalte Wickel regen, kurzzeitig angewandt, durch ihren Kältereiz die Eigenwärme und Durchblutung des Körpers an. Länger angewandt und immer wieder erneuert, entziehen sie, wie zum Beispiel Wadenwickel bei Fieber (siehe Seite 62), dem Organismus Wärme und mindern so die Durchblutung.

› Weil die Leitfähigkeit von Wasser deutlich höher ist als die von Luft, leitet ein feuchter Wickel Wärme oder Kälte besser als ein trockener.

› Als Wickelstoff eignen sich alle natürlichen Fasern. Vor allem Leinen nimmt die Feuchtigkeit gut auf, isoliert kaum, leitet gut Wärme ab und wirkt kühlend.

› Erklären Sie Ihrem Kind, wie ein Wickel angelegt wird. Besonders bei Kälteanwendungen könnte es sich sonst erschrecken.

Nasentropfen

»Normale« Nasentropfen trocknen die Nasenschleimhäute stark aus. Besser geeignet sind Kochsalzlösungen, die Sekret sanft lösen und die gereizte Schleimhaut befeuchten. Sie können so ein Nasenspray auch leicht selbst herstellen. Dazu lösen Sie einen gestrichenen Teelöffel Salz in einem halben Liter abgekochtem Wasser auf und lassen die Lösung abkühlen. Bei Bedarf geben Sie mithilfe einer kleinen Sprühflasche oder Pipette (aus der Apotheke) mehrmals täglich in jedes Nasenloch einen Sprühstoß oder mehrere Tropfen. Wichtig: Aus hygienischen Gründen sollten Sie die Lösung jeden Tag neu anmischen.

Hustensaft

Ist Ihr Kind zwei, drei Jahre alt, können Sie diesen besonders milden Hustensaft ausprobieren: Zerstoßen Sie 15 Gramm Fenchelsaat im Mörser und kochen Sie sie anschließend mit einem Viertelliter Wasser auf. Flüssigkeit durch ein Sieb abseihen, auf Körpertemperatur abkühlen lassen, 250 Gramm Honig einrühren und in ein Schraubglas füllen. Bei Husten drei bis vier Teelöffel am Tag anbieten.
Für größere Kinder eignet sich auch dieses Rezept: Einen schwarzen Winterrettich halbieren und beide Hälften zu einem Drittel aushöhlen. Von unten mit einer Stricknadel Löcher in den Rettich stechen und jede Hälfte auf ein Glas setzen. Rettich mit Honig füllen. Den Saft, der sich nach einigen Stunden in den Gläsern gesammelt hat, abfüllen und dem Kind vor jeder Mahlzeit einen Esslöffel davon verabreichen.

Hausmittel bei Ohrenschmerzen

Schnupfen und Co werden häufig von Ohrenschmerzen begleitet (siehe auch Seite 120). Bei leichten Beschwerden beziehungsweise nach Absprache mit dem Kinder- oder Hals-Nasen-Ohren-Arzt können folgende Maßnahmen helfen.

Zwiebelsäckchen

Hacken Sie eine rohe Zwiebel klein und wickeln Sie die Würfelchen in ein Tuch, zum Beispiel in ein Stofftaschentuch. Legen Sie das Päckchen auf das kranke Ohr und fixieren Sie es mit einem Stirnband. Wenn Ihr Kind mitmacht, können Sie zudem ein warmes Kirschkernkissen oder eine nicht zu heiße Wärmflasche auflegen. Die ätherischen Öle der Zwiebel wirken entzündungshemmend und schmerzlindernd. Allerdings mag nicht jedes Kind den typischen Geruch. Kinder unter zwei Jahren sind außerdem oft zu unruhig für einen Ohrenwickel.

Ansteigendes Fußbad und abschwellende Nasentropfen

Das Fußbad, bei dem die Temperatur stetig ansteigt, haben Sie schon als bewährtes Mittel zur Immunstärkung kennengelernt (siehe Seite 61). Weil es schmerzlindernd und durchblutungsfördernd wirkt und den Kopf »frei« macht, kann es auch bei Ohrenschmerzen helfen. Zusätzlich können abschwellende Nasentropfen etwas den Druck nehmen, weil der Nasen-Rachen-Raum über die Eustachische Röhre auch mit dem Ohr verbunden ist.

Heilkräutertees

Seit Jahrhunderten spielen Heilpflanzen in der Medizin eine wichtige Rolle und mittlerweile konnte die gute Wirksamkeit vieler dieser Pflanzen auch wissenschaftlich belegt werden.

Besonders einfach können Sie diese Heilkraft in Form von Tees nutzen. Einige von ihnen schmecken so mild, dass auch Kinder sie meist anstandslos trinken (siehe Übersicht Seite 68–69). Ist Ihr Kind schon älter als ein Jahr, spricht auch nichts dagegen, ein Löffelchen Honig in den Tee zu rühren. Für Säuglinge und kleinere Babys ist Honig dagegen tabu, weil er Bakterien enthalten kann, die bei den Kleinsten schwere Vergiftungen auslösen können (Säuglingsbotulismus).

Wichtig: Damit die wertvollen Enzyme des Honigs nicht zerstört werden, sollten Sie den Tee erst auf Trinktemperatur abkühlen lassen, ehe Sie den Honig zugeben.

Verschiedene Zubereitungsarten

Die klassischen Teekräuter wie Kamille oder Pfefferminze übergießen Sie einfach mit kochendem Wasser und lassen den Aufguss anschließend einige Minuten ziehen. Samen wie Kümmel oder Anis können Sie vor dem Aufgießen mit einem schweren Messer zerdrücken. So werden noch mehr ätherische Öle freigesetzt. Neben dem klassischen Aufguss gibt es aber noch zwei andere Arten der Teezubereitung: Abkochung und Kaltauszug.

› Abkochung: Vor allem feste Pflanzenrohstoffe, zum Beispiel Wurzeln oder Rinden, werden mit kaltem oder heißem Wasser aufgesetzt, zum Sieden gebracht und noch circa fünf bis zehn Minuten gekocht. Nach Abseihen und Abkühlen ist der Tee trinkbereit.

› Kaltauszug: Besonders zarte Blütentees, vor allem aber bittere und schleimproduzierende Heilpflanzen, wie zum Beispiel Eibischwurzel, übergießen Sie nicht mit heißem, sondern mit kaltem Wasser. Weil sich die Wirkstoffe dabei langsamer lösen, muss das Ganze anschließend etwa acht Stunden ziehen, ehe der Tee abgeseiht wird. Man kann ihn dann direkt kalt trinken oder erst leicht erwärmen.

AUCH TEE IST MEDIZIN

Heilkräutertees sind Naturheilmittel und haben je nach Art ganz unterschiedliche Wirkungen. So können sie beispielsweise schweißtreibend, fiebersenkend, schleimlösend oder harntreibend sein. Daher sollten die Tees wie ein Medikament nicht dauerhaft, sondern nur während der Krankheitsphase getrunken werden. Richten Sie sich dabei nach den Dosierungsanweisungen auf der Verpackung, da bei zu hohen Mengen auch einmal Nebenwirkungen auftreten können. Fragen Sie im Zweifelsfall beim Arzt oder in der Apotheke nach.

Heilkraut	Menge pro 150 ml kochendes Wasser	Ziehzeit (in Minuten)	Wirkung	Anwendungsgebiet	Wichtiger Hinweis
Anis	1–2 Teelöffel (gequetscht oder grob gepulvert)	10–15	Entkrampfend, schleimlösend	Blähungen, krampfartige Beschwerden im Magen-Darm-Trakt, Katarrhe der Luftwege	Nicht anwenden bei Allergie gegen Anis und Anethol
Fenchel	1–3 Teelöffel (gequetscht)	10–15	Entkrampfend, schleimlösend	Völlegefühl, Blähungen, krampfartige Beschwerden im Magen-Darm-Trakt, Katarrhe der Luftwege	Bei Säuglingen und Kleinkindern auch zum Verdünnen von Milch oder Breinahrung bestens geeignet
Hagebutte	½–1 ½ Teelöffel (zerkleinert)	10–15	Abwehrstärkend	Erkältungskrankheiten, grippaler Infekt, zur Steigerung der Abwehrkräfte	
Holunderblüten	2 Teelöffel	5	Abwehrstärkend, schweißtreibend, fördert die Produktion von Bronchialsekret	Fiebrige Erkältungskrankheiten	
Kamille	1 geh. Esslöffel	5–10	Entzündungshemmend, krampflösend	Bauchschmerzen	Zum Gurgeln, Spülen, Inhalieren und für Umschläge 1–3 geh. Esslöffel auf 100 ml Wasser
Kümmel	½ Teelöffel (zerstoßen)	10–15	Entkrampfend, appetitanregend	Leichte krampfartige Beschwerden im Magen-Darm-Trakt, Blähungen, Völlegefühl	
Lindenblüten	1 Teelöffel	10–15	Reizlindernd, schweißtreibend	Erkältungskrankheiten und damit verbundener Husten, fiebriger Infekt	

Heilkraut	Menge pro 150 ml kochendes Wasser	Ziehzeit (in Minuten)	Wirkung	Anwendungsgebiet	Wichtiger Hinweis
Melisse	1–3 Teelöffel	10–15	Beruhigend	Einschlafstörungen, nervöse Magen-Darm-Beschwerden, Appetitlosigkeit	
Pfefferminze	1 Esslöffel	10–15	Entkrampfend, fördert die Produktion des Gallenflusses	Krampfartige Beschwerden im Magen-Darm-Bereich, entzündliche Magen-Darm-Beschwerden, Übelkeit	
Salbei	1 Teelöffel	5	Entzündungshemmend	Völlegefühl, Blähungen, Verdauungsbeschwerden mit leichten Krämpfen, Entzündungen der Darmschleimhaut, Durchfall	Zum Gurgeln bei Entzündungen im Mund- und Rachenraum 1 ½ Teelöffel auf 150 ml Wasser (10–15 Minuten ziehen lassen)
Spitzwegerich	2 Teelöffel	10–15	Reizlindernd, entzündungshemmend	Katarrhe der Luftwege, Entzündungen im Mund- und Rachenraum	Zum Gurgeln 2 Teelöffel mit 150 ml kaltem Wasser aufgießen (gelegentlich umrühren); nach 1–2 Stunden abgießen
Süßholzwurzel	1½ Teelöffel	10–15	Schleimlösend, entzündungshemmend, entkrampfend	Bronchitis, krampfartige Beschwerden bei Entzündungen der Magenschleimhaut	Vorsicht bei Leber- und Nierenerkrankungen
Thymian	1 Teelöffel	10–15	Schleimlösend, entkrampfend	Bronchitis, Katarrhe der oberen Luftwege, Zahnfleischentzündung, leichte Magen-Darm-Erkrankungen	

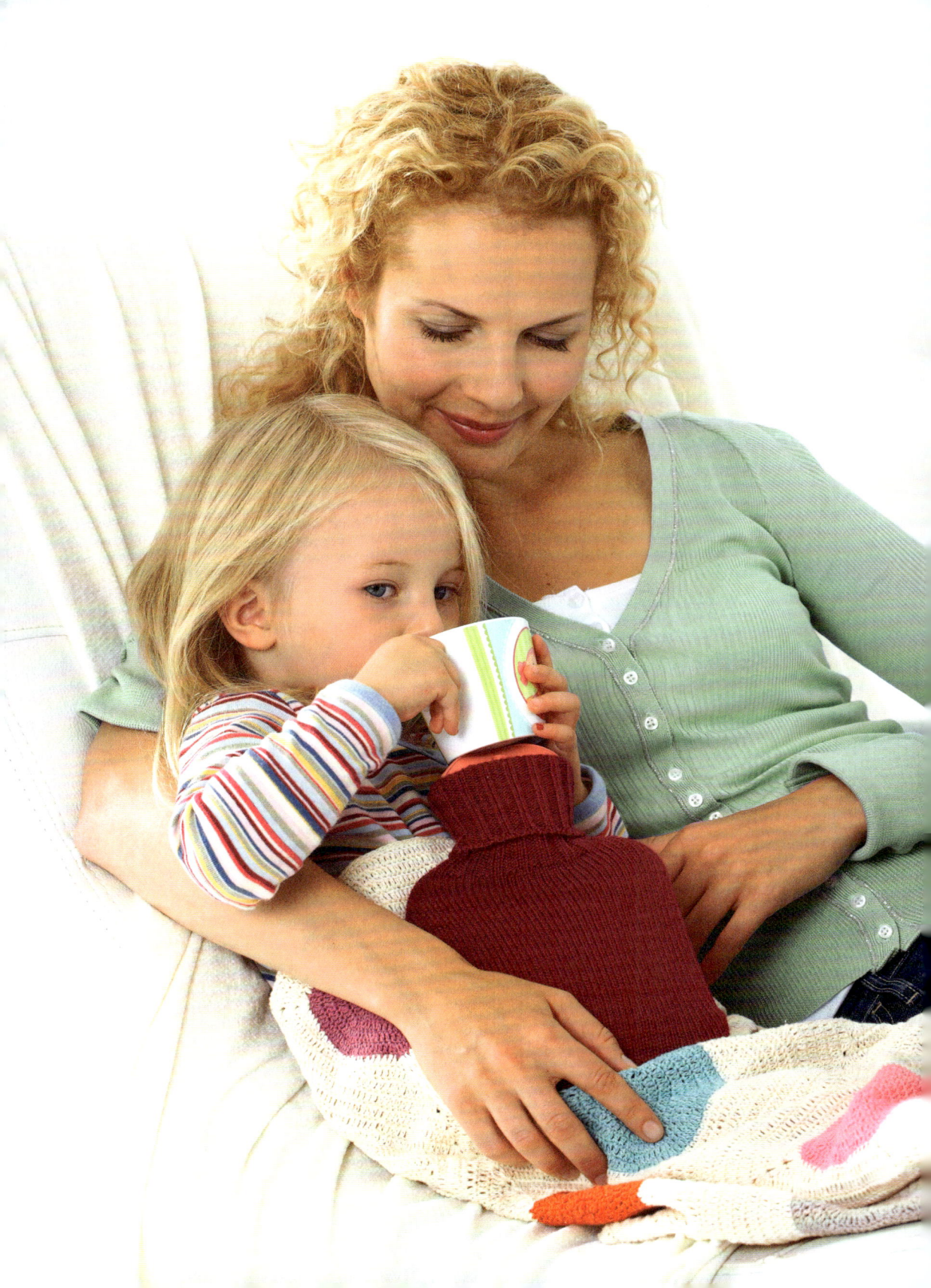

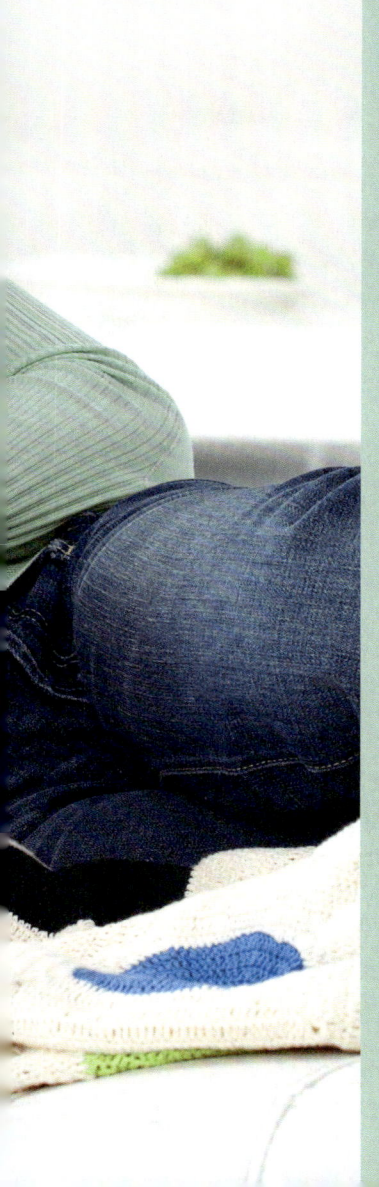

Die Organsysteme und ihre Erkrankungen

Jede Krankheit ist durch typische Symptome gekennzeichnet. Sie helfen Ihnen und dem Arzt, die Beschwerden Ihres Kindes besser einzuordnen und die entsprechenden Maßnahmen zu ergreifen. Und das ist der erste Schritt in Richtung Genesung.

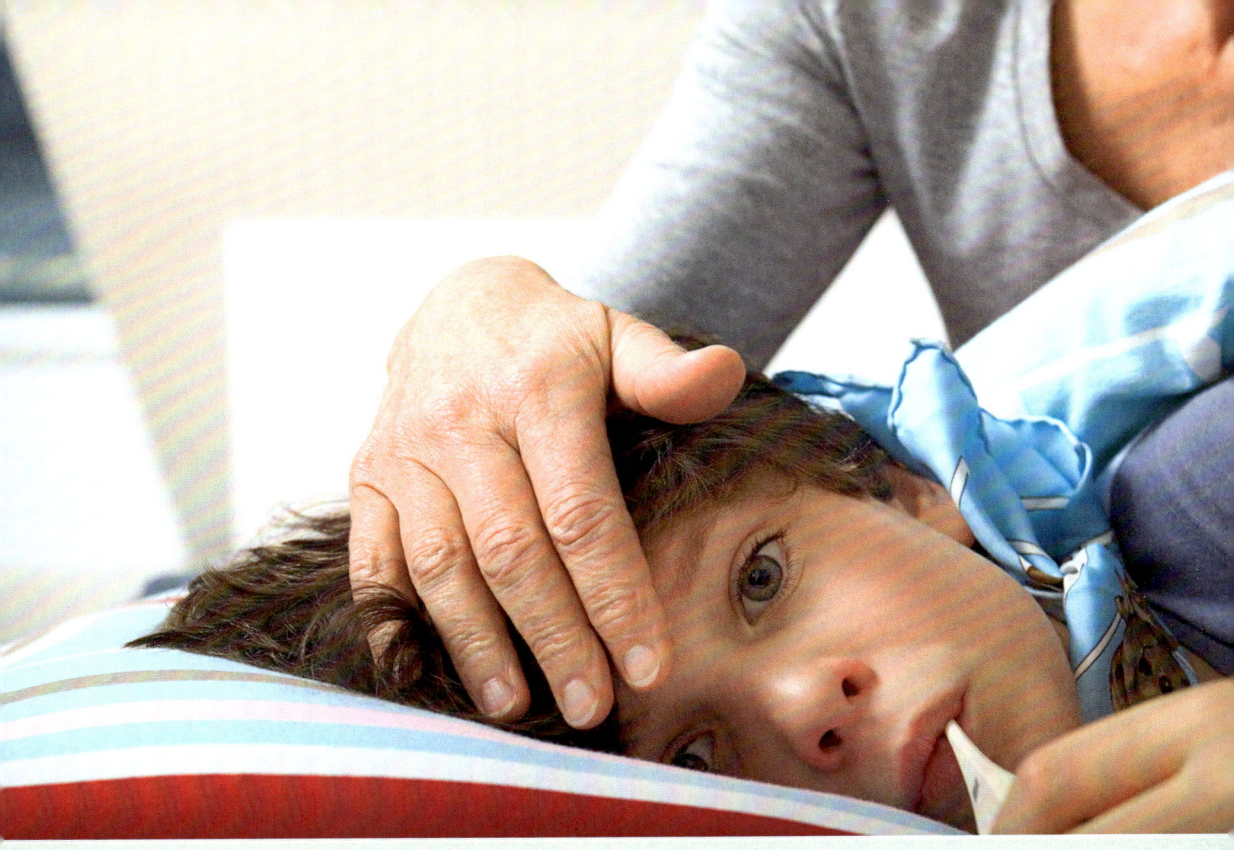

Die wichtigsten Leitsymptome

Nach der Weltgesundheitsorganisation ist »die Gesundheit ein Zustand des vollständigen körperlichen, geistigen und sozialen Wohlergehens und nicht nur das Fehlen von Krankheit oder Gebrechen«. Doch was ist Krankheit?

Krankheit kann definiert werden als unterschiedlich starke Störung der normalen körperlichen oder psychischen Funktionen, die objektiv oder subjektiv das Wohlbefinden eines Lebewesens beeinflussen.

Krankheiten werden als Diagnosen erfasst und verschlüsselt. Die Anzeichen oder Beschwerden einer möglichen Erkrankung werden Symptome genannt. Sind sie besonders bedeutungsvoll für eine Erkrankung und zeigen sie mögliche Ursachen an, bezeichnet man sie als Leit- oder Kernsymptome. Zu ihnen zählen zum Beispiel Fieber, Husten, Bauchschmerzen, Erbrechen, Hautausschlag, Kopfschmerzen und das Schreien beim Säugling.

Fieber

Hat ein Kind über einen längeren Zeitraum eine Körperkerntemperatur über 38 °C, ist dies immer ein Zeichen, dass etwas nicht in Ordnung ist. Fieber selbst ist dabei keine Krankheit, sondern eine Reaktion des Körpers. Doch welche Krankheit sich hinter der erhöhten Temperatur verbirgt und wie schwer sie ist, lässt sich nicht immer sofort feststellen. Nicht einmal die Höhe des Fiebers sagt etwas darüber aus. So kann ein mit 40 °C fieberndes Kind noch in der Wohnung herumspringen, ein anderes aber schon bei 38,5 °C schwer krank sein.

Warum schwankt die Körpertemperatur aber überhaupt? Der Mensch gehört zur Gruppe der homöothermen Lebewesen, früher auch als »Warmblüter« bezeichnet. Er braucht eine konstante Körpertemperatur, damit die Stoffwechselvorgänge im Körperkern – dort wo mit Herz, Lungen, Leber, Nieren und Gehirn seine wichtigsten Organe liegen – optimal funktionieren. Im Gegensatz zur konstanten Temperatur im Körperkern kann die Temperatur in der Körperschale (Muskulatur, Haut) stärker schwanken. Sie hilft auf diese Weise mit, die Temperatur im Körperinneren auf gleichmäßigem Niveau zu halten. So wird zum Beispiel durch Schwitzen und Weitstellen der Gefäße Wärme abgegeben und durch Zusammenziehen der Gefäße ein Auskühlen verhindert. An diesen komplizierten Vorgängen sind viele Botenstoffe beteiligt, die zentral vom Gehirn gesteuert werden.

Was passiert bei Fieber?

Für viele Viren und Bakterien stellt die normale Körpertemperatur (37 °C) eine ideale Voraussetzung dar, sich zu vermehren. Bei Fieber ist die normale Körperkerntemperatur erhöht und verschlechtert so die Lebensbedingungen für Viren und Bakterien, die in der Regel vor allem im Kleinkindalter die Auslöser für Fieber sind. Somit ist Fieber bei Infekten eine wichtige Abwehrmaßnahme, hier setzen die Selbstheilungskräfte des Körpers ein. Wir sollten daher nicht durch zu rasches Fiebersenken diese Abwehr schwächen. Neben Infekten können auch Erkrankungen oder Verletzungen den Sollwert unserer Körperkerntemperatur verändern und Fieber hervorrufen. Da Fieber über einem Wert von etwa 41 °C für die Stoffwechselvorgänge im Körper gefährlich werden kann, findet unter normalen Bedingungen eine körpereigene Regulation statt, um die hohe Temperatur zu verhindern. Wichtig: Auch viel Bewegung und sportliche Aktivitäten können die Körpertemperatur erhöhen. Denn durch die vermehrte Muskelarbeit entsteht Wärme. Um sicherzugehen, messen Sie einfach nach etwa 30 Minuten nochmals nach.

Die Temperaturmessung

Am besten messen Sie die Körperkerntemperatur mit einem Digitalthermometer im Po (rektal), im Mund (sublingual), in der Achselhöhle (axillär) oder mithilfe eines Infrarotmessgeräts im Ohr.

Am genauesten ist die Rektaltemperatur, insbesondere bei Säuglingen und Kleinkindern. Wenn Sie die Temperatur im Mund messen, müssen Sie zum ermittelten Wert 0,3 bis 0,5 °C hinzuzählen, unter der Achsel etwa 0,5 °C. Auch die Messung

WAS SIE BEIM FIEBERMESSEN BEACHTEN SOLLTEN:

› Die Körpertemperatur schwankt normal zwischen 36,1 und 37,8 °C.
› Am Abend ist die Temperatur immer um etwa 0,5 °C höher als morgens.
› Messen Sie immer am selben Ort (Ohr, Mund, Achsel, Po), um die Werte vergleichen zu können.
› Achten Sie auf die korrekte Lage des Thermometers und halten Sie es bei kleinen Kindern selbst fest, damit sich Ihr Kind durch eine unglückliche Bewegung nicht verletzen kann.
› Achten Sie auf die notwendige Hygiene. Reinigen Sie das Thermometer nach Gebrauch gründlich, gegebenenfalls mit einem Desinfektionsmittel.
› Hat sich Ihr Kind gerade viel bewegt (Spiel, Sport), sollten Sie mit dem Fiebermessen ein wenig warten. Denn die Körpertemperatur kann auch durch viel Bewegung und sportliche Aktivitäten ansteigen.
› Kontrollieren Sie die Temperatur gegebenenfalls nach einer Ruhephase von 30 Minuten noch einmal.

im Ohr gibt sehr genau die Körpertemperatur wieder. Allerdings ist diese Methode im Säuglingsalter wegen der kleinen anatomischen Verhältnisse häufiger mit Fehlern verbunden.

Wann zum Arzt?

Ob und wann Sie bei Fieber einen Arzt konsultieren sollten, hängt vor allem vom Alter und dem Zustand Ihres Kindes ab. Prinzipiell gilt:
› Hat ein Säugling unter vier Monate über 38 °C Temperatur, sollten Sie mit ihm unbedingt zum Kinderarzt gehen. Es könnte sich immer eine schwere Erkrankung dahinter verbergen, zum Beispiel eine Blutvergiftung (Sepsis).
› Säuglinge über vier Monate und natürlich auch ältere Kinder und Jugendliche haben meist harmlose Virusinfekte der oberen und unteren Atemwege, die von Fieber begleitet werden. Bei ihnen klingt die Temperatur in der Regel nach drei Tagen ab. Zur weiteren Klärung nehmen Sie bitte Kontakt mit Ihrem Kinderarzt auf.
› Verschlechtert sich eine fieberhafte Erkrankung oder kommen gleichzeitig weitere Krankheitszeichen hinzu, etwa ein Hautausschlag oder starker Husten, sollten Sie ebenfalls immer einen Arzt zurate ziehen.
› Treten bei einem fiebernden Kind Hautblutungen, Wesensveränderungen, starke Kopf- und Nackenschmerzen oder Atemnot auf, ist sofort ein Arzt zu verständigen. Dasselbe gilt, wenn das Kind einen schwer kranken Eindruck macht.

So hilft der Arzt

Mithilfe einer gründlichen körperlichen Untersuchung findet der Kinderarzt in der Regel die Ursache für das Fieber bald heraus. Zusätzliche Blut- und Urinanalysen können ihm dabei helfen. Manchmal sind jedoch weitere Krankheitszeichen nur in geringem Maße oder überhaupt nicht vorhanden. In diesem Fall wird der Arzt in engem Kontakt mit Ihnen bleiben und Ihr Kind bei Bedarf erneut untersuchen. Ein für einen solchen Verlauf typisches Krankheitsbild ist das Dreitagefieber (siehe Seite 160).

Bei Verdacht auf eine schwere Erkrankung, beispielsweise eine Meningitis (Hirnhautentzündung), anhaltende, unklare fieberhafte Zustände, Temperaturen über 41 °C und Fieber bei Säuglingen in den ersten Lebensmonaten sollten Kinder stationär im Krankenhaus untersucht und entsprechend behandelt werden.

Was Sie selbst tun können

Nicht immer ist es angeraten, sofort Maßnahmen zu ergreifen, um das Fieber zu senken. Im Gegenteil: Es gibt Hinweise, dass zu frühes Fiebersenken sich auch negativ auf den Krankheitsverlauf auswirken kann. Schließlich hat Fieber eine Schutzfunktion. Außerdem kann durch unkritische fiebersenkende Medikamenteneinnahme die Schwere einer Erkrankung verschleiert und der Beginn einer entsprechenden Therapie der Grunderkrankung verzögert werden. Die Empfehlungen, ab welcher Temperatur

KONTAKTAUFNAHME MIT DEM ARZT

Alter des Kindes	Nehmen Sie rasch Kontakt zum Kinderarzt auf …
Unter vier Monate	› wenn die Temperatur über 38 °C steigt
Über vier Monate und älter	› wenn Fieber besteht, keine eindeutigen Krankheitszeichen vorliegen, aber das Kind keine Lust zu trinken hat und ein ausgeprägtes Krankheitsgefühl entwickelt › wenn Fieber ohne eindeutige Symptome über einen Tag lang anhält und es Ihrem Kind dabei gut geht › bei folgenden Begleitsymptomen: Bauchschmerzen, Brennen beim Wasserlassen, Durchfall, Erbrechen, Halsschmerzen, Hautausschlag, Knochen- und Gelenkschmerzen, Kopfschmerzen, Ohrenschmerzen, starker Husten oder Atembeschwerden, Wesensveränderung, Nahrungsverweigerung und Trinkunlust

Eltern versuchen sollten Fieber zu senken beziehungsweise ab wann die Temperatur unbedingt gesenkt werden muss, sind uneinheitlich. In der Regel vertragen herzgesunde und kreislaufstabile Kinder Temperaturen bis zu 40 °C ohne Probleme. So macht es Sinn, fiebersenkende Maßnahmen nicht zu früh einzuleiten.

Bei Kindern, die zu Fieberkrämpfen neigen (siehe Seite 77) sollten Sie bis zum sechsten Lebensjahr versuchen, das Fieber schon ab 38,5 °C zu senken. Weil aber die Krämpfe meist während des Fieberanstiegs auftreten und die Eltern sie dann bemerken, ist die Empfehlung umstritten.

Hilfreiche Maßnahmen

Zur Fiebersenkung eignen sich am besten Präparate mit den Wirkstoffen Paracetamol und Ibuprofen in altersentsprechender Dosierung. Kinder unter 14 Jahren sollten keine Acetylsalicylsäure (ASS, Aspirin®) einnehmen, da in diesem Alter schwere Nebenwirkungen beschrieben wurden (Reye-Syndrom). Wichtig: Sprechen Sie die medikamentöse Therapie unbedingt mit dem Arzt ab.

Begleitend zu einer medikamentösen Behandlung sind verschiedene Hausmittel sinnvoll. Nach der »Aufheizphase« haben sich ab dem Kleinkindalter die folgenden Maßnahmen bewährt – wenn Ihr Kind dazu bereit ist und es ihm dabei gut geht:

› Wadenwickel (siehe Seite 62)
› Abkühlungsbad (siehe Seite 62)
› Kaltabwaschungen (siehe ab Seite 62)
› Räume ausreichend lüften

› Solange Ihr Kind nicht friert, sollten Sie es nicht zu warm anziehen und zudecken.
› Fiebernde Kinder haben oft keinen Appetit, der Organismus braucht seine Kraft zur Infektabwehr. Das ist ein paar Tage in Ordnung. Aber trinken ist wichtig.
› Nach einer Erkrankung mit Fieber sollten Sie Ihr Kind nicht zu früh in den Kindergarten bringen oder zur Schule schicken. Ein fieberfreier Tag zu Hause ist angebracht.

Empfehlungen der Naturheilkunde

Lindenblütentee wirkt schweißtreibend, fiebersenkend und reizlindernd.

KAWASAKI-SYNDROM

Eine sehr seltene Ursache für anhaltendes hohes Fieber ist das Kawasaki-Syndrom. Das Fieber hält dabei über fünf Tage an und geht mit Lymphknotenschwellungen am Hals, roten, trockenen, rissigen Lacklippen, geröteter Bindehaut, Ausschlag am Körper, Rötungen sowie Schwellungen an Händen und Füßen mit Hautschuppen einher. Das Kawasaki-Syndrom entsteht wahrscheinlich im Rahmen eines Infektes oder ist die Folge davon. Weil sich in dessen Verlauf vorübergehend auch die Herzkranzgefäße entzünden können, sind stationäre Beobachtung und eine entsprechende antientzündliche Therapie nötig.

Fieberkrämpfe

Statistisch erleidet etwa jedes 30. Kind einmal einen Fieberkrampf, wobei die Krämpfe familiär gehäuft vorkommen. Bei einem Fieberkrampf zuckt das Kind mit Armen und Beinen oder spannt sie an. Es hat eine bläuliche Hautfarbe, atmet nur sehr unregelmäßig, verdreht die Augen und ist nicht ansprechbar. »Einfache« Fieberkrämpfe treten zwischen dem sechsten Monat und dem fünften Lebensjahr auf. Sie dauern nicht länger als 15 Minuten und der ganze Körper ist von den Zuckungen betroffen. Atypische oder komplizierte Fieberkrämpfe treten dagegen nicht am ganzen Körper auf und dauern über 15 Minuten. Hier ist die Gefahr, dass das Kind an einer Epilepsie erkrankt, etwas erhöht.

So hilft der Arzt

Tritt ein Fieberkrampf auf, sollten Sie das Kind in die stabile Seitenlage bringen (siehe ab Seite 277) und dann sofort einen Arzt oder den Notarzt rufen.
Trifft Hilfe ein, während der Krampf noch anhält, wird dem Kind erst einmal ein krampflösendes Mittel verabreicht. Ist der Fieberkrampf (bereits) vorbei, wird der Arzt das Kind eingehend untersuchen. Vor allem wenn ein Fieberkrampf das erste Mal auftritt, ist eine genaue Untersuchung wichtig, um auszuschließen, dass eine andere Ursache für den Anfall verantwortlich ist, zum Beispiel eine Hirnhautentzündung (siehe Seite 258) oder ein beginnendes Anfallsleiden (siehe Seite 255).

Was Sie selbst tun können

Weil ein Krampfanfall plötzlich auftritt, ist er ein extrem belastendes Ereignis. Und häufig wird nicht wahrgenommen, dass es sich »nur« um einen Fieberkrampf handelt, weil das Fieber gar nicht bemerkt wurde. Entsprechend ist die Sorge, dass mit dem Kind etwas Ernsthaftes passiert.

› Versuchen Sie, ruhig zu bleiben. Schließen Sie als Erstes aus, dass Ihr Kind einen Fremdkörper verschluckt hat und aus diesem Grund nach Luft ringt.

› Drehen Sie Ihr Kind auf die Seite und stützen Sie es so. Achten Sie darauf, dass es frei atmen kann, und informieren Sie sofort unter 112 den Rettungsdienst (Österreich und Schweiz: 144). Fahren Sie Ihr Kind nicht selbst mit dem Auto zum Arzt oder ins Krankenhaus!

› Versuchen Sie, den Anfall zu beobachten. Achten Sie auf seine Dauer und ob das Kind mit beiden Armen und/oder beiden Beinen krampft oder ob die Zuckungen örtlich begrenzt (Gesicht, Mund) beziehungsweise asymmetrisch auftreten. All dies können wichtige Hinweise für die Sanitäter und den Arzt sein.

› Falls Sie ein krampflösendes Klistier oder Zäpfchen zu Hause haben, geben Sie es wie mit Ihrem Arzt besprochen. In der Regel hört ein Krampfanfall nach einigen Minuten auf.

› Sind solche Anfälle mehrfach aufgetreten und ist der Ablauf des Anfalls bekannt, dann gehen Eltern oder betreuende Personen mit einer solchen Situation ruhiger um. Sie sollten sich aber immer professionelle Hilfe hinzuholen.

Akuter Husten

Husten kann viele Ursachen haben. Er ist ein ganz normaler Reflex des Körpers, wenn wir uns verschlucken, weil zum Beispiel Speichel, Nahrung oder Flüssigkeit in die Atemwege gelangen. Auch wenn die Atemwege durch Schadstoffe oder Allergene gereizt werden, müssen wir als Reflex darauf ganz automatisch husten.

Husten begleitet aber auch viele, mitunter schwere Krankheiten. Um den Grund für das Husten einzugrenzen, sind neben dem Klang und der Art, wie das Kind hustet, auch mögliche begleitende Symptome von Bedeutung. Die Tabelle auf diesen Seiten hilft Ihnen dabei. Mehr zum Krankheitsbild Husten, typischen Symptomen und Behandlungsmöglichkeiten erfahren Sie ab Seite 92.

Hustencharakter	Mögliche weitere Symptome	Mögliche Ursache	Mehr Infos auf Seite
Trockener (Reiz)Husten, Hüsteln	Eventuell Fieber, Schnupfen, Halsschmerzen. Das Kind befindet sich in einem guten bis mäßigen Allgemeinzustand.	Beginnender Infekt	93
	Eventuell Fieber sowie weitere Infektanzeichen wie Schnupfen; mäßiger Allgemeinzustand	Erkrankung der unteren Atemwege, (beginnende) Bronchitis oder Lungenentzündung	100 ff.
	Kein Fieber	Reizung der Atemwege durch Schadstoffe oder Allergene	104 f.
	Kein Fieber	Selten: Fremdkörper oder Nahrung in den Atemwegen (plötzlicher Beginn des Hustens)	281 f.
	Manchmal Schleim, verlängertes, pfeifendes Ausatemgeräusch, Luftnot	Asthma Obstruktive Bronchitis	104 101
	Ohne Anlass	Husten-Tic	255

Hustencharakter	Mögliche weitere Symptome	Mögliche Ursache	Mehr Infos auf Seite
Feuchter, brodelnder, Schleim bildender Husten	Eventuell Fieber; relativ guter Allgemeinzustand	Bronchitis (viral oder bakteriell)	100 ff.
Trockener oder feuchter Husten und Hüsteln	Meist Fieber, Blässe, mäßiger Allgemeinzustand, beschleunigte Atmung, Luftnot, Bauchschmerzen, Einziehen der Nasenflügel und/oder der Brust zwischen den Rippenräumen beim Atmen	Lungenentzündung Bronchiolitis beim Säugling oder Kleinkind	102 f. 101
	Atemabhängige Schmerzen, Luftnot	Rippenfellentzündung	
Bellender Husten	Luftnot, Geräusche beim Einatmen, eventuell Fieber	Krupp	98 f.
	Luftnot, Geräusche beim Ein-, manchmal auch Ausatmen, eventuell Fieber	Kehlkopf- und Luftröhrenentzündung	100
Stakkato-Husten (anhaltendes kurzes Husten)	Attackenartig über Wochen zunehmend, manchmal bis zum Erbrechen	Keuchhusten	149
Giemender (pfeifender) Husten mit verlängerter Ausatemphase	Beschleunigte Atmung bis Atemnot, erschwertes Ausatmen, manchmal schwer krank wirkend	Asthma, beim Säugling und Kleinkind auch obstruktive (asthmatische) Bronchitis genannt	104 101
Nächtlicher Husten	Spuckneigung	Speiesrückfluss (Säugling)	138
	Eventuell verlängerte Ausatmung	Asthma durch Hausstaubmilbenallergie	104
	Schnupfen	Nasennebenhöhlenentzündung (beim älteren Kind)	118 f.
	Mundatmung, Schnarchen	Polypen (ab Kleinkindalter)	111

Bauchschmerzen

Kinder, gerade die jüngeren, klagen oft über Bauchweh, wenn sie sich nicht wohl fühlen. Dabei haben sie gar nicht immer Schmerzen im Bereich des Magen-Darm-Trakts. Sie können einfach noch nicht sagen, was sie bedrückt oder Schmerzen nicht richtig lokalisieren. Daher sollten Sie die Klagen Ihres Kindes immer ernst nehmen, denn Bauchweh kann ein Zeichen für verschiedene, auch folgenschwere Krankheiten sein. In der nachstehenden Tabelle finden Sie die wesentlichen Erkrankungen, die Bauchschmerzen verursachen. Die Aufzählung soll Ihnen helfen, die Ursachen für Bauchschmerzen einzugrenzen. Natürlich kann die Übersicht nicht den Anspruch auf Vollständigkeit erheben. Mehr zum Krankheitsbild, typischen Symptomen und Behandlungsmöglichkeiten erfahren Sie daher ab Seite 128.

Art der Bauch-schmerzen	Mögliche weitere Symptome	Mögliche Erkrankung	Mehr Infos auf Seite
Akut, diffus	Erbrechen, wässriger Durchfall, manchmal mit Blutbeimengungen	Akuter Magen-Darm-Infekt	134 ff.
	Husten, Fieber	Lungenentzündung	102 f.
	Seltener Stuhlgang	Verstopfung	132 f.
	Halsschmerzen	Mandelentzündung	112 f.
	In den Rücken ausstrahlend, Übelkeit, Erbrechen	Sehr selten: Bauchspeicheldrüsenentzündung	
	Zunehmende Beschwerden, galliges Erbrechen, Verstopfung, Abgang von Blut oder Schleim, schockartiger Zustand	Sehr selten: Darmverschluss	139
Krampfartig	Beginnender Durchfall, Erbrechen, Fieber	Magen-Darm-Infekt	134 ff.
	Schmerzen im Flankenbereich und in die Leistengegend ausstrahlend	Sehr selten: Nierenstein, Harnleiterstein	
	Schmerzen im rechten Oberbauch	Sehr selten: Gallenstein	
	Schmerzen in Zusammenhang mit Periode	Gynäkologische Ursachen	
Plötzlich krampf-artig	Blässe, schockartiger Zustand, kurze schmerzfreie Intervalle	Sehr selten: Invagination (Darmeinstülpung), eher Säuglings- und Kleinkindalter	137
	Aufgetriebener Bauch, Erbrechen, schockartiger Zustand, schlechter Allgemeinzustand	Sehr selten: Volvulus (Darmverschlingung), eher Säuglings- und Kleinkindalter	139

Art der Bauch-schmerzen	Mögliche weitere Symptome	Mögliche Erkrankung	Mehr Infos auf Seite
Im rechten Unterbauch	Leichtes Fieber, Schmerzen beim Hüpfen, Abwehrspannung besonders im rechten Unterbauch	Blinddarmentzündung	141
Im Mittel-Unterbauch	Brennen beim Wasserlassen, Fieber, Erbrechen	Blasenentzündung	208
	Erbrechen	Beginnender Magen-Darm-Infekt	134 ff.
	Zunehmendes, leichtes Fieber	Blinddarmentzündung	141
	Schmerzhafter, geröteter Hoden	Hodentorsion, Hydatidentorsion	210
	Im Leistenbereich	Leistenbruch	130
	Kein Fieber	Verstopfung	132 f.
	Bei Mädchen	Gynäkologische Ursachen	
Im Flankenbereich (nicht dauerhaft)	Fieber, manchmal Brennen beim Wasserlassen	Harnwegsinfekt, Nierenbeckenentzündung	208
Oberhalb des Nabels	Eher nach dem Essen	Zwölffingerdarmgeschwür	140
	Schmerzen eher vor dem oder beim dem Essen	Gastritis, Magengeschwür	140
Immer wiederkehrend	Juckreiz am Po	Wurmerkrankung	144
	Immer wieder mal Schmerzen nach dem Essen	Verstopfung	132 f.
	Krampfartig, nach der Mahlzeit in den ersten Lebensmonaten	Verdauungsschwierigkeiten, Blähungen	130 f.
	Blähungen, Durchfall	Laktoseunverträglichkeit, Fruktoseunverträglichkeit,	142 f.
	Um den Bauchnabel, nachts schmerzfrei, Übelkeit, häufig psychische Belastung	Reizdarmsyndrom	
	Gedeihstörung, Appetitlosigkeit, chronische Durchfälle	Zöliakie	142 f.
	Blutig-schleimige Durchfälle	Selten: Colitis ulcerosa	145
	Manchmal Durchfall mit Blutbeimengungen und Fieber	Selten: Morbus Crohn	145
	Erbrechen, blutiger Urin, manchmal tastbar	Sehr selten Nierentumor, Neuroblastom	213

Erbrechen

Bei vielen Säuglingen ist es ein fester Bestandteil der »Tagesordnung«, dass sie nach einer Mahlzeit spucken. Gedeiht das Baby gut, ist es munter und gut gelaunt, ist dies daher kein Grund zur Sorge. Wenn ein Säugling allerdings nicht gedeiht, sollte im ersten Lebensmonat immer auch an einen möglichen Magenpförtnerkrampf (siehe Seite 139) oder Speiserückfluss (siehe Seite 138) gedacht werden.

Bei älteren Kindern ist meist ein Magen-Darm-Infekt Ursache für Übelkeit und Erbrechen. In der Regel hat das Kind dann auch Bauchweh und zuweilen Fieber – was die Diagnose oft erleichtert. Achten Sie also bei Erbrechen auf zusätzliche Symptome wie Bauchschmerzen, Durchfall, Fieber, Kopfschmerzen oder Wesensveränderungen. Fehlen diese Begleitsymptome, müssen Sie immer in Erwägung ziehen, dass es auch seltene Erkrankungen gibt, die Erbrechen verursachen können. In der folgenden Tabelle finden Sie einen kleinen Überblick über mögliche Ursachen von Erbrechen in Verbindung mit anderen Symptomen. Mehr zum Krankheitsbild, typischen Symptomen und Behandlungsmöglichkeiten erfahren Sie ab Seite 136.

Erbrechen verbunden mit …	Häufigkeit	Mögliche Erkrankung	Mehr Infos auf Seite
Bauchschmerzen	Sehr häufig:	Magen-Darm-Infekt	134 ff.
		Harnwegsinfekt	208
	Seltener:	Blinddarmentzündung	141
		Gastritis, Magengeschwür	140
		Nierenbeckenentzündung	208
		Nahrungsmittelallergie	143
	Ganz selten:	Darmeinstülpung	137
		Darmverschlingung	139
		Darmverschluss	139
		Hodentorsion	210

Erbrechen verbunden mit ...	Häufigkeit	Mögliche Erkrankung	Mehr Infos auf Seite
Durchfall	Sehr häufig:	Magen-Darm-Infekt	134 ff.
	Selten:	Kuhmilchallergie (blutige Durchfälle)	143
Fieber	Sehr häufig:	Grippaler Infekt	73 ff.
		Magen-Darm-Infekt	134 ff.
	Selten:	Nierenbeckenentzündung	208
		Hirnhautentzündung	258
Kopfschmerzen	Sehr häufig:	Atemwegsinfekt	92 ff.
		Migräne	250 f.
		Schädelprellung	287
		Gehirnerschütterung	287
	Sehr selten:	Hirnhautentzündung (mit Fieber)	258
		Hirntumor (Nüchternerbrechen)	259
Wesensveränderung	Selten:	Alkoholvergiftung,	290
		Tablettenvergiftung	290
		Gehirnentzündung (häufig von Fieber begleitet)	259
Psychischen Auffälligkeiten	Gelegentlich:	Magersucht (Anorexia nervosa) oder Bulimie psychische Belastung (Schule etc.)	265

Hautausschlag

Rötet sich die Haut, schwillt sie an, bilden sich Bläschen, Pusteln, Knötchen oder Quaddeln, ist dies immer ein Signal dafür, dass irgendetwas nicht in Ordnung ist. Manchmal handelt es sich nur um eine vorübergehende Reizung, wie zum Beispiel nach dem Kontakt mit einer Brennnessel. Sehr oft verbirgt sich aber auch eine Erkrankung hinter dem Ausschlag. Diese muss dabei nicht immer die Haut selbst betreffen. Ein gutes Beispiel dafür sind die »klassischen« Kinderkrankheiten wie Röteln, Masern oder Windpocken, die immer von einem Hautausschlag begleitet werden.

Wenn Sie den Hautausschlag Ihres Kindes nicht sicher einordnen können, von seiner Harmlosigkeit nicht überzeugt sind oder wenn Ihr Kind krank wirkt, nehmen Sie Kontakt mit Ihrem Kinderarzt auf. Versuchen Sie, den Ausschlag möglichst genau zu beschreiben und informieren Sie den Arzt auch darüber, ob Ihr Kind Fieber hat. Das gilt besonders für akut auftretende Ausschläge. Hier kann eine ansteckende Krankheit vorliegen, zum Beispiel Scharlach. Auch für die Terminabsprache ist es wichtig, den Ausschlag am Telefon vorher möglichst genau zu beschreiben, damit nicht andere Kinder in der Praxis angesteckt werden.

Der Kinderarzt wird Ihr Kind untersuchen, die Krankheitsgeschichte erfragen und auf Begleitsymptome achten. Manchmal ist es aber auch für den Fachmann schwierig, den Ausschlag sofort einer bestimmten Krankheit zuzuordnen. Denn es kann ein wenig dauern, bis dieser sich in seiner typischen Form entwickelt hat.

Begleitende Symptome

Hat Ihr Kind zum Hautausschlag Fieber, deutet dies auf eine Infektionskrankheit hin. Es kann sich zum Beispiel mit
› Masern (siehe ab Seite 152),
› Röteln (siehe ab Seite 154),
› Windpocken (siehe ab Seite 155)
› Drei-Tage-Fieber (siehe Seite 160) oder
› Pfeifferschem Drüsenfieber (siehe Seite 161)
angesteckt haben. Gegen einige dieser Krankheiten werden Schutzimpfungen empfohlen. Nur wenn Ihr Kind entsprechend geimpft wurde, ist es vor einer Infektion sicher.

Es gibt aber auch ansteckende Erkrankungen, bei denen der Hautausschlag meist nicht oder kaum von Fieber begleitet wird, wie zum Beispiel:
› Gürtelrose (siehe ab Seite 155),
› Hand-Mund-Fuß-Krankheit (siehe Seite 162),
› Herpes (siehe ab Seite 162),
› Grind (siehe Seite 188),
› Krätze (siehe Seite 192) oder
› Pilzinfektionen (siehe Seite 190).
Die Tabelle auf den folgenden drei Seiten soll Ihnen die Möglichkeit geben, die mögliche Ursache für einen Ausschlag bei Ihrem Kind etwas einzugrenzen. Mehr zu den einzelnen Krankheitsbildern und ihrer Behandlung erfahren Sie in den entsprechend angegebenen Kapiteln.

Aussehen	Weitere Beschreibung	Mögliche weitere Symptome	Mögliche Erkrankung	Mehr Infos auf Seite
Feinfleckig, manchmal leicht knötchenförmig	Im Gesicht (nicht um den Mund), am Rumpf besonders Achsel- und Leistengegend	Fieber, Halsschmerzen, Himbeerzunge	Scharlach	167
	Kleinfleckig, blassrot	Durchfall, Husten, Fieber	Ausschlag durch verschiedene Viren	
	Eher knötchenförmig, häufig Rücken und Bauch	Kein Fieber	Hitze pickel	186
Mittelfleckig, manchmal leicht knötchenförmig	Klein- bis mittelfleckig, besonders am Rumpf	Vorher drei Tage Fieber, manchmal mit Infektzeichen	Dreitage-fieber	160
	Beginn im Gesicht, dann über den Körper ausbreitend	Bindehautreizung, Lymphknotenschwellungen besonders im Nacken	Röteln	154 f.
	Unterschiedlich klein-, mittel-, oder großfleckig	Halsschmerzen, Lymphknotenschwellungen, Fieber	Pfeiffersches Drüsenfieber	161
	klein-, mittel-, oder großfleckig, besonders an Rumpf und Extremitäten	Anhaltendes hohes Fieber, Lacklippen, Bindehautentzündung, Lymphknotenschwellung	Kawasaki-Syndrom	76
Großfleckig, manchmal leicht knötchenförmig	Beginn hinter den Ohren	Fieber, Husten, Bindehautentzündung	Masern	152 f.
	Häufig zuerst Kopf und Hals dann am übrigen Körper	Kein Fieber, guter Allgemeinzustand, Juckreiz, ein bis zwei Wochen vorher Medikamentengabe (häufig Amoxicillin)	Arznei-mittelaus-schlag	244

85

Aussehen	Weitere Beschreibung	Möglich weitere Symptome	Mögliche Erkrankung	Mehr Infos auf Seite
Akuter, großflächiger Ausschlag	Großflächig, warm, gerötet	Nach Sonnenexposition	Sonnenbrand	
	Großflächig, warm, gerötet	Entzündung mit Abszessbildung	Phlegmone	187
	Wechselnde Lokalisation, auch Quaddelbildung	Kein Fieber	Nesselfieber	184
Blasen, Bläschen oder Pusteln	Von der Haarbasis sich ausbreitend	Keine	Haarbalgsentzündung	
	Blasen mit honiggelber Krustenbildung	Weitere Verbreitung möglich	Grind	188
	Bläschen, zum Teil eingetrocknet	Fieber, Kopfhaut auch betroffen	Windpocken	155 f.
	Bläschen, lokalisiert als Gruppe	Schmerzen	Gürtelrose	155 f.
	Bläschen häufig im Bereich der Lippen	Keine	Herpes simplex	162 f.
	Bläschen an Händen, Füßen und Mund, manchmal auch an den Extremitäten	Mehr oder weniger Fieber	Hand-Mund-Fuß-Krankheit	162
	Rötung und Blasenbildung	Keine	Verbrühung	289 f.
	Mehr oder weniger erhaben, manchmal großflächig	Wechselnde Lokalisation	Nesselfieber	184

Aussehen	Weitere Beschreibung	Möglich weitere Symptome	Mögliche Erkrankung	Mehr Infos auf Seite
Chronische Rötung und eventuell Schuppenbildung	Rote, schuppende, zum Teil nässende Hautveränderung	Juckreiz	Neurodermitis	181 f.
	Rötlich entzündete Haut, aufgelagerte fettige Schuppen	Kaum Juckreiz	Seborrhoisches Ekzem	179
	Rötliche, Blasen oder Knötchen bildende, später schuppige Hautveränderung	Juckreiz	Kontaktekzem	183
	Scharf begrenzte Rötung mit ausgeprägter Schuppenbildung	Keine	Schuppenflechte	185
	Ovaler medaillonartiger Ersterd mit randbetonter Schuppung	Weitere ähnliche Veränderungen am gesamten Körper	Schuppenröschenflechte	185
	Rote Herde mit randbetonter Schuppung		Hautpilz	190
Petechien und Hautblutungen	Kleine Einblutungen	Guter Allgemeinzustand	Mechanische Ursachen (Pressen, starker Husten)	
	Kleine und größere Einblutungen	Akut schweres Kranksein, Kopfschmerzen Erbrechen	Meningokokken-Erkrankung	156 f.
	Symmetrische Einblutungen, besonders an den Streckseiten von Armen und Beinen	Gelenkschwellungen, gelegentlich Bauchschmerzen, blutiger Urin	Purpura Schönlein-Henoch	244 f.
	Petechien und Blutergüsse am gesamten Körper besonders an den Beinen	Manchmal Nasenbluten oder Teerstühle	Idiopathische thrombozytopenische Purpura (ITP)	244

Kopfschmerzen

Erst ab dem späten Kleinkindalter können Kinder sagen, dass ihnen der Kopf wehtut. Bis dahin ist es für Eltern und Arzt relativ schwierig, Erkrankungen zu erkennen, die im Kopf ablaufen oder bei denen der Kopf mit betroffen ist. Man ist daher auf indirekte Zeichen einer solchen Erkrankung angewiesen. Diese akuten Zeichen können zum Beispiel Fieber, Erbrechen, schrilles Schreien, eine gespannte Fontanelle, Be-

rührungsempfindlichkeit, Nackensteifigkeit und Teilnahmslosigkeit (Apathie) bis hin zur Bewusstlosigkeit sein. Wiederkehrendes nächtliches Erbrechen, Sehstörungen, Gangunsicherheit und Krampfanfälle können weitere Hinweise geben.

In der folgenden Tabelle sind verschiedene Erkrankungen aufgelistet, die Kopfschmerz bereiten können. Noch mehr zu diesem Krankheitsbild und seinen Behandlungsmöglichkeiten erfahren Sie ab Seite 250.

Kopfschmerzen verbunden mit ...	Schmerzcharakter und Lokalisation	Mögliche Ursache	Mehr Infos auf Seite
Stress, Wetterfühligkeit, Kreislauflabilität und Schlafmangel	Diffus, häufig Stirnbereich	Spannungskopfschmerzen	250 f.
Übelkeit, Lichtempfindlichkeit und sehr selten vorübergehenden Nervenausfällen	Anfallsartig, pulsierend, meist einseitig	Migräne	250 f.
Fieber, Schnupfen, Husten	Diffus	Virusinfekte	93 ff.
Zahnschmerzen	Vom Ober- oder Unterkiefer aus strahlend	Zahnentzündung	54 f.
Nasaler Sprache und Schmerzen an der Stirn, besonders beim Bücken nach vorn	Stirnbereich	Nasennebenhöhlen-Entzündungen	118 f.
Ohrenschmerzen	Seitlich	Mittelohrentzündung	121 f.
		Mastoiditis	122
		Mumps	153 f.

Kopfschmerzen verbunden mit ...	Schmerzcharakter und Lokalisation	Mögliche Ursache	Mehr Infos auf Seite
Muskelverspannungen durch eine schlechte Sitzhaltung	Nacken und Hinterkopf	Haltungsstörung	222 f.
Häufig zusammengekniffene Augen	Diffuse Kopfschmerzen am Nachmittag	Fehlsichtigkeit	197 ff.
Fieber, Nackensteifigkeit, Bewusstseinsstörungen und gelegentlich Einblutungen in die Haut, schlechtem Allgemeinzustand	Diffuser Kopfschmerz	Hirnhautentzündung (selten)	258
Besonders nächtlichem oder morgendlichem Erbrechen, Gleichgewichtsstörungen, Benommenheit und Sehstörungen	Diffuser Kopfschmerz	Hirntumor oder Hirnabszess (selten)	259
Sehr schlechtem Allgemeinzustand, neurologischen Ausfällen	Vernichtender Kopfschmerz	Hirnblutung (selten)	251
Plötzlichen neurologischen Ausfällen		Schlaganfall (selten)	257
Erbechen für einige Stunden nach einer Schädelprellung	Diffuser Kopfschmerz	Schädelprellung	287
Erbrechen, Schwindel und Benommenheit nach einem Schädel-Gehirn-Trauma	Anhaltend, zunehmend	Bluterguss im Kopf (selten)	287

Schreien beim Säugling

Gerade in den ersten Lebensmonaten schreien manche Babys besonders häufig und intensiv. Das ist bis zu einem gewissen Grad völlig normal. Schreien gehört zum Neugeborenen, schließlich hat das Kind noch keine andere Möglichkeit zu zeigen, wie es ihm geht, ob es hungrig ist, die Windeln voll sind oder es Schmerzen hat. Weinen ist zudem auch eine Aufforderung zur Kommunikation. Das Baby will auf diesem Weg Kontakt zu seiner Umwelt aufnehmen.

Besonders aufmerksam sollten Eltern reagieren, wenn ein sonst zufriedener und ruhiger Säugling ganz plötzlich anfängt zu schreien. Denn dahinter kann sich auch eine akute organische Erkrankung verbergen. Achten Sie in diesem Fall auf weitere Symptome wie:

› Fieber (siehe ab Seite 73)
› Ohrenschmerzen (Tragus-Druck-schmerz, siehe Seite 120)
› Geblähter Bauch (siehe ab Seite 130)
› Auffälliger Stuhlgang (etwa blutiger Stuhl, Verstopfung, siehe ab Seite 132)
› Schmerzen im Genitalbereich (Hodentorsion, Leistenbruch, Brennen beim Wasserlassen (siehe ab Seite 207).
› Verletzungen

Wenn Sie unsicher sind, warum Ihr Baby schreit, obwohl es keinen Hunger haben kann und frisch gewickelt ist, sollten Sie immer kinderärztlichen Rat suchen. In der Praxis untersucht man das Kind und kann je nach Ursache entsprechende Maßnahmen einleiten.

Unspezifisches Schreien

Lässt sich überhaupt keine Ursache für das Schreien ausmachen, spricht man von einem unspezifischen Schreien. Dieses beginnt meist in der zweiten Lebenswoche, erreicht mit circa sechs Wochen ein Maximum und nimmt danach wieder ab. Besonders intensiv schreien die betroffenen Kinder in den Abendstunden zwischen 18 und 23 Uhr. Wissenschaftler vermuten, dass der Grund für das Schreien im noch nicht vollständig ausgebildeten Schlaf-Wach-Rhythmus mit einer Überreizung und Übermüdung zu suchen ist. Die Unsicherheit und Sorge der Eltern kann das Schreien möglicherweise noch verstärken.

Schreibabys

Von einem Schreibaby (exzessives Schreien) spricht man erst, wenn das Kind an mehr als drei Tagen in der Woche mehr als drei Stunden am Tag schreit oder extrem quengelig ist – und das länger als drei Wochen am Stück. Allerdings ist diese Zeitangabe nur ein ungefährer Anhaltspunkt. Viele Eltern belastet das Schreien sehr, auch wenn die Phasen weniger oft und weniger lang andauern.

Leider gibt es kein »Patentrezept« für Schreibabys. Mit der Zeit finden die meisten Eltern jedoch heraus, was ihr Baby ihnen sagen will, wenn es schreit. Wichtiger als jede Methode sind Zeit und Ruhe. Gewöhnen Sie Ihr Kind an bestimmte Tagesabläufe und vermeiden Sie es, ständig etwas Neues auszuprobieren. Ihr Kind braucht diese Routine ganz dringend.

Nur wenige Säuglinge schreien nach drei Monaten weiterhin exzessiv. Häufig können sie dann noch nicht genug auf äußere und innere Reize reagieren und sich selbst beruhigen. Manchmal ist auch die Mutter-Kind-Interaktion noch nicht eingespielt. Organische Ursachen sind selten, müssen aber ausgeschlossen werden. Frühe Beratung und Aufklärung, zum Beispiel durch eine Schreiambulanz, kann der elterlichen Überforderung entgegenwirken und eine gestörte Eltern-Kind-Beziehung vermeiden.

»KISS-SYNDROM«

Als eine weitere mögliche Ursache für exzessives Schreien wird auch das wissenschaftlich bisher nicht anerkannte sogenannte KiSS-Syndrom (Kopfgelenk-induzierte-Symmetrie-Störung) vermutet – eine Kombination verschiedener Symptome wie ausgeprägte Schiefhaltung des Kopfes, Schwäche bei der Kopfhaltung, asymmetrische Bewegungen der Extremitäten, Schreiattacken, Ernährungsprobleme und anderes. Auslöser dafür könnten eine Irritation der zarten Halswirbelgelenke durch die Lage des Kindes im Bauch der Mutter oder Belastungen während der Geburt sein. Wurde die Ursache geklärt, wozu Informationen über Beginn, Verlauf und andere Krankheitszeichen wichtig sind, können osteopathische und krankengymnastische Verfahren helfen.

Was Sie selbst tun können

Liegen keine organischen Ursachen für das Schreien vor, haben sich beim jungen Säugling folgende Maßnahmen bewährt:

› Sorgen Sie für eine ruhige Atmosphäre. Schreibabys reagieren sehr stark auf äußere Reize, können aber zugleich nur schwer abschalten.
› Bieten Sie Ihrem Baby alle eineinhalb Stunden eine Ruhepause an, damit es Eindrücke verarbeiten oder schlafen kann.
› Nehmen Sie Ihr Baby auf den Arm, schmusen Sie mit ihm, wiegen Sie es sanft und reden Sie mit ihm. Ein Säugling ist auch ein »Tragling«. Er braucht Ihre uneingeschränkte Zuwendung.
› Gehen Sie mit dem Kind spazieren – im Kinderwagen oder Tragetuch.
› Auch ein warmes Bad oder eine Bauchmassage mit Öl können dem Kleinen gut tun und helfen ihm, zu entspannen.
› Förden Sie die »innere Uhr«, durch einen klar strukturierten Tagesablauf. Säuglinge brauchen Wiederholungen der Abläufe.
› Auch wenn das Baby tagsüber im Hellen und nachts im Dunkeln schläft, findet es seinen Schlafrhythmus leichter. Sprechen Sie nachts nur leise mit ihm und machen Sie wenig Licht.
› Sorgen Sie auch für sich, denn je ausgeglichener Sie sind, desto ruhiger können Sie mit Ihrem Baby umgehen und desto besser geht es ihm. Säuglinge haben ein sehr feines Gespür dafür, ob es Mama und Papa gut geht.
› Nehmen Sie Hilfe an, sobald Sie das Gefühl haben, der Situation nicht mehr gewachsen zu sein.

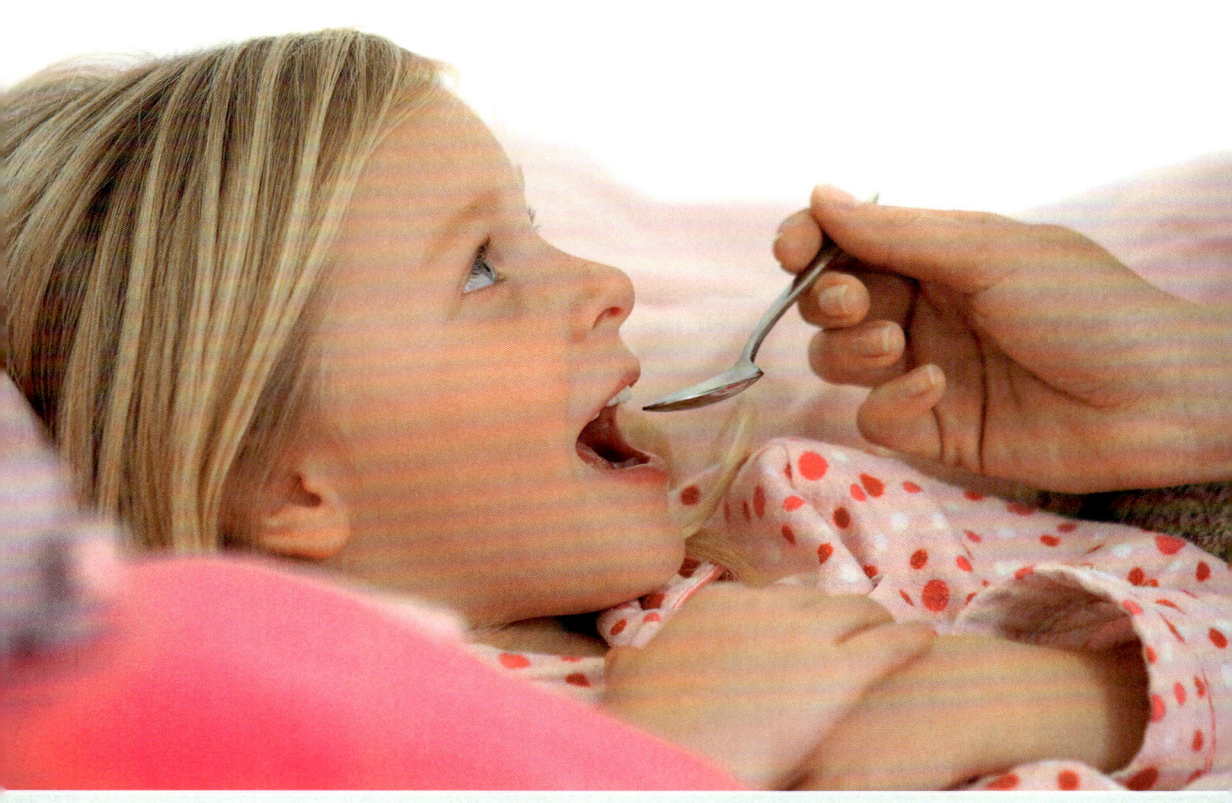

Erkrankungen der unteren Atemwege

Damit die Stoffwechselvorgänge im menschlichen Körper funktionieren, brauchen unsere Zellen ständig Sauerstoff. Während der Schwangerschaft gelangt er über die Plazentaschranke vom Blut der Mutter in das des Kindes. Nach der Entbindung entfalten sich die Lungen des Neugeborenen. Nun gelangt der Sauerstoff mit jedem Atemzug über die oberen Atemwege (Nase, Mund, Rachen, siehe ab Seite 106) erst in die Luftröhre,

dann in die Lungenflügel (untere Atemwege). Von dort wird die Luft weitergeleitet: Jeder Lungenflügel besitzt einen Bronchienhauptstamm (Hauptbronchus), der sich in Bronchien und weiter in kleinere Bronchiolen verzweigt. An deren Ende liegen die Lungenbläschen (Alveolen). Hier findet der Gasaustausch statt: Sauerstoff aus der Luft gelangt in die Blutbahn, Kohlendioxid aus dem Körper wird über die Atemwege wieder ausgeschieden.

Beschwerden in den Atemwegen

Die meisten Atemwegsinfekte im Kindesalter werden durch eine Vielzahl verschiedener Viren hervorgerufen, die je nach Typ unterschiedliche Regionen (Hals, Rachen, Lunge) befallen. Sie gehen mit Husten und Schnupfen und/oder grippeähnlichen Symptomen mit Fieber einher. Bei Säuglingen und Kleinkindern treten auch asthmaähnliche Symptome auf, manchmal mit ausgeprägten Atembeschwerden. Trotz einer normal angelegten Immunabwehr erkranken Säuglinge und vor allem Kleinkinder bis zu acht Mal pro Jahr an Infekten der oberen und unteren Luftwege. Dies ist natürlich beunruhigend, andererseits brauchen Kinder diesen Reiz, um durch die Infekte Abwehrstoffe zu bilden, um so »immunologisch kompetent« zu werden. Nichtsdestotrotz können Atemwegsinfekte gerade im Säuglingsalter auch schwer verlaufen. Das betrifft vor allem die RS-Viren-Infektionen. In den meisten Fällen aber sind Atemwegsinfekte durch Viren harmlos. Maßnahmen zum Fiebersenken und zur Förderung der Schleimproduktion sowie eine ausreichende Flüssigkeitszufuhr und die Befreiung der Nasenwege von Schleim sind normalerweise ausreichend. Nur bei ausgeprägten Atemproblemen müssen Kinder stationär behandelt werden.

Neben den »banalen« Atemwegserkrankungen treten aber auch Erkrankungen der Bronchien, der Lunge und des Kehlkopfs auf. In seltenen Fällen liegt eine Fehlbildung der Atemwege vor. Informationen über Keuchhusten und Tuberkulose, beide ebenfalls Atemwegserkrankungen, finden sie in Kapitel »Infektionskrankheiten« (siehe Seite 149 und 165).

Typische Atemgeräusche und ihre Ursachen

Wenn die Atemwege verlegt sind, wie zum Beispiel bei einer Brochitis, hören sich die Geräusche beim Ein- und Ausatmen brodelnd schleimig an. Auch ein lockerer Schnupfen und Schleim in den oberen Atemwegen können solche Geräusche hervorrufen. Sind die Atemwege dagegen eingeengt, entstehen häufig unterschiedliche Atemgeräusche, die

ATEMWEGSINFEKTE DURCH VIREN

> **Erreger:** Rhinovirus, Respiratorische Synzytial- (RS-), Adeno-, Parainfluenza-, Corona- und Influenza-Viren
> **Inkubationszeit:** zwölf Stunden bis zu sieben Tage
> **Ansteckungsgefahr:** Bei Influenza ein Tag vor Ausbruch, sonst in der Regel im Akutstadium
> **Impfung:** Ein genereller Impfschutz ist nicht möglich. Grippeimpfungen gegen bestimmte Erreger für Kinder und Jugendliche mit chronischen Erkrankungen werden empfohlen.

Hinweise auf die Ursache geben. Dabei werden zwei typische Arten von Atemgeräuschen unterschieden:

› Stridor: Dieses ziehende, pfeifende Geräusch entsteht bei einer Einengung der Atemwege im oder unterhalb des Stimmritzenbereichs (Glottis/Subglottis) oder der Luftröhre (Trachea). Ursachen dafür sind häufig Krupphusten (siehe ab Seite 98) und Luftröhrenentzündung, seltener Fehlbildungen oder Fremdkörper im Bereich der Atemwege beziehungsweise eine Kehldeckelentzündung (siehe Seite 99). Im Säuglingsalter kann auch eine noch weiche Luftröhre, die sich beim Einatmen etwas einzieht, ein pfeifendes Geräusch verursachen.

› Giemen: Das hochfrequente, pfeifende Geräusch beim Ausatmen wird durch eine Verengung der Bronchien und ihre kleinen Verästelungen verursacht und tritt eher bei asthmatischen Beschwerden auf (siehe ab Seite 104) .

Für einen Laien sind die Pfeifgeräusche nicht immer leicht zu unterscheiden. Sie sollten daher sicherheitshalber immer zum Arzt gehen, wenn die Atemgeräusche Ihres Kind auffällig sind. Für eine mögliche Vorabdiagnose zu Hause gilt: Der Stridor ist mehr bei der Einatmung zu hören. Die Einatemphase ist dabei häufig verlängert. Das Giemen dagegen tritt meistens in der Ausatmungphase auf, die dann häufig auch verlängert ist.

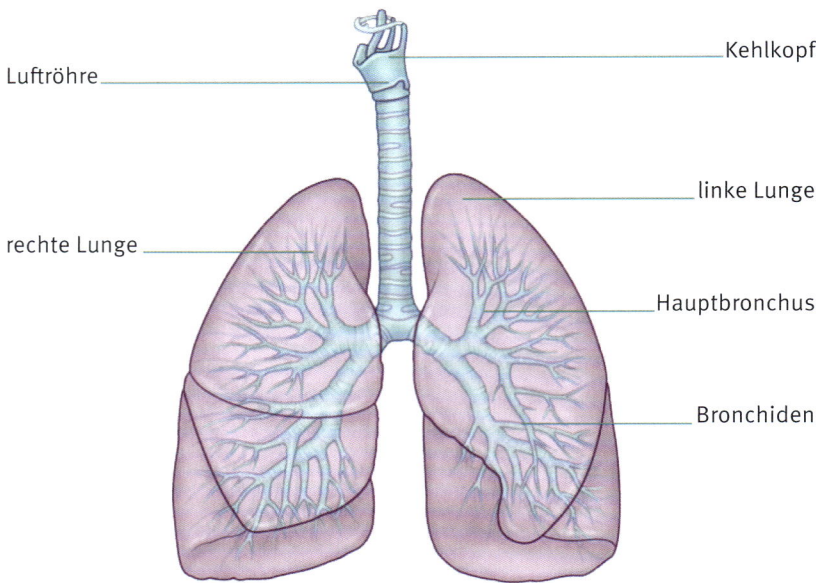

Luftröhre

Kehlkopf

rechte Lunge

linke Lunge

Hauptbronchus

Bronchiden

Beim Einatmen strömt die Luft über die Luftröhre bis zu den kleinsten Lungenbläschen.

Husten

Husten reinigt die Atemwege und ist ein normaler Reflex des Körpers auf äußere Reize (Rauchpartikel) oder Entzündungen der Schleimhäute im Nasen- und Rachenraum sowie des Bronchialtrakts. Sie aktivieren Nervenendigungen (Hustenrezeptoren), die mit dem Hustenzentrum im Gehirn verbunden sind. Von dort wird ein tiefes Einatmen ausgelöst. Die Luftröhre wird durch die Stimmritze verschlossen, die Atemmuskulatur wird angespannt – und durch plötzliches Öffnen der Stimmritze wird die Luft mit hoher Geschwindigkeit herausdrückt. Dadurch werden Schleim und kleine Fremdkörper explosionsartig aus den Atemwegen herausbefördert. Besonders in der Nacht sammelt sich Schleim in den Atemwegen oder die Schleimhaut trocknet durch vermehrte Mundatmung aus. Dadurch werden die Kinder im Schlaf häufiger durch Hustenreiz gestört.

Hustenrezeptoren gibt es übrigens auch im Kehlkopfbereich, am Rippenfell und im äußeren Gehörgang. Deshalb müssen viele Menschen auch dann husten, wenn sie die Ohren mit Wattestäbchen reinigen.

Akuter oder chronischer Husten?

Ein Husten kann akut oder chronisch sein. Der akute Husten dauert in der Regel ein bis zwei Wochen an, ehe er langsam wieder verschwindet. Meist wird er durch virale Infekte verursacht, zuweilen aber auch durch Schadstoffbelastung (etwa Passivrauchen), Allergien oder bakterielle Infekte. Weil Infekte gehäuft aufeinanderfolgen können, kann der Eindruck eines chronischen Hustens entstehen. Dabei ist es immer ein neuer Infekt. Von einem chronischen Husten spricht man erst, wenn ein und derselbe Husten länger als vier Wochen anhält. Die häufigsten Ursachen dafür sind permanente Infekte im Kindergartenalter, Schadstoffbelastung, Asthma, ein überempfindliches Bronchialsystem oder eine mechanische Atembehinderung durch Gaumen- oder Rachenmandeln.

So hilft der Arzt

Gehen Sie mit Ihrem Kind auf jeden Fall zum Arzt, wenn ...
› der Husten in den ersten Lebensmonaten auftritt.
› der Husten über eine Woche anhält.
› das Kind einen zunehmend kranken Eindruck macht, Fieber bekommt oder eine Kurzatmigkeit entwickelt.
› beim Husten eitriger Schleim und Fieber auftreten und sich der Allgemeinzustand verschlechtert. In diesem Fall kann eine stärkere Bronchitis oder eine Lungenentzündung drohen.
› das Kind plötzlich zu husten anfängt, weil es etwas verschluckt hat; ein Fremdkörper könnte in den Atemwegen sitzen.
› der Husten bellend klingt und eventuell von Luftnot begleitet wird.
› das Kind asthmatische Beschwerden mit einer verlängerten Ausatmung hat, außerdem eventuell giemende Atemgeräusche. Hat das Kind zusätzlich Luftnot, rufen Sie umgehend den Notarzt.

Krankengeschichte, Krankheitsdauer, Begleitsymptome und Hustencharakter weisen den Arzt in der Regel auf die Ursache hin. Bei einem »normalen« Husten wird er Ihnen empfehlen, ruhig abzuwarten. Bei quälenden Beschwerden wird er Ihnen Medikamente aufschreiben und Tipps geben, wie sich der Husten lindern lässt. Bei Unklarheiten wird man neben der körperlichen Untersuchung weitere diagnostische Maßnahmen durchführen, wie zum Beispiel Blut- oder Röntgenuntersuchungen oder Allergietests. Welche diagnostischen Maßnahmen erforderlich sind, hängt dabei vom Alter des Kindes sowie von der Schwere der Erkrankung ab.

Medikamente bei Husten

Dem Kinderarzt stehen zwei Gruppen von Hustenmitteln zur Verfügung:

› Schleimlöser (Sekretolytika), deren Wirkung meist überschätzt wird und
› Hustenstiller (Hustensedativa), die aber bei schleimigem Husten den normalen Hustenreflex unterdrücken, woduch der Schleim länger in den Atemwegen bleibt und die Heilung verzögert werden kann.

Falls eine Verschlechterung eintritt und sich eine schwere Bronchitis oder eine Lungenentzündung entwickelt, muss unter Umständen ein Antibiotikum eingesetzt werden, besonders wenn eine bakterielle Superinfektion stattfindet. Sind zusätzlich asthmatische Beschwerden vorhanden, wird die Therapie durch Inhalationen mit entsprechenden Medikamenten ergänzt, zum Beispiel durch ein Aerosol mit bronchialerweiternden Substanzen.

Was Sie selbst tun können

Wenn Ihr Kind ab dem Kleinkindalter Husten hat, ohne dabei krank zu wirken, handelt es sich in den meisten Fällen um einen Virusinfekt. Hier einige Tipps:

› Halten Sie die Wohnung rauchfrei und überheizen Sie sie nicht. Sorgen Sie für ausreichend Frischluft und eine hohe Luftfeuchtigkeit, indem Sie regelmäßig stoßlüften und zum Beispiel feuchte Tücher über die Heizung legen.
› Bieten Sie Ihrem Kind genügend Flüssigkeit an. Besonders warme Getränke wie Tee oder klare Brühe sind vorteilhaft.
› Warme Honigmilch hat sich bei Reizhusten, Schlafstörungen und Halsschmerzen bewährt. Vorsicht: Honigmilch ist nicht geeignet bei Kindern mit Kuhmilcheiweißallergie und Kindern unter einem Jahr wegen der Gefahr des Säuglingsbotulismus durch Honig (siehe Seite 67).
› Ein Brustwickel mit Quark (siehe Seite 64) wirkt schleim- und krampflösend. Vorsicht: Nicht bei einer bekannten Kuhmilcheiweißallergie anwenden.

Empfehlungen der Naturheilkunde

Dampfinhalationen mit Kamille (siehe Seite 64) fördern die Durchblutung der Schleimhäute und wirken dadurch besonders in den oberen Atemwegen schleimlösend. Doch Vorsicht bei Allergien. Manche pflanzlichen Hustensäfte, zum Beispiel Spitzwegerich, und Hustentees aus der Apotheke, zum Beispiel Mischungen aus Anis, Fenchel, Eibischwurzel und Thymian, fördern die Schleimproduktion und lindern den Hustenreiz.

Atembeschwerden und Luftnot

In seltenen Fällen sind bei Atemwegserkrankungen die Atemwege so stark beeinträchtigt, dass der Patient an Luftnot leidet. Das Kind ist dann kurzatmig, atmet angestrengt ein oder aus, die Nasenflügel bewegen sich beim Atmen mit und der Körper zieht sich oberhalb des Brustkorbs und an den Zwischenrippenräumen ein. Färbt sich die Haut zudem blau (Zyanose), besteht höchste Gefahr.

Ursachen für eine akute Blaufärbung der Haut können sein:

› Alle Erkrankungen, die mit Atembeschwerden einhergehen, wie zum Beispiel Fremdkörper in den Atemwegen, schwerstes Asthma
› Fehlfunktion des Gehirns wie Krampfanfall oder Schreianfälle
› Kreislaufschock im Rahmen einer schweren Infektionskrankheit oder einer Allergie
› Unterkühlung
› In sehr seltenen Fällen kann eine wiederkehrende oder chronische Zyanose besonders unter Belastung durch einen Herzfehler verursacht sein.

So hilft der Arzt

Luftnot kann je nach Ursache und Grad der Schwere lebensgefährlich sein und muss daher dringend behandelt werden. Aber auch unklare Atemgeräusche und Atembeschwerden sollten Sie immer vom Arzt abklären lassen – egal ob es dem Kind gut oder schlecht geht.

Informieren Sie sofort den Arzt oder Notarzt bei

› Atemlosigkeit
› Atemnot verbunden mit auffällig blasser oder bläulicher Hautfarbe
› Atemschwierigkeiten mit eingeschränkter Bewusstseinslage
› Fremdkörper in den Atemwegen
› Unklaren Atembeschwerden, die Ihnen lebensbedrohlich erscheinen

Je nach Ursache, Schwere und Befund wird der (Not-)Arzt die erforderlichen Notfallmaßnahmen durchführen. Zusätzlich wird er Medikamente oder Inhalationen mit bronchial erweiternden Substanzen verordnen. Sind weiterführende diagnostische und therapeutische Schritte erforderlich, wird der Patient dann meist im Krankenhaus weiter versorgt.

VORSICHT ERSTICKUNGSGEFAHR

Kleine Gegenstände, auch kleine Spielzeugartikel, sollten für Säuglinge und Kleinkinder unerreichbar aufbewahrt werden, um zu vermeiden, dass sie diese einatmen. Dasselbe gilt auch für kleine Nahrungsmittel wie Erdnüsse, harte Apfel- oder ungekochte Möhrenstückchen, Pistazienkerne und Popcorn. Verzichten Sie außerdem bei der Babypflege auf Puder. Auch ihn kann das Baby bei unsachgemäßer Verwendung einatmen, was zu einer Lungenentzündung führen kann.

Was Sie selbst tun können

Erleichtern Sie Ihrem Kind die Situation, bis der (Not-)Arzt eintrifft. Kennen Sie das Krankheitsbild, dann handeln Sie, wie Ihr Arzt es Ihnen empfohlen hat.

› Lagern Sie den Oberkörper leicht erhöht. So kann das Kind leichter atmen.
› Bei einem Säugling hilft manchmal schon ein Lagewechsel auf Ihrem Arm, damit der Schleim aus den oberen Atemwegen besser abfließen kann.
› Verursacht Schnupfen die Atemgeräusche, können Sie alle Empfehlungen im Kapitel »Schnupfen« anwenden (siehe ab Seite 116).
› Wenn Sie wissen, dass ein Krupphusten oder Asthmaanfall vorliegt, verhalten Sie sich bitte nach den unten beziehungsweise auf Seite 105 genannten Empfehlungen.
› Hat Ihr Kind einen Fremdkörper in den Atemwegen, dann versuchen Sie ihn zu entfernen (siehe ab Seite 281).

Krupphusten

SYMPTOME

› Akutes Auftreten von bellendem Husten aus dem Schlaf heraus
› Heiserkeit
› Ziehende Einatmung

Krupp, auch Pseudokrupp genannt, ist eine häufige Erkrankung im Kleinkindalter, bei dem die Schleimhaut im und unterhalb des Kehlkopfbereichs anschwillt, wodurch sich die Atemwege verengen.

Krupp wird meist durch einen Virusinfekt verursacht und bei empfindlichen Atemwegen durch Luftverschmutzung, nasskaltes Wetter und Passivrauchen begünstigt. Er tritt häufig nachts auf, bevorzugt im Herbst und Winter. Weil er in unterschiedlichen Ausprägungen verlaufen kann, wird er in vier Schweregrade eingeteilt.

› Schweregrad 1: Bellender Husten und Heiserkeit, leicht ziehende Einatmung bei Aufregung
› Schweregrad 2: Zusätzlich stark ziehende Einatmung in Ruhe, verbunden mit leichter Atemnot
› Schweregrad 3: Stark ziehende Einatmung in Ruhe, Atemnot, schneller Herzschlag (über 160 Schläge pro Minute), Unruhe
› Schweregrad 4: Starke Luftnot, bläuliche Hautfarbe, eingeschränktes Bewusstsein, nur noch mäßig laute, ziehende Einatmung (absoluter Notfall!)

So hilft der Arzt

Differenzialdiagnostisch muss bei Krupp zunächst auch an eine Kehldeckelentzündung gedacht werden (siehe Seite 99). Ist diese auszuschließen, hat sich bei Schweregrad 1 und 2 die Gabe von Cortison in Form von Zäpfchen, Tabletten oder Saft als sehr effektiv erwiesen. Schon nach einer Stunde tritt meist eine Besserung ein. Diese ist wahrscheinlich durch eine Erweiterung der entzündlich veränderten Atemwege bedingt. Bei Schweregrad 3 und 4 empfehlen sich zusätzlich Inhalationen mit Adrenalin, Sauerstoffgabe und eine stationäre Einweisung ins Krankenhaus.

Was Sie selbst tun können

Häufig besteht der Krupp »nur« aus einem bellenden Husten, der manchmal auch mit Heiserkeit und einer leicht erschwerten Atmung bei Unruhe verbunden sein kann. Sie helfen Ihrem Kind, indem Sie

> Ruhe ausstrahlen
> eventuelle mit dem Krupp einhergehendes Fieber senken (siehe ab Seite 62)
> bei Schnupfen abschwellende Nasentropfen verabreichen
> für hohe Luftfeuchtigkeit sorgen, beispielsweise durch feuchten Wasserdampf im Bad (heiße Dusche kräftig aufdrehen) oder kühle, feuchte Luft am offenen Fenster. Das erleichtert das Atmen und kann die Beschwerden mindern.

Kehldeckelentzündung

SYMPTOME

> Pfeifendes Ein- und Ausatmungsgeräusch mit kloßiger Sprache
> Speichelfluss und Fieber
> Der für Krupp typische Bellhusten fehlt in der Regel

Die hochakute Entzündung des Kehldeckels (Epiglottitis), die innerhalb weniger Stunden zu einer lebensgefährlichen Erkrankung führt, ist zum Glück selten. Denn sie wird durch ein Bakterium verursacht (HiB), gegen das die meisten Kinder heute geimpft sind (siehe Seite 150). Die Epiglottitis beginnt relativ plötzlich mit raschem

KRUPP UND PSEUDOKRUPP

Früher war der Begriff »Krupp« für die schwere Atemstörung bei der Diphtherie (siehe Seite 148) reserviert. Der auf diesen Seiten beschriebene Krupphusten wurde »Pseudokrupp« genannt. Da es Diphtherie mit den dafür typischen Krupp-Symptomen seit Einführung der Schutzimpfung kaum noch gibt, wird Pseudokrupp heute fälschlicherweise Krupp genannt.

Fieberanstieg, Schluckschwierigkeiten, kloßiger Sprache mit Speichelfluss und Atembeeinträchtigung. Kleinere Kinder können auch vermehrt husten. Die betroffenen Kinder wirken krank, sie können im Sitzen am leichtesten atmen.
Bei nicht gegen Diphtherie (siehe Seite 148) geimpften Kindern kann es durch eine Infektion mit dem Diphtherie-Erreger zu einer Entzündung des Kehlkopfes kommen.

So hilft der Arzt

Nehmen Sie umgehend Kontakt mit dem Arzt auf, wenn ein Kleinkind (etwa zwei bis fünf Jahre) die oben beschriebenen Auffälligkeiten zeigt – besonders wenn es nicht gegen HiB geimpft wurde. Das Kind muss unter ärztlicher Begleitung und möglichst stressfrei sofort ins Krankenhaus, wo es mit Antibiotika behandelt und eventuell kurzfristig beatmet wird.

Entzündungen der Luftröhre und Bronchien

SYMPTOME

> Husten im Anschluss an einen Schnupfen oder eine Halsentzündung
> Schleimige Geräusche über der Lunge
> Gelegentlich Schmerzen hinter dem Brustbein
> Leichtes Fieber möglich

Eine akute Entzündung der Luftröhre (Tracheitis) und der Bronchien (Bronchitis), bei gleichzeitigem Befall auch Tracheobronchitis genannt, ist meist die Folge viraler Besiedlungen der Atemwege über eine Tröpfcheninfektion.
Im Normalfall leiden die Kinder anfangs an einem trockenen Husten, der nach einigen Tagen schleimig wird und nach ein bis zwei Wochen abklingt. Gelegentlich tritt während dieser Zeit Fieber auf.

So hilft der Arzt

Wirkt Ihr Kind krank, verschlimmert sich sein Zustand oder nehmen die Atembeschwerden zu, dann sollten Sie Kontakt mit dem Arzt aufnehmen. Er wird entsprechende Maßnahmen ergreifen: Leidet der Patient unter starkem Reizhusten, kann zum Beispiel ein Hustenblocker Sinn machen. Bei längerem Krankheitsverlauf oder einer zusätzlichen bakteriellen Besiedlung der Atemwege ist eventuell eine antibiotische Therapie nötig.

Was Sie selbst tun können

Bei einer unkomplizierten Bronchitis stehen pflegerische Maßnahmen wie Ruhe, frische Luft und erhöhte Flüssigkeitszufuhr im Vordergrund. Des Weiteren helfen alle Maßnahmen, die sich auch bei Husten empfehlen, insbesondere folgende:
> Achten Sie auf ausreichende Luftfeuchtigkeit. Legen Sie zum Beispiel feuchte Handtücher über einen Wäscheständer oder auf die warme Heizung.
> Verabreichen Sie bei verstopfter Nase abschwellende Nasentropfen.
> Warme Quarkwickel (siehe Seite 64) wirken schleim- und krampflösend.

Empfehlungen der Naturheilkunde

Bronchialtees und Hustensäfte können ebenfalls schleimlösend wirken und fördern dadurch die Genesung.

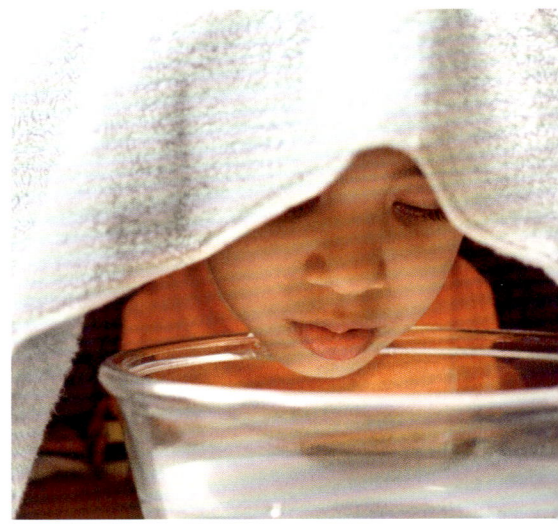

Stellen Sie beim Inhalieren die Schüssel am besten ins Waschbecken, damit sie nicht umkippt.

Obstruktive Bronchitis

SYMPTOME

> Verstärktes und verlängertes Geräusch beim Ausatmen
> Beschleunigte Atmung
> Bei starker Ausprägung Luftnot

Eine Sonderform der Bronchitis ist die obstruktive, auch asthmoide oder spastische Bronchitis genannt, von der vor allem Säuglinge und Kleinkinder betroffen sind. Weil die kleinen Atemwege durch Schleim verlegt sind, haben sie mit ihren pfeifenden Geräuschen ähnliche Symptome wie Asthma (siehe ab Seite 104), dessen Vorläufer die obstruktive Bronchitis in seltenen Fällen auch sein kann.

Die Krankheit wird durch bestimmte Viren verursacht. Passives Rauchen kann das Krankheitsbild verstärken. Achten Sie daher auf eine rauchfreie Umgebung.

So hilft der Arzt

Atmet Ihr Kind beschleunigt oder hat es sogar Atemnot, müssen Sie mit ihm zum Arzt. Er wird es mit bronchial erweiternden Medikamenten inhalieren lassen und für zu Hause entsprechende Medikamente verordnen. Häufig ist auch ein stationärer Aufenthalt im Krankenhaus notwendig, besonders bei sehr jungen Säuglingen.

Was Sie selbst tun können

Die Maßnahmen und Hausmittel entsprechen denen bei Husten (siehe ab Seite 95).

Bronchiolitis

SYMPTOME

> Beschleunigte Atmung, Luftnot, Einziehen der Nasenflügel
> Husten, pfeifende Ein- und Ausatmung
> Eventuell Fieber

Bei dieser Sonderform der Bronchitis, ebenfalls meist durch Viren verursacht, sind die Schleimhäute der kleinsten Verästelungen in der Lunge entzündet. Die Krankheit tritt vor allem im Säuglings- und Kleinkindalter unter zwei Jahren und bevorzugt in den Wintermonaten auf. Der Patient ist dann über ein bis zwei Wochen schwer krank. Die Verengungen können das Atmen sogar so erschweren, dass das Kind ins Krankenhaus muss. Häufig sind es RS-Viren, die dieses Krankheitsbild hervorrufen. Säuglinge mit hohem Risiko können im ersten Lebensjahr unter bestimmten Bedingungen zum Schutz eine passive Immunisierung in der Winterzeit bekommen.

So hilft der Arzt

Hat Ihr Kind eine beschleunigte Atmung, Luftnot und Husten, dann müssen Sie es dem Arzt vorstellen. Viele Kinder sind dann auch stiller als üblicherweise, weil die erschwerte Atmung sie sehr anstrengt. Kinder mit Bronchiolitis müssen ins Krankenhaus überwiesen werden und dort gegebenenfalls sogar mit Sauerstoff und Infusionen behandelt werden.

Chronische Bronchitis

SYMPTOME

> Meist schleimiger Husten, vor allem nachts und nach dem Aufstehen, über zwei Monate lang
> Selten Fieber

Hält eine Bronchitis mehr als zwei Monate an, kann sie als chronisch bezeichnet werden. In vielen Fällen handelt es sich bei langanhaltenden Symptomen aber auch »nur« um eine Aneinanderreihung und Häufung von Virusinfekten. Bei kleinen Kindern ist es in so einem Fall sinnvoll, dass sie einige Wochen nicht in die Krippe oder den Kindergarten gehen, um sich richtig auszukurieren.

So hilft der Arzt

Eine chronische Bronchitis muss gründlich abgeklärt werden. Mögliche Ursachen für die Beschwerden sind in erster Linie ein unentdecktes, möglicherweise allergisches Asthma (siehe ab Seite 104) und Schadstoffbelastung, zum Beispiel durch Passivrauchen. In selteneren Fällen können auch Speiserückfluss (siehe Seite 138), Mukoviszidose (siehe Seite 103), Fehlbildungen in den Atemwegen und Immunstörungen oder ein verschluckter Fremdkörper in den Atemwegen, beispielsweise Erdnüsse, für die chronische Bronchitis verantwortlich sein.
Die schulmedizinische Therapie besteht in der Behandlung des Grundleidens.

Was Sie selbst tun können

Die Pflegemaßnahmen und Hausmittel entsprechen denen bei Husten (siehe Seite 96). Lagern Sie Ihr Kind zudem mit leicht aufgerichtetem Oberkörper. Es kann dann leichter atmen und der Schleim fließt besser ab. Achten Sie beim Baby darauf, dass es nicht unter die Decke rutschen kann; am besten einen Schlafsack verwenden.

Lungenentzündung

SYMPTOME

> Husten und schleimiger Auswurf
> Beschleunigte Atmung, Luftnot
> Manchmal Einziehen der Nasenflügel und der Zwischenrippenräume beim Atmen
> Bauchschmerzen
> Fieber

Der Übergang von einer Bronchitis zur Lungenentzündung ist fließend. Treten zum Husten Fieber, ein verstärktes Krankheitsgefühl und beschleunigte Atmung auf, so hat sich möglicherweise eine Lungenentzündung (Pneumonie) entwickelt. Häufig ist dabei ein atemabhängiges Einsinken der Haut zwischen den Rippen zu sehen. Eine Lungenentzündung kann sich allerdings auch ohne große Vorankündigung ausbilden. Je jünger ein Kind ist, desto unspezifischer können dabei die Symptome sein und umso schwerer kann die Krankheit verlaufen.

So hilft der Arzt

Hat Ihr Kind Husten, eine beschleunigte Atmung oder Luftnot, wirkt es krank und angeschlagen, sollten Sie mit ihm zum Arzt gehen. Er wird zunächst versuchen, eine eindeutige Diagnose zu stellen. Dabei helfen ihm neben der gewissenhaften Beobachtung des Zustands auch Blutuntersuchungen. Bei einer bakteriellen Lungenentzündung ist ein Antibiotikum erforderlich. Ist die Entzündung viral bedingt, helfen Antibiotika nicht. Falls der Zustand sich nicht bessert, sind Kontrollen nötig. Denn Viren können die Schleimhaut so vorschädigen, dass es im Verlauf der Krankheit zur Überwucherung mit Bakterien kommt, was dann ein Antibiotikum notwendig werden lässt.

Sitzt der Schleim fest, können schleimlösende Medikamente (Sekretolytika) und Inhalationen ihn lockern. Allerdings muss man dabei besonders bei Säuglingen vorsichtig sein, weil sie Schleim noch nicht gut abhusten können. Kinder, die nicht schwer krank sind, können in der Regel zu Hause behandelt werden. Säuglinge in den ersten Lebensmonaten sollten besser im Krankenhaus versorgt werden.

Was Sie selbst tun können

Nach Rücksprache mit dem Arzt können Sie alle Maßnahmen anwenden, die dem Kind auch bei Husten die Krankheit erleichtern (siehe Seite 96). Außerdem helfen:
> Viel Ruhe
> Genügend Frischluft
> Abschwellende Nasentropfen; sie erleichtern die Atmung, wenn die Nase verlegt ist.

MUKOVISZIDOSE

Bei der Mukoviszidose, auch cystische Fibrose oder kurz CF genannt, handelt es sich um eine genetisch bedingte Erkrankung der Atemwege und des Magen-Darm-Kanals. Sie ist die häufigste angeborene Stoffwechselerkrankung. Diese führt zu einer fehlerhaften Zusammensetzung des Schleims und der Verdauungssäfte, was die Lunge dauerhaft schädigen und die körperliche Entwicklung beeinträchtigen kann. Häufig wird die Mukoviszidose bereits beim Neugeborenen diagnostiziert, wenn das Kindspech (Mekonium) aufgrund seiner Zähigkeit nicht entleert werden kann und es zu einem Darmverschluss kommt. Im Säuglingsalter können wiederkehrende Bronchitiden, Durchfälle, schlechtes Gedeihen und Wachstumsverzögerung ein Hinweis auf eine Mukoviszidose sein. Die Diagnose wird durch eine Analyse der Zusammensetzung des Schweißes (Schweißtest) und mithilfe molekulargenetischer Untersuchungen gestellt. Mukoviszidose ist zwar nicht heilbar, eine konsequente Therapie verbessert die Lebensqualität der Betroffenen jedoch deutlich. Die Behandlung und Betreuung sollte im engen Kontakt mit einem zertifizierten Mukoviszidose-Zentrum erfolgen und ist auf eine gute körperliche Entwicklung und die Vermeidung von Spätschäden gerichtet.

Asthma

SYMPTOME

› Husten
› Pfeifende Atemgeräusche beim Ausatmen
› Eventuell Atemnot
› Engegefühl in der Brust

Asthma ist die häufigste chronische Erkrankung im Kindesalter. Allein in Deutschland sind etwa zehn Prozent aller Kinder betroffen. 80 Prozent davon haben ihre ersten Beschwerden vor dem zehnten Lebensjahr, mit einem Maximum zwischen dem dritten und fünften Lebensjahr.
Die chronische Entzündung der unteren Atemwege ist die Folge einer gesteigerten Überempfindlichkeit auf Allergene, Fremdstoffe oder innere und äußere Reize. Diese führt phasenweise oder anhaltend dazu, dass die Muskeln verkrampfen, die Schleimhaut anschwillt und vermehrt Sekret in der Lunge produziert wird – all das bewirkt eine Verengung der Bronchien und ihrer Aufzweigungen (Bronchiolen). Hierdurch überbläht sich die Lunge und die eingeatmete Luft kann nur mit zusätzlicher Kraft wieder ausgeatmet werden. Es entsteht eine verlängerte Ausatmungsphase mit einem gelegentlich pfeifenden Geräusch (Giemen, siehe Seite 94). Besteht die Entzündung der Atemwege über mehrere Jahre und wird sie nicht behandelt, kann sich das Lungengewebe verändern. Dann ist die Sauerstoffaufnahme eingeschränkt und die Leistungsfähigkeit des Körpers nimmt ab. Durch die heutigen medikamentösen Möglichkeiten und Schulungsprogramme hat Asthma allerdings zum Glück sehr von seiner Gefährlichkeit verloren.

So hilft der Arzt

Wenn asthmatische Beschwerden auftreten, sollten Sie rasch Kontakt zum Arzt aufnehmen. Er wird Ihre Tochter oder Ihren Sohn je nach Schweregrad und Häufigkeit der Asthmaanfälle nach einem speziellen Stufenschema therapieren.
Hat beispielsweise ein Kind innerhalb eines halben Jahres dreimal oder weniger asthmatische Beschwerden, reichen Inhalationen mit Bronchien erweiternden Mitteln in der Regel aus. Treten die Asthmaattacken dagegen gehäuft auf, ist eine Dauermedikation mit inhalativen Cortisonpräparaten und eventuell weiterer Arzneimitteln (Leukotrienrezeptor-Antagonisten) erforderlich, um eine bleibende Schädigung der Atemwege zu verhindern. Wichtig: Generell sollte ein Kind, das zu Asthma neigt, und seine Eltern so beraten und gegebenenfalls behandelt werden, dass normale körperliche und sportliche Aktivitäten möglich sind, keine Fehlzeiten in der Schule entstehen und seine Entwicklung nicht beeinträchtigt ist.

Was Sie selbst tun können

Hat Ihr Kind Asthma, ist es wichtig, über die Ursachen Bescheid zu wissen. Eltern und Kinder müssen lernen, welche Maßnahmen und Medikamente besonders im Notfall erforderlich sind und wie sie angewandt werden. Es ist daher auf jeden Fall sinnvoll, gemeinsam eine spezielle Asthmaschulung zu besuchen (Adressen ab siehe Seite 296).

Allgemeine Maßnahmen

› Meiden Sie bei Asthma so gut wie möglich die nachgewiesenen Allergene.
› Das Wichtigste bei einem Asthmaanfall: Bewahren Sie Ruhe, denn Ihre Nervosität überträgt sich sonst auf das Kind. Setzen Sie das Kind in Kutschersitzhaltung (die Unterarme auf den Oberschenkeln abstützen) auf einen Stuhl oder empfehlen Sie ihm, sich in der Torwartstellung mit auf den Knien aufgestützten Händen hinzustellen. Das entlastet.
› Machen Sie Ihrem Kind vor, wie es atmen soll: Wenn es die Lippen beim Aus-

atmen durch den Mund etwas zusammenpresst (Lippenbremse) erleichtert dies das Atmen. Am besten üben Sie die Lippenbremse schon einmal, wenn Ihr Kind keine Beschwerden hat.

Spezielle Maßnahmen beim Asthmaanfall

› Lassen Sie Ihr Kind ein kurzwirksames Beta-2-Symphatomimetikum, wie etwa Salbutamol, als Dosieraerosol oder Inhalationslösung in altersentsprechender Dosierung inhalieren.
› Bei kleinen Kindern hilft auch die Inhalation von Ipatropiumbromid in einer altersentsprechenden Dosierung.
› Holen Sie schnell ärztliche Hilfe oder fahren Sie in die Klinik, wenn sich der Anfall trotz Medikament nicht bessert.

SCHWEREGRAD VON ASTHMAANFÄLLEN

Schweregrad	Symptome
Leicht (häufig)	Atemnot bei Belastung, keine Einziehungen zwischen den Rippen, mäßige Atemgeräusche
Mittel (manchmal)	Atemnot beim Sprechen, laute Atemgeräusche, Einziehungen zwischen den Rippen
Schwer (selten)	Atemnot in Ruhe, meist laute Atemgeräusche, Einziehungen zwischen den Rippen, sehr unruhig
Sehr schwer (fast nie)	Oft keine Atemgeräusche mehr, ausgeprägte Einziehungen zwischen den Rippen, verwirrt, drohender Atemstillstand

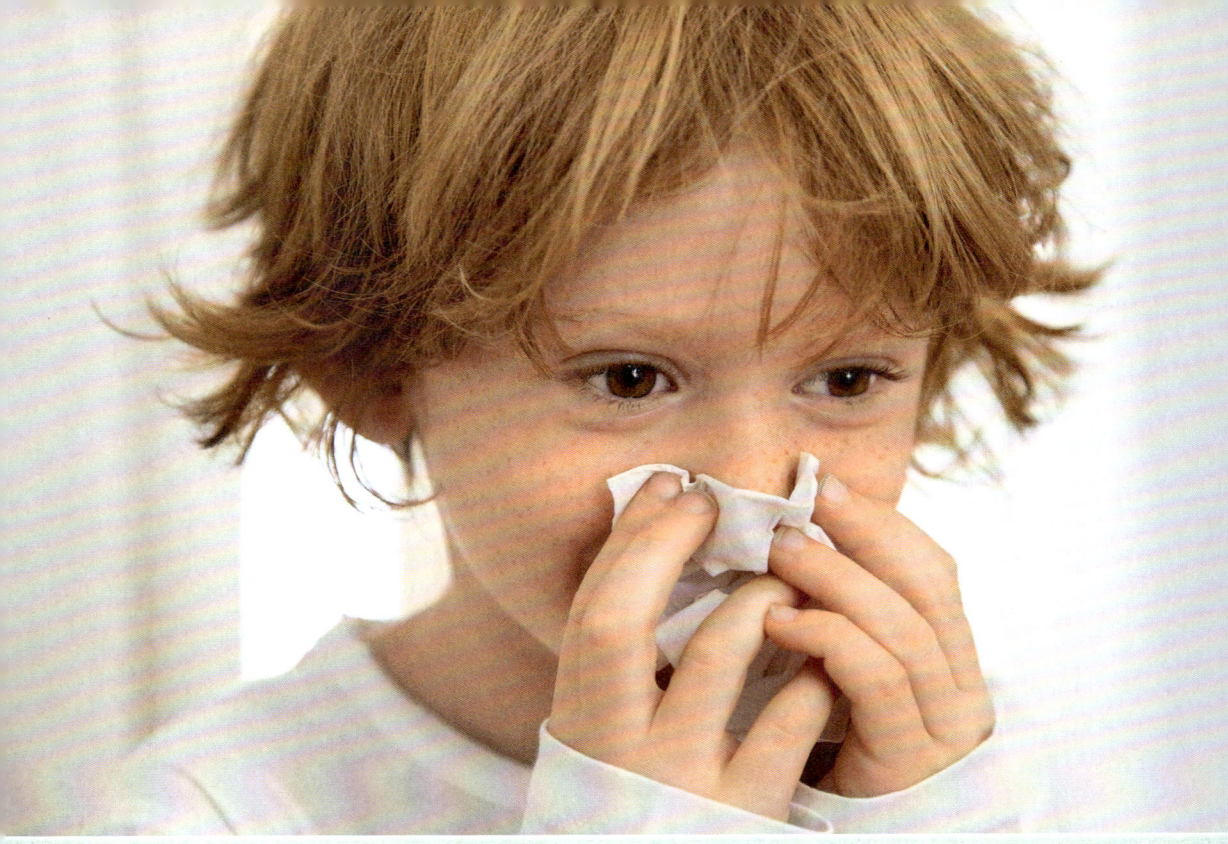

Hals-, Nasen- und Ohrenschmerzen

Erkrankungen der oberen Luftwege (Rachen, Mund, Nase) sowie der Ohren gehören mit zu den häufigsten Gründen, warum Eltern einen Termin beim Kinderarzt ausmachen. Das ist auch nicht verwunderlich, wenn man bedenkt, wie leicht Krankheitserreger und Schadstoffe gerade durch den Mund und die Nase in den Körper eindringen können. Um die Gefahr abzuwehren, sind Nase, Mund- und Rachenraum wie die unteren Atemwege mit einer schützenden Schleimhaut ausgestattet. Damit die Luft nicht zu kalt, zu trocken und zu schmutzig in die Atemwege gelangt, wird sie bereits in der Nase erwärmt, angefeuchtet und teilweise auch gesäubert. Daher benutzen wir meist die Nasenatmung, es sei denn, unsere Nasenwege sind verlegt, etwa aufgrund eines Infekts oder durch Polypen, oder unser Sauerstoffbedarf ist erhöht, zum Beispiel bei körperlicher Belastung.

Natürliche Schutzbarriere

Auf dem Weg zur Lunge muss die Atemluft erst einmal eine gewisse Strecke zurücklegen. Im Inneren der Nase wird sie dabei zunächst erwärmt und angefeuchtet, um die Bronchien nicht zu sehr zu reizen. Die Nasenschleimhaut ist zudem mit unzähligen kleinen Flimmerhärchen besetzt. Sie »fangen« Schmutz, Bakterien und Viren ab und schleudern diese beim Niesen oder Schnäuzen umgehend wieder nach draußen beziehungsweise transportieren sie in Richtung Rachen, wo sie abgehustet werden können.

Die Schleimhaut im Naseninneren bildet aber nicht nur eine Schutzschicht, sondern produziert auch selbst Abwehrstoffe und gibt Informationen an spezielle »Abwehrzentren« weiter, etwa an die Rachen- und Gaumenmandeln, die Lymphknoten im Kieferwinkel und die Lymphfollikel an der Rachenhinterwand. Diese können im Krankheitsfall stark anschwellen und heftige Beschwerden bereiten. Aber auch bei einem gesunden Kind sind die Mandeln aufgrund des ständigen Kontakts mit Krankheitserregen und der entsprechenden Abwehrvorgänge zuweilen erstaunlich groß. Diese Schwellung bildet sich jedoch mit der Zeit von selbst wieder zurück, sodass in den meisten Fällen keine Maßnahmen nötig sind.

Allein aufgrund ihrer Größe sollten Mandeln und Polypen bei Kindern nicht entfernt werden. Die Vergrößerung zeigt, dass die Immunabwehr gut funktioniert. Mehr dazu erfahren Sie ab Seite 110.

Nasen- und Rachenraum sind über die Tube (auch Eustachische Röhre oder Ohrtrompete genannt) mit den Ohren verbunden. Dieser Verbindungskanal sorgt für den nötigen Druckausgleich zwischen Mittel- und Außenohr. Weil sich über ihn jedoch auch Infektionen leicht ausbreiten können, gehen Erkrankungen der oberen Atemwege oftmals mit einer Mittelohrentzündung und anschließenden Hörstörungen einher (siehe ab Seite 121 und 125). Dies ist besonders im Kleinkindalter der Fall, da häufige Infekte und Polypenvergrößerungen das Zuschwellen des Tubeneingangs begünstigen.

DER HALS-NASEN-OHREN-ARZT

Eine gute Zusammenarbeit zwischen Kinder- und Hals-Nasen-Ohren-Arzt ist wichtig, weil sich ihre Tätigkeitsbereiche häufig überschneiden. Aufgrund seiner spezifischen Geräte hat der HNO-Arzt bei einigen Erkrankungen mehr Möglichkeiten, ihre Ursache zu finden und sie dementsprechend zu behandeln. Hörstörungen, Paukenergüsse, schwere Mittelohrentzündungen und Abszessbildungen sind dafür nur einige Beispiele.

Die Pädaudiologie beschäftigt sich mit Hörstörungen und auditiven Wahrnehmungsstörungen im Kindesalter. Dafür zuständig ist der Facharzt für Sprach-, Stimm-, und kindliche Hörstörungen.

Halsschmerzen

SYMPTOME

> Kratzen
> Schmerzen
> Schluckbeschwerden
> Eventuell Schmerzen beim Öffnen des Mundes

Wenn das Schlucken wehtut, ist meist ein Virusinfekt schuld daran. Der Rachen ist rot und entzündet, die Lymphknoten im Kieferwinkel schwellen an und manchmal entzünden sich sogar die Mandeln (Tonsillitis, Angina tonsillaris) und bilden Beläge (siehe Seite 110). Je älter die Kinder werden, desto häufiger sind dann Bakterien (Streptokokken) für diese Beläge verantwortlich (wie bei Scharlach, siehe Kasten Seite 109). Manchmal neigen Kinder auch vorübergehend zu wiederkehrenden Mandelentzündungen.

Hin und wieder kann eine eitrige Mandelentzündung mit dem Pfeifferschen Drüsenfieber verwechselt werden, einer Infektionskrankheit, die ebenfalls starke Beläge auf den Mandeln bilden kann (mehr dazu siehe Seite 161).

Während der Sommerzeit sowie in den Herbstmonaten treten bei Kindern gelegentlich kleinere Epidemien von Herpangina auf. Dabei entstehen am Gaumen kleine Bläschen, verbunden mit Fieber, Hals- und Kopfschmerzen. Eine Herpangina wird durch Coxsackie-Viren verursacht, ist schmerzhaft, aber harmlos

und bedarf abgesehen von der Schmerzstillung keiner besonderen Behandlung durch den Arzt.

So hilft der Arzt

Gehen Sie mit Ihrem Kind immer zum Arzt, wenn Sie glauben, eine der oben genannten Ursachen für die Schmerzen erkannt zu haben. Auch wenn ein leichtes Halskratzen durch Hausmittel (siehe zum Beispiel Seite 65) nicht verschwindet oder Sie unsicher sind, sollten Sie fachmännischen Rat suchen. Meist erkennt der Kinderarzt mit einem Blick die Ursache für die Beschwerden. Wenn nicht, kann ein Rachenabstrich die Diagnose

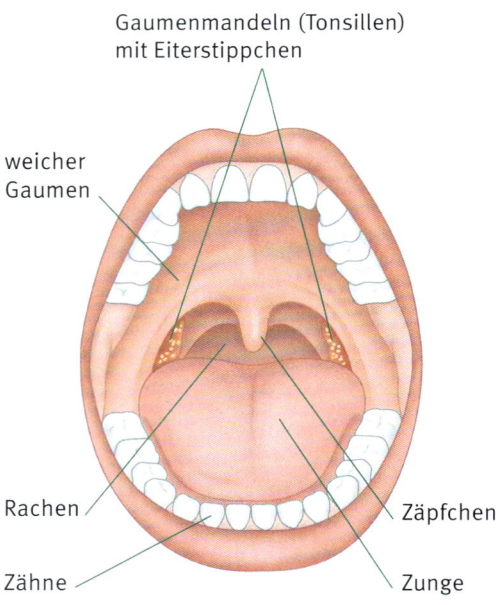

Gaumenmandeln (Tonsillen) mit Eiterstippchen

weicher Gaumen

Rachen

Zähne

Zäpfchen

Zunge

Bei starken Halsschmerzen können die Gaumenmandeln seitlich des Zäpfchens gerötet sein.

sichern. Besteht Verdacht auf Pfeiffersches Drüsenfieber (siehe Seite 161), müssen zusätzlich die Blutwerte untersucht werden. Handelt es sich um eine bakterielle Infektion, wird in der Regel eine antibiotische Therapie eingeleitet. Beim Pfeifferschen Drüsenfieber oder einer anderen viralen Infektion kann man nur die Symptome mit schmerzstillenden Medikamenten oder mit den unten genannten Hausmitteln behandeln. Hilfe vom HNO-Arzt wird besonders dann nötig, wenn sich in oder um die Mandeln ein Abszess bildet und ein operativer Eingriff erfolgen muss.

Was Sie selbst tun können

Hat Ihr Kind nur leichte Halsschmerzen oder Halskratzen (ohne Fieber), können Sie ihm folgendermaßen Linderung verschaffen:

› Je nach Krankheitsbild wirken warme oder gut gekühlte Getränke schmerzlindernd. Probieren Sie aus, was Ihrem Kind guttut.

› Fördern Sie ab einem Alter von etwa vier Jahren gezielt die Spuckeproduktion, denn Speichel hat eine desinfizierende Wirkung. Der Speichelfluss wird zum Beispiel angeregt, wenn das Kind saure Bonbons oder Eiswürfel lutscht beziehungsweise Kaugummi kaut.

› Lassen Sie Ihr Kind mit lauwarmem Salzwasser gurgeln; dazu einen Teelöffel Salz in einem halben Liter Wasser auflösen. Das schmeckt zwar gewöhnungsbedürftig, befreit den Rachen und Mund aber von Schleim und Viren.

› Bewährt haben sich auch warme und kalte Halswickel mit einem feuchten Baumwoll- oder Leinentuch, das mit einem dünnen

Seiden- oder Wollschal fixiert wird. Ein kalter Halswickel lindert bei Schluckbeschwerden die Schwellung im akuten Stadium. Ein warmer Halswickel fördert die Durchblutung und aktiviert dadurch krankheitsabbauende Prozesse.

› Ein körperwarmer Quarkwickel um den Hals (siehe Seite 65) wirkt ebenfalls abschwellend und schmerzlindernd.

› Pürieren Sie die Speisen, damit dem Kind das Schlucken leichter fällt und ihm nicht so wehtut.

Empfehlungen der Naturheilkunde

Salbei ist das klassische Heilkraut bei Halsschmerzen und Entzündungen im Mund- und Rachenraum. Als Bonbon aus der Apotheke oder dem Drogeriemarkt schmeckt er sogar Kindern fast immer. Mehrmals täglich lutschen.

Größere Kinder und Jugendliche können auch über den Tag verteilt mehrere Tassen Salbeitee trinken oder stündlich mit starkem Salbeitee gurgeln (siehe Seite 69).

SCHARLACH

Starke Halsschmerzen können auch auf eine Infektion mit Scharlach hinweisen, vor allem wenn sie mit hohem Fieber einhergehen (um die 39 °C). Bei entsprechendem Verdacht müssen Sie immer zum Arzt, weil eine Behandlung mit Antibiotika notwendig ist (siehe auch Seite 167).

Vergrößerte Gaumenmandeln

SYMPTOME
› Kloßige Sprache
› Atem- und Schluckbeschwerden

Die Gaumenmandeln (Tonsilla palatina) sind nach der Nasenschleimhaut und den Flimmerhärchen gemeinsam mit den Rachenmandeln (Tonsilla pharyngealis, siehe Seite 111) die nächste Auftragsstationen für Krankheitserreger. Sie gehören zum sogenannten Waldeyerschen Rachenring, zu dem noch weitere Mandeln am Übergang von Nase und Mund zum Rachen zählen. Dieser »Ring« stellt eine wichtige Schutzfunktion dar und reagiert besonders in der Kleinkindzeit. Vergrößerungen der Mandeln sind an sich keine Krankheiten. Aber weil hier immer wieder Abwehrreaktionen in Gang gesetzt werden, ist der Bereich häufig geschwollen und vergrößert. Das kann die Atmung behindern und Ohrenprobleme verursachen. Sie können die vergrößerten Mandeln gut sehen, wenn Ihr Kind den Mund weit öffnet. Sie liegen seitlich hinter dem Gaumenbogen und wölben sich in die Rachenöffnung vor. Manchmal ist die Oberfläche der Tonsillen glatt, manchmal etwas zerklüftet. Hier können sich kleine weißliche Pfröpfe bilden (Detritus), eine zusammen gebackene Masse aus Zellresten, Speiseresten und manchmal eingetrocknetem Eiter. Sie können die Ursache für einen leichten Mundgeruch sein, sind aber nicht immer ein Hinweis auf eine chronische Mandelentzündung, sondern kommen auch bei »gesunden« Mandeln vor.

So hilft der Arzt

Spricht das Kind kloßig, atmet es häufig durch den Mund, schläft es nachts schlecht, schnarcht es oder hat es sogar Atemaussetzer, sollten Sie die Ursache dafür immer untersuchen lassen. In der Regel bilden sich die Schwellungen an den Mandeln allmählich von alleine wieder zurück, sodass meist keine therapeutischen Maßnahmen nötig sind. Möglicherweise wird man Ihr Kind zum Hals-Nasen-Ohren-Arzt weiterüberweisen und mit ihm überlegen, ob eine operative Maßnahme erforderlich wird. Da den Mandeln im Hinblick auf die körpereigene Immunabwehr jedoch eine wichtige Rolle zukommt, ist die Vergrößerung allein noch kein Grund zur Operation. Gerade im Kleinkindalter sollte man davon absehen. Später können Entscheidungshilfen für die Entfernung sein:
› Das Kind hat häufiger im Jahr eine eitrige Mandelentzündung.
› Die Mandeln sind sehr groß und berühren einander, sodass sie zu Schluckstörungen oder nächtlichen Atemstörungen führen.

Ob die Mandeln wie bei der Tonsillektomie ganz entfernt werden (Gefahr von postoperativen Nachblutungen) oder nur verkleinert (Tonsillotomie), hängt von der Vorgeschichte und dem Alter des Kindes ab und muss von Eltern und Arzt gründlich überlegt werden.

Polypen

SYMPTOME

› Mundatmung
› Nächtliches Schnarchen
› Paukenergüsse
› Hörstörungen

Im Gegensatz zu vergrößerten Gaumenmandeln kann man Veränderungen an den Polypen (Rachenmandeln) von außen nicht erkennen. Atmet ein Kind jedoch ständig durch den Mund, ist dies ein Zeichen dafür, dass die Polypen größer sind als normalerweise.

Vergrößerte Polypen können die Verbindung von der Nase zum Mittelohr verschließen, wodurch sich dort Flüssigkeit ansammelt. Die Folge ist ein Paukenerguss mit Hörstörung (siehe Seite 124). Dies kann im Kleinkindalter, wenn sich die Sprache entwickelt, problematisch sein. Denn gutes Hören ist die Sprachbildung immens wichtig.

Davon abgesehen werden durch die Mundatmung die weiter unten liegenden Atemwege (Bronchien, Lunge) stärker belastet, weil die Luft ungereinigt und nicht erwärmt zu ihnen gelangt, was wiederum zu Husten führen kann.

Polypenvergrößerungen sind besonders bei kleinen Kindern häufig. In der Regel verschwinden sie nach dem sechsten Lebensjahr allmählich. Sie können aber auch später noch bei Infekten der oberen Luftwege vorübergehend anschwellen.

Polypen gibt es aber nicht nur im Rachenbereich, sondern auch in der Nase (Nasenpolypen). Sie sind gutartige Wucherungen der Schleimhaut und werden häufig durch chronischen Reiz (Allergien, Entzündungen) hervorgerufen.

So hilft der Arzt

Atmet Ihr Kind schon seit Längerem nur durch den Mund, sollten Sie es untersuchen lassen. In der Regel vergeht die Vergrößerung von allein wieder, sodass sie keiner speziellen Behandlung bedarf. Manchmal können schleimlösende Säfte dem Kind die Atmung erleichtern.

Leidet Ihr Kind jedoch bedingt durch die vergrößerten Polypen häufig unter Schlafstörungen und Infekten mit Hörstörungen, kann eine operative Entfernung nötig werden. Bei einem Paukenerguss wird dabei zur Belüftung des Mittelohres oft gleich noch ein Paukenröhrchen eingesetzt. Nasenpolypen behindern die Atmung sehr stark. Sie müssen daher häufig operativ entfernt werden. Sind Allergien die Ursache, müssen auch sie behandelt werden.

Was Sie selbst tun können

Auch wenn die Beschwerden in den meisten Fällen von selbst wieder abklingen, können Sie Ihrem Kind die Zeit bis dahin um einiges erleichtern, indem Sie

› seine Nasenwege mehrmals täglich mit Kochsalzlösung befeuchten (Salzspray).
› für eine optimale Wohn- und Schlafumgebung sorgen: Die Luft im Schlafraum sollte nicht zu trocken sein und die Temperatur zwischen 16 und 18 °C liegen.

Mandelentzündung

SYMPTOME

› Halsschmerzen, Schluckbeschwer-
  den, meist Fieber
› Rötung der Mandeln, mit und ohne
  Beläge
› Schmerzhafte Schwellungen der
  Kieferlymphknoten
› Kopf-, Glieder- und Bauchschmerzen

Die klassische akute bakterielle Mandelentzündung (Tonsillitis) wird durch
Streptokokken der Gruppe A ausgelöst.
Die stark geröteten Mandeln sind weiß-
gelblich belegt (»Stippchen«). Zäpfchen,
Gaumen und Rachenhinterwand sind
ebenfalls oft gerötet. Die Lymphknoten
am Hals und unter den Ohren sind geschwollen und reagieren schmerzemp-
findlich auf Druck. Schlucken tut weh
und das Kind hat Fieber.
Weil jedoch auch eine Reihe von anderen
Erregern die weißlich-gelblichen Fibrin-
beläge auslösen können, ist es nicht immer leicht zu sagen, ob es sich um eine
bakterielle oder virale Entzündung handelt.
Besonders das Pfeiffersche Drüsenfieber
(siehe Seite 161) kommt immer wieder
vor. Bei nicht geimpften Kindern sollte
immer auch an die Möglichkeit einer
Diphtherie gedacht werden.
Entzünden sich Tonsillen wiederkehrend,
so liegt eine chronische Tonsillitis vor.
Meist sind die Tonsillen dann etwas ver-
härtet und mit ihrem Untergrund durch

die ständigen Infektionen stärker verhaf-
tet. Im Kieferwinkel können sich dabei
Lymphknoten vergrößern.

So hilft der Arzt

Eine Mandelentzündung sollte immer behandelt werden, um spätere Komplikationen wie lokale Abszessbildungen, Nieren-,
Herz- und Gelenkentzündungen zu vermeiden. Gehen Sie daher zum Arzt, wenn
Ihr Kind Halsschmerzen hat – besonders
wenn es gleichzeitig fiebert und sich generell krank fühlt. Zunächst wird untersucht, ob es sich um eine Bakterien- oder
eine Virusinfektion handelt. Im ersten Fall
verschreibt der Arzt wahrscheinlich für
mehrere Tage ein Antibiotikum, das Ihr
Kind auch dann noch einnehmen muss,
wenn die Krankheitszeichen schon verschwunden sind. Schmerzmittel machen
die Krankheit erträglicher. Bei einer viralen
Entzündung helfen dieselben Maßnahmen
wie bei Halsschmerzen (siehe Seite 109).

Was Sie selbst tun können

So können Sie die Beschwerden lindern:
› Quark-Halswickel (siehe Seite 65) wirken
  abschwellend und schmerzlindernd.
› Bei Fieber helfen Wadenwickel, um die
  Temperatur zu senken (siehe Seite 62).
› Achten Sie darauf, dass Ihr Kind viel trinkt,
  zum Beispiel warme Hühnerbrühe und
  Apfelsaft, die zusätzlich Energie liefern.
› Kalte Getränke und Eiswürfellutschen kön-
  nen Schmerzen lindern.
› Saure Bonbons fördern die Produktion
  von Speichel, der eine leicht desinfizie-
  rende Wirkung hat.

PERITONSILLAR-ABSZESS

Im Rahmen einer Mandelentzündung kann sich in seltenen Fällen ein Abszess hinter oder seitlich der Mandel bilden. Die betroffenen Kinder haben starke Schluckbeschwerden und können den Mund bei der Untersuchung nicht richtig öffnen. Ihre Kiefer-Lymphknoten sind schmerzhaft geschwollen, ebenso wie der weiche Gaumen, der auch vorgewölbt ist (meist einseitig). Diagnostiziert der Arzt einen Peritonsillar-Abszess, wird er Ihr Kind zum Hals-Nasen-Ohren-Arzt schicken. Neben einer hochdosierten antibiotischen Therapie und der Eröffnung des Abszesses müssen gegebenenfalls die Mandeln entfernt werden.

> Verwöhnen Sie Ihr Kind auch, indem Sie ihm seine Lieblingsspeisen machen. Achten Sie dabei darauf, dass das Essen möglichst weich und nur lauwarm ist und angenehm schmeckt.

Empfehlungen der Naturheilkunde

Ein lauwarmer oder kalter Kamillen- oder Salbeitee (siehe ab Seite 68) eignet sich hervorragend als desinfizierende und schmerzlindernde Gurgellösung. Am besten lassen Sie ihr Kind stündlich damit gurgeln. Isländisch-Moos-Pastillen aus der Apotheke beruhigen die gereizten Schleimhäute.

Seitenstrangangina

SYMPTOME

> Halsschmerzen
> Schluckbeschwerden
> Eventuell Fieber
> Gelegentlich Ohrenschmerzen
> Kopfschmerzen

Bei der Seitenstrangangina entzünden sich, ausgelöst durch eine Bakterien- oder Vireninfektion, die Lymphfollikel an der seitlichen Rachenhinterwand. Die Krankheit tritt gehäuft bei Kindern und Jugendlichen auf, denen die Mandeln entfernt wurden. Wenn Sie Ihrem Kind in den Hals schauen, können Sie die Seitenstränge manchmal sehen. Sie liegen seitlich an der Rachenhinterwand und bilden dort einen länglichen, rötlichen Wulst.

So hilft der Arzt

Hat Ihr Kind starke Halsschmerzen, obwohl es keine Mandeln mehr hat, sollten Sie mit ihm zum Arzt gehen. Nach der Diagnosestellung verschreibt er in der Regel ein Schmerzmittel, welches die Symptome lindert. Bei einer bakteriellen Infektion ist möglicherweise zusätzlich ein Antibiotikum erforderlich, um die Krankheitserreger abzutöten.

Was Sie selbst tun können

Um Ihr Kind zu unterstützen, empfehlen sich dieselben Haus- und Naturheilmittel wie bei einer Mandelentzündung (siehe Seite 112).

113

Erkrankungen der Mundhöhle

SYMPTOME

› Schmerzhafte Bläschen im Mund, manchmal auch um den Mund
› Beläge auf der Zunge oder Wangenschleimhaut
› Spaltbildung an der Lippe und/oder Kiefer und/oder Gaumen

Beläge und Entzündungen im Mundraum stören nicht nur beim Essen und Trinken, sondern können auch sehr unangenehme Schmerzen verursachen. Die im Folgenden genannten sind die häufigsten Mundentzündungen im Kindesalter.

› Aphthen: Die kleinen, schmerzhaften Schleimhautdefekte finden sich besonders an der Zunge und im Wangenbereich. Sie entstehen beispielsweise durch kleine Verletzungen, Nahrungsmittel oder eine Infektion mit Herpes-simplexbeziehungsweise Coxsackie-Viren. In seltenen Fällen können sie auch Zeichen für eine chronisch-entzündliche Darmerkrankung sein (siehe Seite 145).

› Mundfäule: Bei der ebenfalls durch Coxsackie- oder Herpes-simplex-Viren verursachten Mundfäule (Stomatitis aphthosa) sind die gesamte Mundhöhle und das Zahnfleisch fünf bis zehn Tage entzündet. Gleichzeitig bilden sich häufig Bläschen im Mund, das Zahnfleisch blutet leicht und das Kind hat Fieber. Mundfäule klingt innerhalb einiger Tage von selbst wieder ab. Das Hauptproblem ist daher, dass die Kinder nichts mehr essen wollen. Je kleiner sie sind, desto schwieriger ist es, ihnen genug Flüssigkeit einzuflößen. Daher sind schmerzstillende Salben hier besonders wichtig.

› Mundsoor: Der Mundpilz mit weißlichen Belägen auf der Zunge und der Wangenschleimhaut, die sich nicht abkratzen lassen und Schwierigkeiten beim Essen bereiten können, sind besonders im Säuglingsalter häufig. Denn zu diesem Zeitpunkt ist die lokale Abwehr noch nicht genügend ausgebildet. Kinder mit Mundsoor trinken manchmal schlecht.

› Mundwinkel-Rhagaden: Bei hautempfindlichen Kindern können andauernde Feuchtigkeit, Nahrungsreste und bakterielle Besiedlung zu schmerzhaften Einrissen der Mundwinkel führen (Faulecken, Mundwinkel-Rhagaden).

› Andere Mundhöhlenverletzungen: Besonders problematisch sind Pfählungsverletzungen, die entstehen, wenn ein Kind mit einem Stift im Mund hinfällt und sich am Gaumen verletzt. Hier ist manchmal ein operativer Eingriff erforderlich. Weniger schwerwiegend ist das Einreißen des Oberlippenbändchens beim Sturz auf den Mund. Das blutet anfans zwar stark, heilt aber von alleine.

› Selten kommen Kinder mit einer Lippen-Kiefer-Gaumenspalte zur Welt. Je nach Ausprägung kann aber auch nur die Lippe oder der Gaumen betroffen sein. Kinder mit einer Lippen-Kiefer-Gaumenspalte werden nach Geburt rasch mit einer Gaumenplatte versorgt, da bei ih-

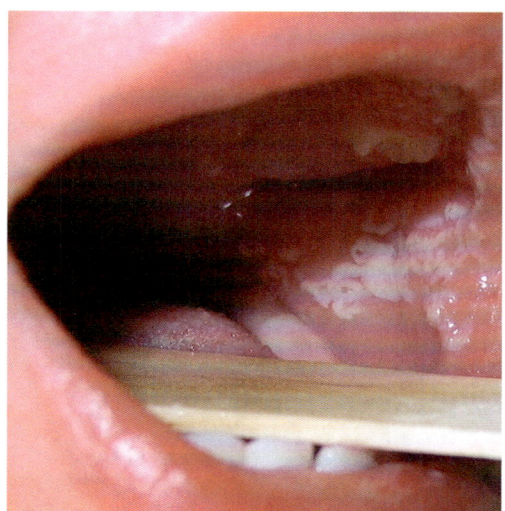

Deutlich sichtbare weiße Beläge auf der Wangenschleimhaut deuten auf Mundsoor hin.

nen das Trinken erschwert ist. Falls erforderlich wird meist schon nach drei Monaten die Oberlippe verschlossen. Im zweiten Lebensjahr folgt der Verschluss des weichen, mit zwei bis drei Jahren dann der des harten Gaumens. Die Operationsergebnisse sind in der Regel sehr gut. Bei den betroffenen Kindern ist besonders auf das Hörvermögen und die Sprachentwicklung zu achten.

So hilft der Arzt

Wenn Sie Veränderungen, Verletzungen oder Verätzungen an der Mundschleimhaut Ihres Kindes entdecken, sollten Sie mit ihm zum Arzt, vor allem wenn es krank wirkt, fiebert oder nicht genügend trinkt. Schmerzstillende Salben wirken lindernd und können dazu beitragen, dass das Kind

besser isst und trinkt, während die Entzündung abklingt. Bei Mundsoor verschreibt der Arzt Antimykotikum. Dieses Medikament sollte auch nach Abklingen der Symptome noch einige Tage weitergegeben werden, damit der Pilz ganz verschwindet. Bei Mundfäule werden in Ausnahmefällen Medikamente eingesetzt, welche die Virusausbreitung verhindern sollen.

Was Sie selbst tun können

› Achten Sie darauf, dass Ihr Kind immer genügend trinkt.
› Vor allem saure, zu kalte und zu warme Speisen brennen im Mund. Ideal sind jetzt lauwarme Suppen, möglichst ungesalzen, Breie und Pudding.
› Regelmäßige Säuberung nach dem Essen, Pflege mit Pasten oder schleimhautverträglichen Salben bringen Mundwinkel-Rhagaden zum Abheilen.
› Leidet ein Stillkind an Mundsoor, sollte auch die Mutter behandelt werden. Besprechen Sie dies mit Ihrer Hebamme, Ihrem Kinderarzt oder Gynäkologen.
› Bedenken Sie auch, dass tägliches Auskochen von Schnullern und Nuckelflaschen möglichen Soorbefall zu vermindern hilft.
› Geben Sie Ihrem Kind bei Soor keine zuckerhaltigen Getränke, auch keine Säfte, weil Zucker das Pilzwachstum fördert.

Empfehlungen der Naturheilkunde

Spülungen mit kühlem Kamillen- oder Salbeitee können Linderung verschaffen. Betupfen Sie die wunden Stellen mehrmals täglich mit Thymiantee. Auch hierbei gilt: regelmäßig Hände waschen.

Schnupfen

SYMPTOME

› Anfänglich Niesreiz
› Übermäßige Empfindsamkeit der Nasenschleimhaut (einige Stunden)
› Wässriger Schnupfen
› Verstopfte Nase
› Rötung des Naseneingangs
› Später eingedicktes Sekret (bei einer bakteriellen Infektion eitrig)

Die mit Schleimhaut und Flimmerhärchen ausgekleideten Nasengänge stellen die erste Abwehrbarriere gegen Viren, Bakterien, Schmutz und Zigarettenrauch dar. Denn die Flimmerhärchen transportieren die durch das Nasensekret eingeschleimten Fremdstoffe wieder in Richtung Nasenausgang. Ist die Nase sehr trocken, funktionieren die Abwehrvorgänge nicht und eine Infektion hat leichteres Spiel. Dasselbe gilt, wenn es kalt ist und die Flimmerhärchen deshalb weniger beweglich sind. Eine mögliche Folge: Schnupfen (Rhinitis), der meistens über Tröpfcheninfektion von Viren verursacht wird, und dem nicht selten Husten oder ein anderer Infekt der oberen Luftwege folgen.

In der Regel dauert ein Schnupfen etwa sieben bis zehn Tage. Er beginnt meist zunächst mit Niesen, dann fängt die Nase an zu laufen, wird rot und geschwollen. Mit der Zeit wird das Sekret immer dicker und das Kind bekommt immer schlechter Luft. Besonders Säuglinge werden dadurch stark beeinträchtigt. Sie haben nicht nur engere Atemwege und atmen fast ausschließlich durch die Nase, sondern müssen beim Trinken auch noch das Saugen, Atmen und Schlucken koordinieren. Nicht selten ist daher eine Trinkschwäche Folge eines Schnupfens.

So hilft der Arzt

Hält ein Schnupfen lange an, könnte eine Allergie, eine Nasennebenhöhlenentzündung oder ein Fremdkörper in der Nase, zum Beispiel eine Erbse oder ein kleines Spielzeug, dahinter stecken. Letzteres sollte vor allen bei einseitigem eitrigem, übel riechendem Schnupfen untersucht werden. Auch Polypen (siehe Seite 111) können Dauerschnupfen verursachen, weil die Atemwege in der Nase behindert sind. Sie sollten daher immer zum Arzt gehen, wenn Ihr Kind ständig Schnupfen hat oder ein eitriger Schnupfen ungewöhnlich lang andauert. Besonders wichtig ist dies, wenn Ihr Kind noch ein Säugling ist und die eingeschränkte Nasenatmung das Trinken behindert.

Manchmal empfiehlt der Arzt bei einem Schnupfen abschwellend wirkende Nasentropfen. Diese sollten Sie Ihrem Kind jedoch immer nur über einen kurzen Zeitraum geben, maximal sieben Tage am Stück. Denn die Tropfen trocknen die Nasenschleimhaut aus und können so die Schleimhaut schädigen. Bei häufigem Gebrauch wird die Funktionsfähigkeit der Selbstreinigung in der Nase stark eingeschränkt und manchmal entsteht sogar eine Abhängigkeit. Nach Absetzen der

Tropfen oder des Sprays kommt es dann zu einer vermehrten Durchblutung und Schwellung in der Nasenschleimhaut, die erneut die Anwendung nötig macht.
Bei Verdacht auf eine Allergie wird der Arzt die entsprechende Diagnostik einleiten. Bei Unklarheiten wird er Ihr Kind an den Hals-Nasen-Ohren-Arzt überweisen.

Was Sie selbst tun können

Da im Normalfall außer Nasentropfen keine Medikamente verabreicht werden, helfen Sie Ihrem Kind am besten, indem Sie für ein angenehmes Raumklima sorgen und die mit dem Schnupfen einhergehenden Beschwerden zu lindern versuchen.

› Achten Sie auf genügend frische Luft (Stoßlüften) und eine rauchfreie Wohnung. Feuchte Tücher auf der Heizung oder dem Wäscheständer erhöhen die Luftfeuchtigkeit.
› Bieten Sie Ihrem Kind viel Flüssigkeit an. Es ist wichtig, dass es jetzt viel trinkt.
› Mit Kochsalztropfen oder Meersalzlösungen aus der Apotheke oder dem Drogeriemarkt können Sie die Nase freispülen oder Sie stellen selbst entsprechende Nasentropfen her (siehe Seite 66). Beim Säugling können auch spezielle Nasensauger aus der Apotheke helfen.
› Wenn Sie noch stillen, können Sie mehrmals am Tag etwas Muttermilch in die Nase des Babys träufeln. Sie wirkt lokal antientzündlich.
› Cremen Sie Oberlippe und Nasenlöcher Ihrer Tochter oder Ihres Sohnes mit Vaseline ein, um Rötungen und Reizungen der Haut zu vermeiden.

› Möchten Sie einen extra Nasenbalsam benutzen, müssen Sie darauf achten, dass er sich für das Alter Ihres Kindes eignet. Erkundigen Sie sich beim Arzt oder in der Apotheke.

Empfehlungen der Naturheilkunde

Bei älteren Kindern befreit ein Kamillendampfbad die Nase und wirkt zugleich antientzündlich. Gießen Sie dafür einen Esslöffel Kamillenblüten mit etwa einem Liter heißem Wasser auf.

RICHTIG NASEPUTZEN

Erklären Sie Ihrem Kind, wie es richtig die Nase putzt. Kleine Kinder schnäuzen häufig mit zu viel Kraft und atmen ebenso heftig wieder durch die Nase ein. Dadurch kann das Sekret in Richtung Mittelohr getrieben werden und eine Mittelohrentzündung verursachen. Besser ist es, wenn Sie Ihrem Kind beim Schnäuzen jeweils ein Nasenloch zuhalten, bis es das Naseputzen beherrscht. Lassen Sie beim Säugling oder Kleinkind die Nase laufen und wischen das Sekret nur sanft mit dem Taschentuch ab. »Überfallen« Sie Ihr Kind dabei aber nicht. Wie wir Erwachsene finden auch Kinder es nicht angenehm, wenn jemand ohne Ankündigung und kommentarlos in ihrem Gesicht herumwischt. Sagen Sie Ihrem Kind daher, was Sie vorhaben.

Nasennebenhöhlen-entzündung

SYMPTOME

> Nasale Sprache
> Schmerzen im Bereich der entzündeten Nasennebenhöhle
> Stirnkopfschmerz, besonders beim Bücken nach vorn
> (Nächtlicher) Husten
> Eventuell Schnupfen und Fieber
> Gegebenenfalls Geruchsein-schränkung
> Gesichtsschwellung über der betroffenen Nasennebenhöhle und Schwellungen um die Augen

Die Nasennebenhöhlen umfassen die Stirnhöhlen, Kieferhöhlen, Keilbeinhöhlen und Siebbeinzellen. Eine Entzündung (Sinusitis) im Rahmen einer bakteriell oder viral verursachten Erkältung treten in der Regel erst ab dem Schulalter auf. Im Kleinkindalter sind die Nebenhöhlen häufig noch verschlossen und Entzündungen daher selten. So öffnen sich die zu den Nasennebenhöhlen zählenden Kiefer- und Keilbeinhöhlen etwa ab dem vierten, die Stirnhöhlen sogar erst ab dem sechsten Lebensjahr. Allenfalls eine Entzündung der Siebbeinzellen kann bereits im Säuglingsalter auftreten, in den meisten Fällen aber kommt auch sie erst ab dem zweiten Lebensjahr vor. In sehr seltenen Fällen kann sich daraus eine Hirnhautentzündung (siehe Seite 258) entwickeln. Extrem

selten ist die Mitbeteiligung der nahe liegenden Augenhöhle.

Bemerkbar macht sich die Sinusitis unter anderem durch gelblich grünen zähen Schleim. Oft tut dem Kind der Kopf weh, vor allem wenn es sich nach vorn beugt. Der zähe Schleim verursacht, weil er an der Rachenhinterwand entlangläuft, überdies häufig Reizhusten. Vor allem vor dem Einschlafen und nach dem Aufwachen muss das Kind husten. Der im Rachen herunterlaufende Schleim kann darüber hinaus chronischen Husten verursachen (sogenanntes Sinubronchiales Syndrom). Läuft das Sekret ins Mittelohr, kann sich auch dieses entzünden.

Wird die Nebenhöhlenentzündung von Viren verursacht, hält sie etwa ein bis zwei Wochen an. Ihr Verlauf ähnelt einem starken Schnupfen und wird auch so behandelt. Eine bakterielle Entzündung dagegen erfordert oft den Einsatz von Antibiotika.

So hilft der Arzt

Hat Ihre Tochter oder Ihr Sohn heftigen Schnupfen, klagt das Kind über Kopfschmerzen, hustet es abends und morgens stark, kann es kaum mehr riechen und sind eventuell sein Gesicht und die Augenpartie geschwollen, sollten Sie einen Termin beim Kinderarzt ausmachen.

In vielen Fällen reichen Inhalationen oder nasale Spülungen mit Kochsalz, schleimlösende Medikamente und abschwellende Nasentropfen aus, um die Beschwerden zu lindern. Gelegentlich sind darüber hinaus aber auch schmerzstillende, antientzündliche Medikamente erforderlich. Ein

Antibiotikum ist besonders begründet bei einer lang anhaltenden oder fieberhaften und mehrtägigen Sinusitis mit eitrigem Schnupfen. Bei Zeichen einer schwer verlaufenden Sinusitis ist die Vorstellung beim Hals-Nasen-Ohren-Arzt, möglicherweise sogar eine stationäre Behandlung erforderlich. Zur Klärung ist dann eine Rhinoskopie (Untersuchung des Naseninneren mit Spekulum oder Endoskop) nötig, sehr selten eine Computertomographie (CT). Treten Nasennebenhöhlenentzündungen gehäuft auf, kann sich dahinter eine Allergie, eine Funktionsstörung der Flimmerhärchen tragenden Zellen (Ziliendyskinesie), eine Mukoviszidose oder eine Immunstörung verbergen. Auch dies sollte unbedingt abgeklärt werden.

Was Sie selbst tun können

Abgesehen von den Empfehlungen des Arztes beziehungsweise dem Verabreichen von Medikamenten helfen Sie Ihrem Kind durch folgende Maßnahmen:

› Lassen Sie Ihre Tochter oder Ihren Sohn viel trinken, damit das Sekret möglichst flüssig bleibt.
› Erhöhen Sie die Luftfeuchtigkeit im Schlafzimmer durch feuchte Tücher auf der Heizung oder auf einem Wäscheständer. Lassen Sie, wenn möglich, nachts das Fenster geöffnet (optimale Temperatur: circa 15 °C).
› Ist Ihr Kind groß genug und dazu bereit, können Nasenspülungen helfen, die Nase von dem anfallenden Schleim befreien. Entsprechende Sets erhalten Sie in der Apotheke. Dort erklärt man Ihnen auch, wie Sie das Gerät anwenden.

› Wenn es Ihrem Kind angenehm ist, können Sie auch eine Rotlichtbehandlung durchführen. Dazu setzen Sie sich mit dem Kind dreimal täglich fünf bis zehn Minuten vor eine Rotlichtlampe (Schutzbrille, Abstand: etwa 50 Zentimeter).

Empfehlungen der Naturheilkunde

Ein heißer Kamillendampf befreit die Nase und lindert die Entzündung. Dazu übergießen Sie einen Esslöffel Kamillenblüten aus der Apotheke mit etwa einem Liter heißem Wasser. Achten Sie darauf, dass der Inhaliertopf nicht umfallen kann. Stellen Sie ihn am besten ins Waschbecken und halten Sie Ihrem Kind die Hände fest, wenn es noch kleiner ist.

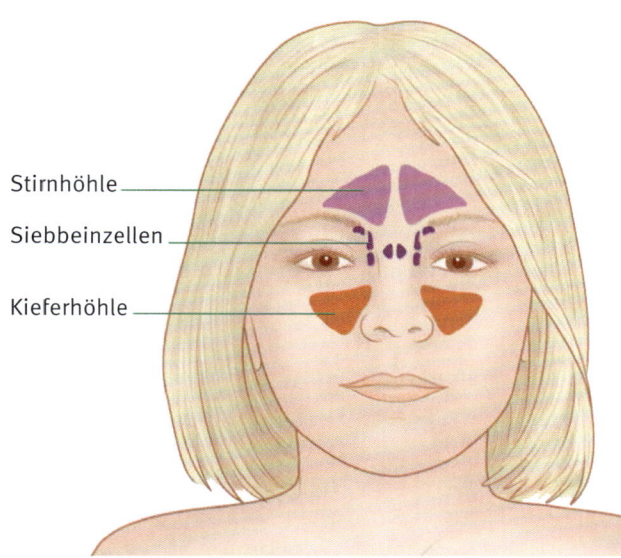

Stirnhöhle

Siebbeinzellen

Kieferhöhle

Wenn sich ab dem Schulalter die Nasennebenhöhlen öffnen, können sich Entzündungen im gesamten Bereich ausbreiten.

Ohrenschmerzen

SYMPTOME

›Schmerzen am Ohr oder seitlich
am Kopf
›Druckschmerz am Gehörgangseingang
(Tragusdruckschmerz)
Beim Säugling:
›Unruhe, Schreien

Plötzliche Ohrenschmerzen (Otalgie) sind
meist Ausdruck einer akuten Mittelohrentzündung (siehe Seite 121). Mitunter handelt es sich aber auch um eine Entzündung
des äußeren Gehörganges (siehe Seite 123).
Ist Ihr Kind noch zu klein ist, um Ihnen zu
sagen, wo es wehtut, drücken Sie vorsichtig
auf seinen Gehörgangseingang. Reagiert es
mit einer schmerzhaften Abwehrbewegung,
sind wahrscheinlich Gehörgang oder
Trommelfell entzündet.

So hilft der Arzt

Kinder mit Ohrenschmerzen sollten immer
zum Arzt. Nach einer gründlichen Untersuchung der Ohren wird entschieden, ob
neben schmerzstillenden Medikamenten
weitere Maßnahmen erforderlich sind,
wie die Gabe eines Antibiotikums oder
die Vorstellung beim HNO-Arzt. Meist
verschreibt der Kinderarzt auch abschwellende Nasentropfen, die den Druck vom
Ohr nehmen. Aus homöopathischer Sicht
wird gerne ein Komplexmittel eingesetzt,
das Echinacea purpurea, Chamomilla recutita und Sambucus nigra enthält.

Was Sie selbst tun können

Gegen Schmerzen helfen diese Hausmittel:
› Wärme wirkt oft Wunder. Falls es dem
Kind guttut, sollte es sich daher mit dem
entzündeten Ohr auf eine in ein Handtuch
gewickelte Wärmflasche legen.
› Reagiert Ihr Kind positiv auf Wärme, können Sie es auch mit Rotlichtbestrahlung
versuchen. Setzen Sie sich dazu mit dem
Kind dreimal täglich in einem Abstand von
einem halben Meter fünf bis zehn Minuten
vor eine Rotlichtlampe. Sofort abbrechen,
falls die Beschwerden zunehmen.
› Legen Sie ein Zwiebelsäckchen auf das
betroffene Ohr (siehe Seite 66).

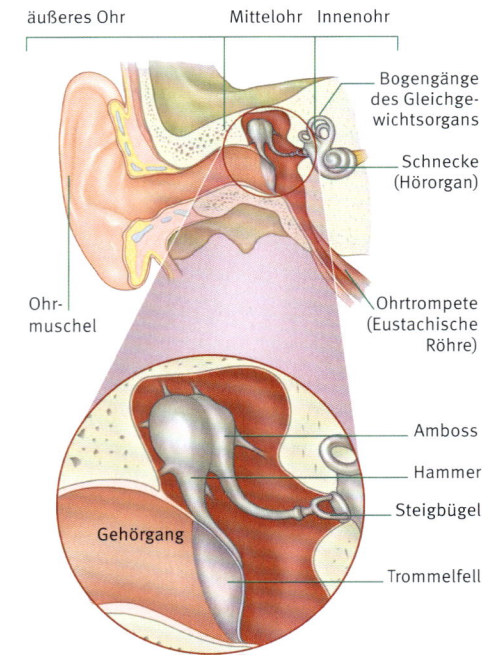

äußeres Ohr   Mittelohr   Innenohr

Bogengänge
des Gleichge-
wichtsorgans

Schnecke
(Hörorgan)

Ohr-
muschel

Ohrtrompete
(Eustachische
Röhre)

Amboss

Hammer

Steigbügel

Gehörgang

Trommelfell

Unser Hörorgan setzt sich aus Außen-, MIttel-
und Innenohr zusammen.

Mittelohrentzündung

SYMPTOME

Beim Säugling
› Unruhe
› Schreien
› Nahrungsverweigerung
› Erbrechen
› Fieber

Beim größeren Kindern
› Ohrenschmerzen
› Tragus-Druckschmerz
› Fieber
› Ausfluss aus dem Ohr
  (eitrig oder klarsichtig)
› Hörminderung

Fast jedes Kind erleidet in seinem Leben zumindest eine Mittelohrentzündung (Otitis media). Die Tube, die Rachenraum und Innenohr verbindet, ist in jungen Jahren sehr kurz und eng und schwillt daher bei einem Infekt der oberen Atemwege rasch zu. Sekret und Eiter stauen sich im Mittelohr, das Trommelfell rötet sich und es entstehen massive Ohrenschmerzen. Oft beginnen die Schmerzen im Schlaf und sind dann so stark, dass das Kind davon erwacht. Größere Kinder weinen und fassen sich ans wehe Ohr, kleinere schütteln den Kopf hin und her. Babys trinken häufig auch schlecht, sind unruhig und haben mitunter Fieber. Besonders auffallend ist in diesem Alter aber das weinerliche Verhalten oder schmerzhafte Schreien der Kinder.

Mittelohrentzündungen sind meist viral bedingt, gelegentlich aber kommt es zur zusätzlichen Infektion mit Bakterien. Genauso kann auch von Beginn an ein bakterieller Erreger hinter einer Entzündung stehen.

Eine Mittelohrentzündung kann einmalig auftreten, ständig wiederkehren oder sogar chronisch verlaufen. Man sollte sie nicht nur wegen ihrer Schmerzen ernst nehmen, sondern auch um mögliche Komplikationen wie Hörstörungen, Schwindel, Knochenentzündungen und Gehirnabszesse so früh wie möglich zu erkennen und entsprechend zu behandeln.

OHRENSCHMERZEN VORBEUGEN

Als Eltern können Sie von Anfang an dazu beitragen, Ihr Kind vor häufigen Mittelohrentzündungen zu schützen.

› Stillen Sie in den ersten Lebensmonaten ausschließlich.
› Sorgen Sie für eine rauchfreie Umgebung.
› Bei älteren Kindern schützen xylitolhaltige Kaugummis nicht nur vor Kariesbefall. Sie vermindern auch die Gefahr einer akuten Mittelohrentzündung.
› Generell gilt: Je weniger Infekte ein Kind durchmacht, umso niedriger ist auch die Gefahr einer Mittelohrentzündung. Überbehüten Sie Ihr Kind aber deswegen nicht.

So hilft der Arzt

Ohrenschmerzen sollten immer ärztlich abgeklärt werden, gerade wenn sie mit einem Infekt der oberen Atemwege einhergehen. Nach einer eingehenden Untersuchung wird der Arzt normalerweise ein Schmerzmittel verordnen. Altersentsprechende abschwellende Nasentropfen können die Belüftung des Mittelohres verbessern und zusätzlich die Schmerzen lindern. Sie dürfen aber nicht länger als eine Woche am Stück gegeben werden. Dies ist in der Regel auch überhaupt nicht nötig. Denn rechtzeitig behandelt, verschwinden die Ohrenbeschwerden meist innerhalb von drei Tagen.

In den ersten sechs Lebensmonaten wird häufig aus Sicherheitsgründen ein Antibiotikum eingesetzt. Doch je älter die Kinder sind, umso zurückhaltender wird heutzutage die antibiotische Therapie gehandhabt. Voraussetzung für den Verzicht auf diese Mittel ist, dass die Beschwerden bis zum Abklingen engmaschig vom Arzt begleitet werden. Bei Verschlechterung kann dann immer noch ein Antibiotikum gegeben werden.

Was Sie selbst tun können

Sie können bei einer Mittelohrentzündung alle Maßnahmen anwenden, die auch bei Ohrenschmerzen helfen (siehe Seite 120).

MASTOIDITIS UND CHOLESTEATOM

Wenn Sie hinter dem Ohr Ihres Kindes eine teigige, gerötete Schwellung entdecken und/oder das Ohr plötzlich absteht (meist sind diese Auffälligkeiten mit Ohrenschmerzen und Fieber verbunden und eine mögliche Folge einer Mittelohrentzündung), sollten Sie umgehend den Kinderarzt aufsuchen. Denn die Symptome können ein Hinweis sein, dass sich die Entzündung auf die Kochen ausgebreitet hat (Mastoiditis). In diesem Fall muss das Kind sofort stationär von einem Hals-Nasen-Ohren-Arzt behandelt werden, weil eine antibiotische Therapie und eventuell sogar eine operative Eröffnung des Knochens erforderlich ist.

Eine weitere Komplikation von Mittelohrentzündungen ist das Cholesteatom. Hier kommt es bei einer chronischen Mittelohrentzündung mit randständiger Trommelfellperforation zu einer knochenzerstörenden Entzündung im Mittelohrbereich. Das geschieht wie folgt: Durch den Trommelfelldefekt können Zellen des äußeren Gehörganges ins Mittelohr einwachsen, dort zu einer chronischen Entzündung führen und so das Cholesteatom bilden. Durch dessen Wachstum sind besonders das Innenohr, aber auch das Gehirn gefährdet. Häufig ist ein Cholesteatom bei der Untersuchung des Trommelfells erkennbar. Es muss dann operativ entfernt werden.

Entzündung des äußeren Gehörgangs

SYMPTOME
› Rötung des Gehörgangs
› Schmerzen, Tragus-Druckschmerz
› Juckreiz
› Manchmal Schwerhörigkeit
› Manchmal Ausfluss und Schwellung

Bakterien, Viren und Fremdkörper, aber auch Verletzungen, wie sie zum Beispiel beim unvorsichtigen Reinigen der Ohren mit Wattestäbchen entstehen können, verursachen zuweilen Entzündungen im äußeren Gehörgang (Otitis externa). Auch Schwimmer sind häufig betroffen, weil ihr Gehörgang regelmäßig feucht ist.
Das entzündete Ohr schmerzt und juckt, manchmal fließt auch Sekret heraus oder das Kind hört schlechter. Dies klingt aber nach der Behandlung wieder ab.

So hilft der Arzt

Klagt Ihr Kind über Schmerzen, Juckreiz oder Druck in den Ohren und/oder hört es schlechter als sonst, sollten Sie es vom Arzt untersuchen lassen. Bei einem leichten Befund verordnet er antientzündliche Tropfen, die direkt ins Ohr geträufelt werden und die Beschwerden meist nach zwei bis drei Tagen abklingen lassen. Bei einem ausgeprägten Befund überweist der Kinderarzt Ihre Tochter oder Ihren Sohn zum Hals-Nasen-Ohren-Arzt. Dieser reinigt in der Regel das Ohr, legt einen mit antientzündlichen Medikamenten (Cortison und Antibiotikum) getränkten Gazestreifen ein und kontrolliert den Befund bis zum vollständigen Abklingen.

Was Sie selbst tun können

Neben den Selbsthilfemaßnahmen, die Sie auch bei allgemeinen Ohrenschmerzen anwenden können (siehe Seite 120), gilt:
› Hat sich Ihr Kind schon einmal infiziert, sollten Sie zukünftig darauf achten, dass die Gehörgänge nach dem Haarewaschen und Schwimmen gründlich getrocknet werden. Das geht zum Beispiel gut mit nicht zu heißer Föhnluft mit aussreichend Abstand des Föhns zum Ohr.
› Vorsicht beim Reinigen des Gehörganges mit Wattestäbchen. Verwenden Sie für Kinder nur spezielle Sicherheitsohrenstäbchen mit dickeren »Köpfchen«.

OHRENSCHMALZ

Ohrenschmalz wird von speziellen Drüsen abgesondert, befeuchtet die Haut und schützt den äußeren Gehörgang. Allerdings kann es sich verhärten und den Gehörgang vollständig verlegen. Es entsteht ein Ohrenschmalzpfropf, der eine scheinbare Hörstörung zur Folge haben kann. Auch beim Reinigen des Ohres mit Ohrstäbchen kann ein Ohrenschmalztopf entstehen, weil das Ohrenschmalz immer wieder zurück in den Gehörgang gedrückt wird.

Paukenerguss

SYMPTOME

› »Völlegefühl« im Ohr
› Wechselnd starke Hörstörung

Ein Paukenerguss (Mucoserotympanon) ist im Kindesalter keine Seltenheit. Bei vielen Kindern verschließen vergrößerte Polypen (siehe Seite 111) den Eingang zum Mittelohr, wodurch sich bei einem Infekt der oberen Atemwege Flüssigkeit in der Paukenhöhle des Mittelohres ansammeln kann. Davon abgesehen kann auch das Mittelohr selbst vermehrt Sekret produzieren. Staut sich das zähe Sekret, wird die Schallleitung zum Innenohr behindert und das Hörvermögen sowie der Gleichgewichtssinn merklich beeinträchtigt. Bei kleinen Kindern kann die »Schwerhörigkeit« zudem Folgen für die altersgemäße Sprachentwicklung haben (siehe Seite 32), vor allem bei einer bereits bestehenden Sprachentwicklungsverzögerung.

So hilft der Arzt

In der Regel heilen Paukenergüsse von alleine wieder ab. Trotzdem sollten Sie mit Ihrem Kind zum Arzt gehen, wenn Sie das Gefühl haben, dass es nicht gut hört. Der Arzt kann herausfinden, ob das Problem durch eine Infektion verursacht wurde oder ob es sich um eine generelle Hörstörung handelt (siehe Seite 125). Abschwellende Nasensprays und schleimlösende Mittel können helfen, den Druck zu lindern. Im Anfangsstadium kann der Arzt zudem versuchen, durch forciertes Tubentraining, zum Beispiel durch das Aufblasen spezieller Luftballons durch die Nase, dem Paukenerguss entgegenzuarbeiten (siehe auch unten). Bleibt dies erfolglos oder besteht der Paukenerguss schon länger, wird er Ihre Tochter oder Ihren Sohn zum Hals-Nasen-Ohren-Arzt überweisen. Dieser kann durch einen Schnitt im Trommelfell (Parazentese) und Absaugen des Sekrets Abhilfe schaffen. Gegebenenfalls legt er in einem chirurgischen Eingriff unter Kurznarkose spezielle Paukenröhrchen ein, welche die Belüftung des Mittelohrs längerfristig sichern. Oft werden dabei auch die vergrößerten Polypen entfernt.

Was Sie selbst tun können

Folgende Maßnahmen unterstützen das Abklingen des Paukenergusses:

› Falls vom Arzt empfohlen, sollten Sie regelmäßig das forciertes Tubentraining durchführen. Dabei hält sich Ihr Kind ein Nasenloch zu und pustet mit dem anderen einen Luftballon auf. Auf diese Weise wird ein Druck in der Nase erzeugt, der den Eingang zur Tube öffnet und sie belüftet.
› Hat Ihr Kind Paukenröhrchen, darf es zwar schwimmen gehen. Auch oberflächliches Tauchen (bis zu 60 Zentimeter Tiefe) ist nicht verboten. Vorsicht aber beim Haarewaschen und in der Badewanne: Shampoo, Seife und Badezusätze vermindern die Oberflächenspannung des Wassers. Dadurch kann das Wasser eher ins Mittelohr hineinfließen.

Hörstörungen

Das Hören ist die wichtigste Sinneswahrnehmung, um sprechen zu lernen, und somit eine entscheidende Voraussetzung für die spätere Kommunikation. Störungen der Hörfunktion haben somit weitreichende Folgen. Eltern sollten daher bei einer Sprachentwicklungsverzögerung frühzeitig das Hörvermögen des Kindes überprüfen lassen.

Gründe für ein eingeschränktes Hörvermögen

Statistisch gesehen kommt eines von tausend Kindern mit einer schweren Hörstörung zur Welt. Daher wird in der Regel bereits beim Neugeborenen bei der U2 durch einen einfachen Hörtest die Hörfähigkeit überprüft (siehe Seite 24). Als mögliche Ursachen für eine früh entstandene oder angeborene Hörstörung gelten:

› seltene Nebenwirkung durch bestimmte Medikamente, die im Rahmen intensivmedizinischer Maßnahmen gegeben werden müssen, wie zum Beispiel bestimmte Antibiotika
› Infektionen der Mutter während der Schwangerschaft
› ein Geburtsgewicht unter 1500 Gramm
› eine bekannte familiäre Schwerhörigkeit
› Fehlbildungen am Ohr

Weil das Hören jedoch ein sehr komplexer Vorgang ist, an dem vom äußeren Ohr über das Trommelfell, das Mittelohr (mit der Knochenkette Hammer, Amboss und Steigbügel) und das Innenohr mit der Schnecke bis zu den Hörnerven, die Hirnstammregion und bestimmte Areale der Hirnoberfläche viele »Stationen« beteiligt sind, können sich auch zu einem späteren Zeitpunkt noch Hörstörungen entwickeln. Gründe dafür können sein:

› Fremdkörper (auch Ohrenschmalz) im Gehörgang
› Mittelohrentzündungen
› Paukenergüsse
› Tubenfunktionsstörungen
› Verletzungen
› Hirnhautentzündung (Meningitis)
› Infektionskrankheiten, wie zum Beispiel Mumps
› Lärmtraumata
› Hörsturz (sehr selten)

Die Behandlung

Entdeckt der Kinderarzt eine Hörstörung, wird er diese bei einem Hals-Nasen-Ohren-Arzt oder einem Facharzte für Sprach-, Stimm- und kindliche Hörstörungen abklären und therapieren lassen, zum Beispiel mithilfe einer Paukendrainage bei einem Paukenerguss.
Bei schweren Hörstörungen ist eine frühzeitige Versorgung mit Hörgeräten wichtig, um die Hörfähigkeit und die Sprachentwicklung des Kindes angemessen zu fördern. Ist das Kind taub, kann der frühzeitige Einbau einer künstlichen Hörschnecke (sogenanntes Cochlea-Implantat) mithelfen, Gehör und Sprache zu entwickeln. Viele hörgeschädigte Kinder können heute die Regelschule besuchen. Das war früher undenkbar.

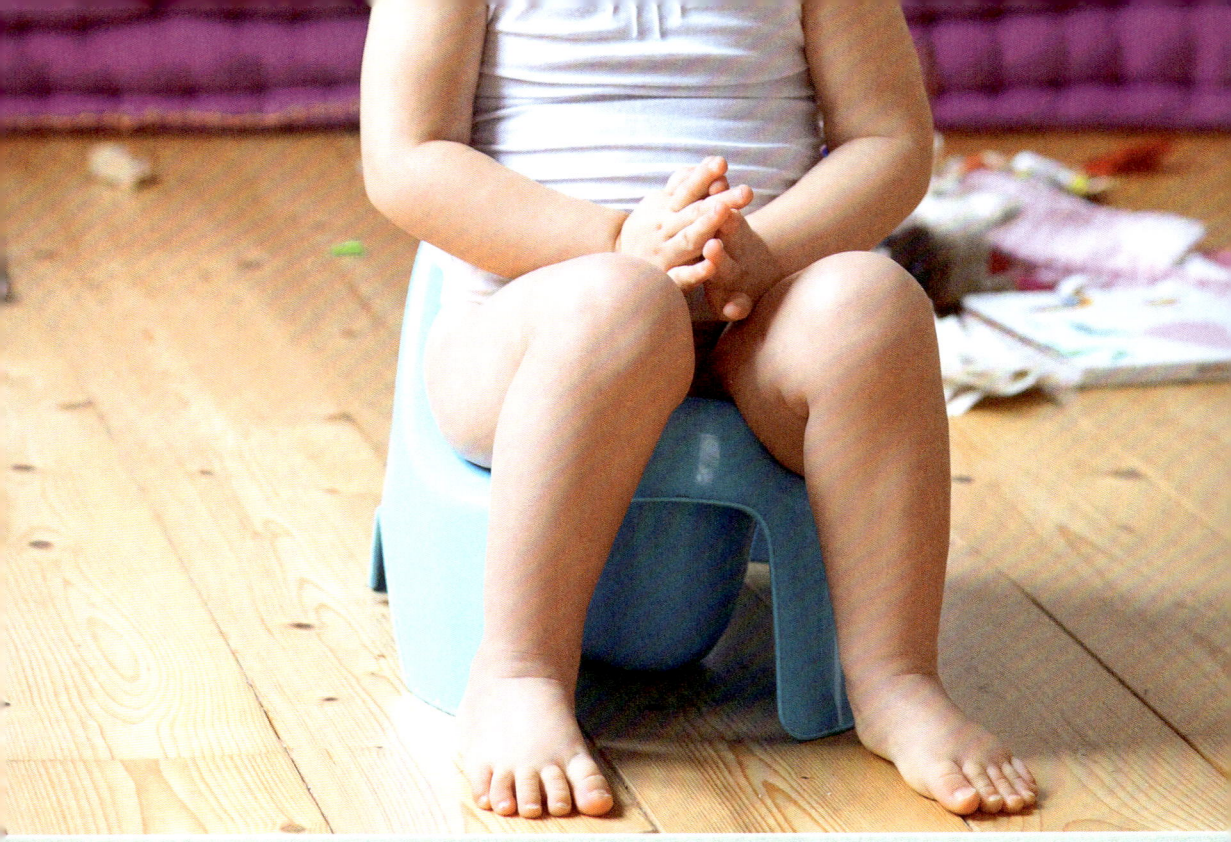

Beschwerden im Verdauungssystem

Um wachsen und gedeihen zu können, braucht Ihr Kind täglich neue Energie und Bausteine für die Zellen. Eine ausgewogene Ernährung sorgt dafür, dass es alles bekommt, was es benötigt.

Die Aufnahme von Nahrung und die Verwertung der darin enthaltenen Nährstoffe sind ein sehr komplexer Vorgang, an dem vom Mund bis zum Enddarm alle Bereiche des Verdauungssystems beteiligt sind. Sehr vereinfacht läuft das Ganze ungefähr so ab:

Zunächst wird die Nahrung im Mund mechanisch zerkleinert. Anschließend wird sie durch Sekrete und Enzyme im Mund und aus der Bauchspeicheldrüse, aus Magen, Galle und im Darm so weit aufgelöst, dass sie die Darmwand passieren kann. Über das Blut und die Lymphe gelangen die kleinen Bausteine, allen voran Zucker, Eiweiß, Fett, Vitamine und Mineralstoffe, in jede einzelne Körperzelle. Im Dickdarm werden währenddessen die unverdaulichen Nahrungsreste mithilfe von Bakterien (Darmflora) vergärt und durch Wasserentzug eingedickt, ehe sie durch den Mastdarm abtransportiert und schließlich als Stuhl ausgeschieden werden. Bei dieser Komplexität verwundert es nicht, dass im Magen-Darm-Trakt viele Probleme auftreten, die sich durch die unterschiedlichsten Symptome bemerkbar machen können – von allgemeinen Bauchschmerzen, Blähungen, Durchfall, Erbrechen und Verstopfung bis hin zu Gedeihstörungen. Was die Sache nicht einfacher macht: Einige dieser Symptome treten nicht nur bei Baucherkrankungen auf. So können sich etwa auch psychische Probleme oder eine eitrige Halsentzündung in Bauchschmerzen äußern, ohne dass eine Erkrankung im Bauchraum vorliegt.

Die häufigsten Beschwerden

Im Neugeborenenalter stehen Blähungen und Verstopfungen im Vordergrund, weil der Darm sich erst an die Nahrung gewöhnen muss. Manchmal besteht auch eine Kuhmilchallergie oder Milchzuckerunverträglichkeit, die unter anderem Durchfall und Blähungen erzeugen können. Selten sind dagegen Fehlbildungen im Magen-Darm-Kanal. Eine vermehrte Fruchtwasseransammlung während der Schwangerschaft kann auf ein Passagehindernis von der Speiseröhre bis zum Darmausgang hinweisen. Manche Kinder werden auch kurz nach der Geburt auffällig: Sie erbrechen viel, ihr Bauch ist stark gebläht oder

sie produzieren keinen Stuhl. Hier ist meist kinderchirurgische Hilfe nötig.

Ab dem zweiten Lebensmonat sind Magenpförtnerkrampf, Reflux und Durchfallerkrankungen Hauptursachen für Magen-Darm-Beschwerden. Im Kindes- und Jugendalter treten eher akuter Durchfall, Erbrechen oder eine Blinddarmentzündung und Unverträglichkeiten auf. Entzündliche Magen-Darm-Erkrankungen wie Colitis ulcerosa und Morbus Crohn (siehe Seite 145) sind zum Glück selten.

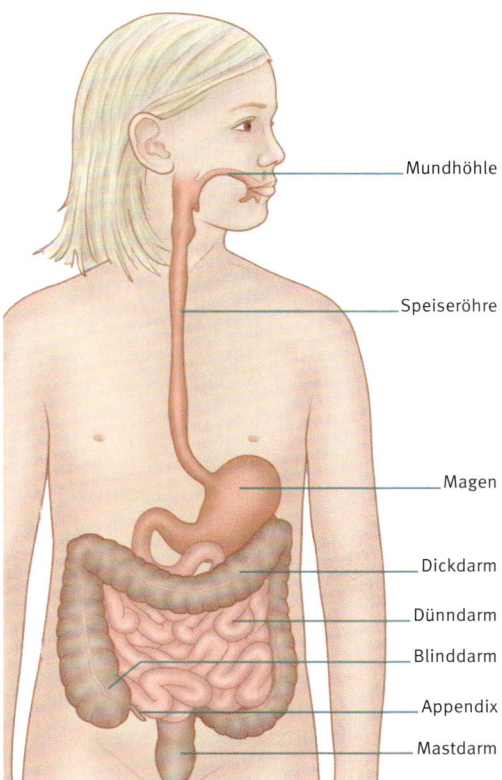

Mundhöhle

Speiseröhre

Magen

Dickdarm

Dünndarm

Blinddarm

Appendix

Mastdarm

Unsere Nahrung muss auf dem Weg durch den Körper eine lange Strecke zurücklegen.

Bauchschmerzen

SYMPTOME

› Je nach Ursache: Dumpfe oder stechende Schmerzen, diffus oder
lokalisiert, akut oder chronisch
› Manchmal verbunden mit anderen
Symptomen

Wenn Ihr Kind über Bauchschmerzen
klagt, sollten Sie dies immer ernst nehmen.
Zwar stecken nicht immer organische Ursachen dahinter. Oft sind die Schmerzen
auch funktionell und die Kinder neigen
unter psychischem Stress (Schule, aufre-
gende Ereignisse) zu vermehrter, krampf-
artiger Darmtätigkeit. Vielleicht hat das
Kind nur zu viel, zu kalt oder zu schnell
gegessen – und das Bauchweh geht schnell
wieder vorüber. Es kann sich aber auch
um eine akute ernste organische Erkrankung handeln, die rasch behandelt werden
muss, wie eine Blinddarm-Entzündung.
Hinzu kommt, dass gerade Kleinkinder
oft einfach sagen: »Mein Bauch tut weh.«
Sie können noch nicht bestimmen, woher
ein Schmerz eigentlich kommt. Deshalb
kann sich hinter den Bauchschmerzen
durchaus eine andere Erkrankung verbergen, wie eine eitrige Mandel- oder eine
beginnende Lungenentzündung.
Bauchschmerzen können aber nicht nur
die unterschiedlichsten Ursachen haben.
Sie können akut beginnen, immer wiederkehren oder sich fast ständig bemerkbar
machen. Mal tut es um den Bauchnabel

herum weh, mal eher weiter entfernt von
der Leibesmitte. Der Schmerzcharakter
kann krampfartig oder dumpf sein. Und
nicht zuletzt kann Bauchweh von verschiedenen anderen Symptomen begleitet werden, wie zum Beispiel Fieber und Brennen
beim Wasserlassen, Halsschmerzen oder
Husten. Eine gute Übersicht finden Sie in
der Tabelle ab Seite 80. Sie soll Ihnen helfen, möglichst schnell zu bestimmen, was
dem Kind fehlt.

So hilft der Arzt

Halten die Bauchschmerzen länger als gewohnt an und/oder sind sie ungewohnt
stark, sollten Sie Ihr Kind vom Arzt untersuchen lassen, um eine ernste Erkrankung
auszuschließen. Dies gilt insbesondere, je
weiter die Schmerzen vom Nabel entfernt
sind, je akuter sie auftreten und je stärker
sie sich äußern. Geben Sie Ihrem Kind
in diesem Fall bis zur Diagnosestellung
nichts mehr zu essen und zu trinken.
Vielleicht ist eine Operation nötig, zum
Beispiel bei einer Blinddarmentzündung,
und dazu muss der Patient einige Stunden
nüchtern sein. Verabreichen Sie ihm auch
kein Schmerzmittel. Dieses könnte die
ursächliche Erkrankung verschleiern und
so die Diagnose erschweren.
Zunächst wird der Arzt nach dem Verlauf
der Erkrankung fragen und Ihr Kind
gründlich untersuchen. Falls erforderlich
analysiert er auch Blut und Urin. Unter
Umständen kann auch eine Ultraschall-
Untersuchung helfen, sich schnellstmöglich ein Bild über die Schwere und die
möglichen Ursachen zu machen.

Gelegentlich muss der Kinderarzt weitere diagnostische Schritte einleiten wie Atemtests bei Verdacht auf eine Laktose- oder Fruktoseunverträglichkeit oder bei einer Infektion mit Helicobacter-Bakterien, die sich auch durch Antigene im Stuhl nachweisen lassen. In seltenen Fällen ist auch eine Magenspiegelung (Gastroskopie) erforderlich. Sobald Klarheit über den Verursacher des Schmerzes besteht, werden entsprechende Maßnahmen eingeleitet.

BAUCHWEHTAGEBUCH

Bei chronischen Bauchschmerzen, die über Wochen und Monate immer wiederkehren, empfiehlt sich, neben der gründlichen Untersuchung ein »Schmerztagebuch« zu führen. Tragen Sie darin genau ein, was Ihr Kind über den Tag verteilt isst und trinkt, wann es Stuhlgang hat, was es am Tag unternimmt, was in der Schule vorgefallen ist, ob es Streit mit Freunden hatte und so weiter. Schreiben Sie außerdem auf, wann Ihr Kind über Bauchschmerzen klagt und wie beziehungsweise an welcher Stelle sich diese äußern. Wenn Sie alles Schwarz auf Weiß festhalten, fällt es leichter, Zusammenhänge zu erkennen und so mögliche Ursachen für die Unpässlichkeit herauszufinden, wie zum Beispiel psychische Belastungen oder eine Nahrungsmittelunverträglichkeit (siehe ab Seite 142).

Bei unklaren oder schwerwiegenden Erkrankungen des Bauchraums ist zur weiteren Klärung und Therapie eine stationäre Aufnahme ins Krankenhaus nötig.

Was Sie selbst tun können

Klagt Ihr Kind über Bauchschmerzen, sollten Sie als Erstes immer fragen, wo es wehtut. Hat Ihre Tochter oder Ihr Sohn vielleicht nur Muskelkater vom Husten? Je näher die Schmerzen am Bauchnabel geortet werden, umso harmloser sind sie meist – vor allem, wenn es keine Begleitsymptome gibt. Fragen Sie Ihr Kind auch, wann es zuletzt auf der Toilette war. Fühlen Sie, ob es vielleicht eine erhöhte Temperatur hat.

> Wärmen Sie ihm den Bauch mit Ihren Händen. Wenn Ihr Kind die Wärme als angenehm empfindet, spricht das eher gegen eine entzündliche Erkrankung. Sie können ihm dann eine Wärmflasche oder ein Kirschkernkissen (Vorsicht, dass es nicht zu heiß ist, wenn es aus der Mikrowelle kommt) auflegen, wenn ihm dies guttut.
> Sprechen Sie das weitere Vorgehen mit Ihrem Kinderarzt ab.

Empfehlungen der Naturheilkunde

Anis-, Fenchel-, Kümmel- und Kamillentee wirken beruhigend auf den Magen-Darm-Kanal. Wenn Sie Tee anbieten, sollten Sie sich allerdings sicher sein, dass es sich nicht um eine akute Erkrankung handelt, beispielsweise eine Blinddarmentzündung. Denn dann wäre eine Operation notwendig und vor einer Narkose sollten Kinder möglichst einige Stunden nichts essen und trinken.

LEISTENBRUCH

Hat Ihr Kind Schmerzen im Unterbauch und ist oberhalb der Leiste ein praller Wulst tastbar, könnte ein Leistenbruch vorliegen. Besonders gut sieht man diesen, wenn das Kind schreit oder weint und den Bruch dabei hervorpresst. Leistenbrüche können im jedem Alter auftreten. Denn im Bereich des Leistenkanals laufen verschiedene Muskelschichten zusammen, was die Stabilität der Bauchdeckenmuskulatur beeinträchtigt. Bei vermehrtem Druck hält der Leistenkanal diesem nicht stand, das Bauchfell kann ihn durchbrechen. Bei Mädchen kann auch ein Eierstock herausrutschen, der dann wie ein Haselnusskern tastbar ist. Bei Jungen könnte auch ein Wasserbruch (Flüssigkeitsansammlung um den Hoden) vorliegen.

Wann ist eine OP nötig?
Problematisch wird es, wenn ein Leistenbruch sich nicht zurückdrängen lässt. Manchmal rutscht dann nämlich zusätzlich eine Darmschlinge in den Bruch, was eine baldige Operation erforderlich macht. Sie sollten daher immer zum Arzt gehen, wenn Ihnen eine Schwellung in der Leiste Ihres Kindes auffällt. Bestehen keine Einklemmungserscheinungen oder heftige Schmerzen, kann abgewartet und ein operativer Eingriff in Ruhe geplant werden.

Blähungen

SYMPTOME
› Luftabgang
› Leicht aufgetriebener Bauch
› Trommelklang beim Klopfen auf einen auf den Bauch gelegten Finger

Blähungen sind in jedem Alter quälend und unangenehm. Sie sind aber auch normal und daher im Allgemeinen kein Grund zur Sorge. Blähungen werden zum Beispiel verursacht durch
› Luftschlucken bei hastigem Trinken
› übermäßige Gasbildung bei Magen-Darm-Infekten oder einer bakteriellen Fehlbesiedlung
› bestimmte Nahrungsmittel wie zum Beispiel Kohl oder Hülsenfrüchte
› Antibiotika-Gaben
Gelegentlich kann auch eine Milchzucker-Unverträglichkeit (siehe ab Seite 142) die Ursache für Blähungen und Völlegefühl sein. Hier kann nur eine genaue Untersuchung Auskunft geben. Auch bei chronischer Verstopfung (siehe ab Seite 132) sind Blähungen ein typisches Begleitsymptom.

So hilft der Arzt

Sind die Blähungen für das Kind sehr belastend oder sprechen seine Schmerzen nicht eindeutig für Blähungen, sollten Sie mit Ihrem Kind zum Arzt. Er wird es gründlich untersuchen und Ihnen entsprechende Verhaltensmaßnahmen und Ernährungsempfehlungen geben. Eventuell wird er Ihnen auch zu entblähenden Medikamenten raten. Gerne wird dabei ein homöopathisches Komplexmittel in Form eines Zäpfchens eingesetzt, das Atropa belladonna, Carvi fructus, Chamomilla recutita und Nicotiana tabacum enthält.

Was Sie selbst tun können

Mit ein paar einfachen Maßnahmen können Sie Ihrem Kind helfen:

> Durch eine Bauchmassage im Uhrzeigersinn können Sie etwas Erleichterung verschaffen. Unterstützend können Sie kümmel- und anisölhaltige Salben benutzen.
> Eine Wärmflasche oder ein Kirschkernkissen wirken entspannend. Sie sollten aber nie zu heiß sein (Verbrennungsgefahr).
> Ein warmes Wannenbad kann ebenfalls lindernd wirken.
> Leidet Ihr Kind an einer Milchzuckerunverträglichkeit, sollte es keine Milch und Milchprodukte zu sich nehmen.

Beim Säugling haben sich außerdem folgende Maßnahmen bewährt:

> Stillen oder füttern Sie in einer ruhigen Atmosphäre. Halten Sie das Baby dabei etwas aufrechter und vergessen Sie das abschließende Bäuerchen nicht, damit erst gar nicht so viel Luft in den Darm gelangt.
> Ein häufiger Lagewechsel (etwa Bauchlage, Tragen) können Blähungen lösen.
> Legen Sie den Säugling bäuchlings auf Ihren Unterarm und schaukeln Sie ihn sanft (»Fliegergriff«).

Empfehlungen der Naturheilkunde

Fenchel-, Kümmel- und Kümmel-Fenchel-Anis-Tee lindern die Blähungen.

DREIMONATSKOLIKEN

Ist ein Neugeborenes unruhig, schreit es anfallartig und zieht es die Beine an, sagt man häufig, es leide an »Dreimonatskoliken«. Meist beginnen die Schreiattacken in der zweiten Lebenswoche, erreichen mit circa sechs Wochen ihren Höhepunkt und nehmen danach wieder ab, bis sie nach dem dritten Lebensmonat wieder ganz verschwunden sind.

Eltern sind häufig verunsichert und fühlen sich hilflos, weil sie ihr Baby nicht beruhigen können, oder haben Angst, es könne eine schwerere Erkrankung hinter dem Schreien stecken. Selten kann dem Kleinen beispielsweise auch ein Speiserückfluss (siehe Seite 138) Beschwerden machen. Das muss natürlich ausgeschlossen werden.

Was die »Koliken« verursacht, ist nicht gesichert. Früher vermutete man, dass vor allem Blähungen und Probleme mit der verabreichten Nahrung für sie verantwortlich seien. Heute geht man eher davon aus, dass der noch nicht ausgebildete Schlaf-Wach-Rhythmus des Babys eine wesentliche Rolle spielt (siehe ab Seite 90). Denn das Problem tritt überwiegend in den Abendstunden auf. Durch das Schreien schluckt das Baby möglicherweise vermehrt Luft, was zu den vermeintlichen Koliken führt, die dann nach drei Monaten vorbei sind.

Verstopfung

SYMPTOME

› Seltener, harter und trockener Stuhl
› Schmerzen beim Stuhlgang
› Bauchkrämpfe
› Blähungen

Wie oft ein Kind »groß« auf die Toilette muss, ist individuell sehr unterschiedlich. Bei einigen ist dreimal am Tag normal, bei anderen zwei-, dreimal in der Woche. Erst wenn länger als vier Tage kein Stuhl abgeht, spricht man von Verstopfung. Bei voll gestillten Säuglingen ist die Spanne sogar noch größer. Manche haben nur alle paar Tage Stuhlgang.

Ein weiteres Merkmal von Verstopfung: Der Kot ist hart und fest, weshalb das Kind Schwierigkeiten hat, ihn herauszupressen – was häufig sehr schmerzhaft ist. In vielen Fällen liegt es einfach an der Ernährung, wenn ein Kind verstopft ist: zu viel Süßes, zu wenig Ballaststoffe und zu wenig Flüssigkeit. Ändert sich das Essverhalten, kommt in der Regel auch die Verdauung wieder schnell ins Gleichgewicht. Verstopfung kann ihre Ursache aber auch in einem zu frühen oder zwanghaften Sauberkeitstraining haben. Nicht selten spielt auch das psychische Befinden eine Rolle, zum Beispiel Veränderungen im Tagesablauf, etwa zu Beginn der Kindergartenzeit oder »Belastungen« wie die Geburt eines Geschwisterchen. Eher selten (lediglich in fünf Prozent aller Fälle) sind dagegen organische oder Stoffwechselstörungen wie Darmverengungen (Darmstenosen), nicht angelegte Nervenzellen (Morbus Hirschsprung), Schilddrüsenunterfunktion oder Zöliakie. Entleert sich der Stuhl zu selten, sammelt er sich im Darm und kann dem Kind zunehmend Beschwerden machen. Es hat dann zum Beispiel krampfartige Schmerzen, besonders im linken Unterbauch. Weil der Stuhl so hart ist, kann die Haut am After beim Herauspressen zudem reißen (Fissuren), sodass es immer noch mehr wehtut. Das Kind hat dann Angst vor dem nächsten Mal und hält den Stuhl immer mehr zurück. Bei länger bestehender Verstopfung können sich solche Stuhlmengen im Enddarm anhäufen, dass der Darm einfach »überläuft«. Das Kind kotet ein (Enkopresis) oder der After ist ständig verschmiert (Stuhlschmieren).

Häufigkeit des Stuhls	
Gestillte Säuglinge:	von 5- bis 6-mal pro Tag bis zu einmal in 7 Tagen
Nicht gestillte Säuglinge:	2- bis 4-mal pro Tag
Sechs Monate bis drei Jahre:	von 3- bis 4-mal pro Tag bis zu jeden zweiten Tag
Ältere Kinder:	von 1- bis 2-mal pro Tag bis zu 3-mal in der Woche

So hilft der Arzt

Eine anhaltende Verstopfung sollte immer von ärztlicher Seite abgeklärt und behandelt werden. Nach der genauen Untersuchung des Bauchraums steht an erster Stelle in der Regel die Ernährungsberatung, um auf lange Sicht gute Voraussetzungen für eine geregelte Verdauung zu schaffen. Je nach Alter können im akuten Notfall oral verabreichte Medikamente mit Wirkstoffen wie Laktulose oder Macrogol erforderlich sein, um den Stuhlgang in Gang zu bringen. Zurückhaltend angewandt können auch Einläufe im älteren Kleinkindalter, bei Säuglingen Glyzerin-Zäpfchen oder Miniklistiere hilfreich sein. Der Arzt erklärt Ihnen sehr genau, wie Sie dabei vorgehen müssen. Vermutet er, dass Ihr Kind psychische Probleme hat, wird er Sie entsprechend beraten.

Was Sie selbst tun können

Als Eltern können Sie viel dazu beitragen, dass Verstopfung erst gar nicht entsteht. Aber auch im Ernstfall können Sie den Abtransport der Nahrungsreste auf unterschiedliche Arten anregen.

› Achten Sie darauf, dass Ihr Kind genug Obst (bei Säuglingen als Püree), Gemüse, Vollkornprodukte, Kartoffeln und naturreine Säfte (Birne, Apfel, Kirsche, Pflaume) isst und trinkt. Sie sind ballaststoffreich und beschleunigen so die Darmpassage.

› Brot und Backwaren aus weißem Mehl, gekochte Möhren, Bananen und vor allem Süßigkeiten dagegen stopfen schnell und sollten daher nur ab und zu auf dem Speiseplan eines Kindes stehen.

› Regelmäßige Essenszeiten begünstigen eine geregelte Verdauung.

› Die Sauberkeitserziehung sollte ganz ohne Zwang erfolgen.

› Ist Ihr Kind bereits zwei bis drei Jahre alt oder älter sollte es kurz nach den Hauptmahlzeiten für einige Minuten auf die Toilette gehen und in aufrechter Sitzposition, eventuell mit entsprechendem Aufsatz und Fußhöckerchen, und in einer angenehmen Atmosphäre versuchen, seinen Darm zu entleeren. Leiten Sie Ihr Kind dabei zum aktiven Pressen an – als würde es einen Luftballon aufblasen.

› Ältere Kinder und Jugendliche können morgens noch vor dem Frühstück auf nüchternen Magen ein Glas nicht zu kaltes Wasser trinken. Auch dies fördert die Darmtätigkeit.

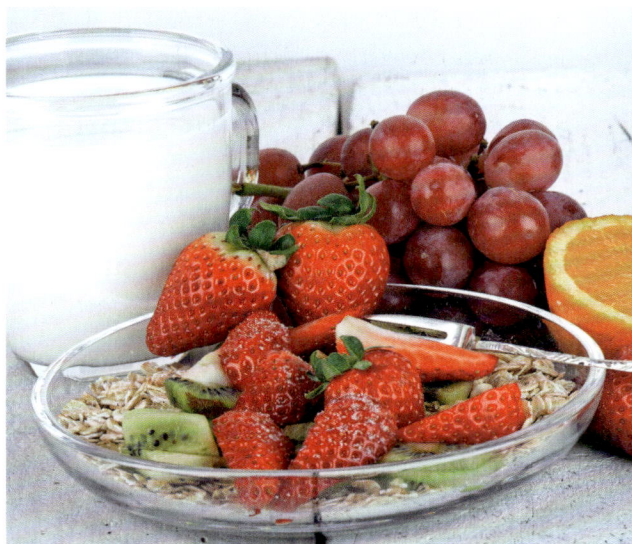

Ballaststoffreiche Nahrung ist eine der besten Voraussetzungen für regelmäßigen Stuhlgang.

Durchfall

SYMPTOME

Bei akutem Durchfall:

> Manchmal Beginn mit Erbrechen (1 bis 2 Tage), Übelkeit und Unwohlsein, Bauchschmerzen, auch Fieber
> Je nach Flüssigkeitsverlust auch schlechter Allgemeinzustand
> Schleimig-wässriger Stuhl über 2 bis 7 Tage, manchmal blutig

Erkrankungen, die mit Durchfall einhergehen, stellen im Kindesalter ein großes Problem für die Gesundheit dar. Besonders Babys und Kleinkinder können durch akuten Durchfall stark gefährdet sein. Denn Stuhlgang »wie Wasser«, sehr häufige Stuhlfrequenzen (sechs- bis zehnmal pro Tag) und Durchfall in Verbindung mit Erbrechen können zu einem lebensbedrohlichen Flüssigkeitsverlust führen. Dabei können auch wenige Durchfälle gefährlich sein, falls zu Beginn der Erkrankung und vor dem offensichtlichen Auftreten eines massiven Durchfalls schon viel Körperwasser in den Darm ausgeschieden wurde. Hierzulande gedeihen Kleinkinder jedoch trotz wiederkehrendem Durchfall meist gut und nur in seltenen Fällen ist eine besorgniserregende Erkrankung nachweisbar. Auch handelt es sich nicht bei jedem weichen Stuhl um Durchfall. Trinkt Ihr Kind zum Beispiel viel, kann es auch mehrmals am Tag weichen Stuhl haben, ohne krank zu sein.

Durchfall kann akut und kurzfristig auftreten, aber auch chronisch sein und über mehrere Wochen anhalten. Die erkrankte Darmschleimhaut ist nicht in der Lage, Nährstoffe und Wasser in ausreichender Form zu spalten und in das Blutsystem aufzunehmen. Darüber hinaus sondert die erkrankte Darmschleimhaut oft vermehrt Wasser und Salze ab, die dem Körper zusätzlich verloren gehen.

Akute Beschwerden werden meist durch Viren verursacht. Im Säuglings- und Kleinkindalter sind dies häufig vor allem Rotaviren, gegen die jedoch eine Schutzimpfung möglich ist. Ein weiterer Problemkeim im Kindesalter sind Noroviren, die von Mensch zu Mensch übertragen werden. Nach der Infektion treten die Krankheitssymptome innerhalb weniger Stunden bis Tage auf.

Sind Blutbeimengungen im Stuhl, deutet dies auf eine bakterielle Darmerkrankung hin, etwa durch Salmonellen, E. coli-Bakterien, Yersinien oder Campylobacter. Chronischer Durchfall über Wochen ist oft Folge eines Darminfekts oder einer Fehlernährung mit einem Übermaß an Getränken, die Fruchtzucker und/oder den Zuckeraustauschstoff Sorbit enthalten. Beide »Süßstoffe« wirken abführend. Ständiger Durchfall kann auch Zeichen für eine unentdeckte Nahrungsmittelallergie oder -unverträglichkeit sein. Seltenere Ursachen sind zum Beispiel chronisch entzündliche Darmerkrankungen, ein leicht irritierbarer Dickdarm (Colon irritabile), Fehlbildungen am Darm oder psychische Probleme.

So hilft der Arzt

Hat ein Kind im Säuglingsalter Durchfall sollten Sie sofort Kontakt zum Arzt aufnehmen. Dasselbe gilt generell bei akuten, mittleren oder schweren Durchfällen, die mit Gewichtsverlust verbunden sind und eventuell sogar mit Erbrechen einhergehen. Er wird Ihnen entsprechende Empfehlungen für den Nahrungsaufbau geben oder Ihr Kind bei bedrohlichem Zustand sofort in eine Klinik einweisen. Auch wenn Ihr Kind nur etwas Gewicht verliert oder chronisch Durchfall hat, sollten Sie den Arzt informieren.

Medikamente sind bei Durchfallerkrankungen im Kindesalter meist nicht nötig. Eine orale Elektrolytlösung aus der Apotheke reicht normalerweise aus. Bei einer schweren bakteriellen Darmerkrankung mit starker Allgemeinsymptomatik, besonders in der Säuglingsperiode, kann darüber hinaus eine antibiotische Therapie erforderlich werden.

Was Sie selbst tun können

Hat Ihr Kind nur einige wenige Male Durchfall, ist es fieberfrei und geht es ihm ansonsten gut, wird der Arzt empfehlen, über genügend Flüssigkeitszufuhr die Ernährung wieder aufzubauen. Ideal dafür sind Elektrolytlösungen. Muss das Kind zusätzlich erbrechen, bieten Sie die Getränke in kleinen Schlucken, löffelweise oder mit einer 5-Milliliter-Spritze ohne Nadel an – anfangs alle ein bis zwei Minuten. Wenn das Erbrechen aufhört, können Sie die Mengen steigern und die Abstände vergrößern. Je nach Alter des Kindes gilt außerdem:

> Stillen Sie ein Stillkind wie gewohnt weiter und geben Sie zusätzlich Elektrolytlösung.
> Bei nicht gestillten Säuglingen geben Sie anfänglich über einige Stunden einen Flüssigkeitsausgleich durch eine Elektrolytlösung. Anschließend bieten Sie ihm nach vier bis sechs Stunden die vorher gegebene Säuglingsmilch unverdünnt weiter an.

SO ERKENNEN SIE EINEN FLÜSSIGKEITSVERLUST

> Leichter Flüssigkeitsverlust von weniger als fünf Prozent: Kaum Symptome, guter Allgemeinzustand.
> Mittlerer Flüssigkeitsverlust von fünf bis zehn Prozent: Trockene Schleimhäute, verminderte Hautspannung, beim Säugling sind Augen und Fontanelle etwas eingesunken. Weniger Urin und meist vermehrter Durst.
> Schwerer Flüssigkeitsverlust von zehn Prozent oder mehr: Schlechter Allgemeinzustand, das Kind ist apathisch, hat einen seltenen Lidschlag, kalte Arme und Beine, Haut und Mundschleimhaut sind trocken, die Hautspannung vermindert, Hautfalten bleiben beim Anheben bestehen. Beim Säugling sind Augen und Fontanelle eingesunken. Das Kind scheidet seit etwa sechs Stunden keinen oder kaum noch Urin aus und ist unfähig zu trinken. Häufig hat es Fieber.

› Kleinkinder bekommen ebenfalls vier bis sechs Stunden nur Elektrolytlösung. Im Anschluss empfiehlt sich eine kurze Aufbaudiät über ein bis drei Tage mit kohlenhydrathaltiger, fettreduzierter Nahrung (geriebene Äpfel, Bananen, Reis, Reisschleimsuppe, Zwieback, Möhren- und Kartoffelpüree, trockene Brötchen mit Marmelade). Anschließend rascher Übergang auf Normalkost.

› Ab der Kleinkindzeit können auch fettfreie Fleisch- oder Gemüsebrühe helfen.

› Zum eigenen Schutz und um die Übertragung von Keimen zu verhindern, sollten Sie sich regelmäßig die Hände waschen. Achten Sie auch auf entsprechende Hygienemaßnahmen bei Ihrem Kind.

Empfehlungen der Naturheilkunde

Ab der Kleinkindzeit haben sich Fenchel-, Heidelbeer-, Kamillenblüten- und Brombeerblättertee bewährt. Achten Sie gleichzeitig auf genügend Salzzufuhr (Salzstangen oder Ähnliches).

Erbrechen

SYMPTOME

› Akutes, ständig wiederkehrendes, explosionsartiges oder schwallartiges Erbrechen

Eltern sollten sich in der Regel keine großen Sorgen machen, wenn ihr Säugling regelmäßig spuckt, dabei aber fit ist und gut zunimmt. Kinder in diesem Alter lassen ihre Nahrung oft wieder aus dem Mund herauslaufen, wenn sie übersättigt sind oder der Übergangsbereich von der Speiseröhre zum Magen sich wiederholt spontan öffnet. In seltenen Fällen kann der Speiserückfluss (gastroösophagealer Reflux, siehe Seite 138) jedoch zu einer Gedeihstörung und häufigem Husten führen. Auch ein Magenpförtnerkrampf (siehe Seite 139), der für ein schwallartiges Erbrechen verantwortlich ist, kann eine mangelnde Gewichtszunahme in den ersten Lebenswochen zur Folge haben. Nicht zuletzt kann ständiges Erbrechen in der Neugeborenenzeit ein Symptom für eine Fehlbildung im Magen-Darm-Kanal sein. Je älter ein Kind ist, umso öfter löst ein Magen-Darm-Infekt das Erbrechen aus. Es ist dann oft eine Begleiterscheinung von Durchfall (siehe ab Seite 134). Lässt sich kein Zusammenhang mit dem Verdauungstrakt erkennen, könnte aber auch eine andere Erkrankung hinter dem Erbrechen liegen, zum Beispiel:

› Kopfprellung, Gehirnerschütterung (siehe Seite 287)

› Stoffwechselstörung oder -entgleisung (siehe ab Seite 234)

› Reizung der Hirnhäute (siehe Seite 258)

› Drucksteigerung im Gehirn (siehe Seite 259)

› Nierenbeckenentzündung (siehe Seite 208)

› Vergiftung, zum Beispiel Alkohol, Medikamente, Drogen (siehe Seite 290)

› psychische Probleme (siehe ab Seite 260)

Das Erbrechen wird dann oft von weiteren Symptomen begleitet. Eine genaue Übersicht gibt die Tabelle ab Seite 82. Besonders besorgniserregend ist akutes, anhaltendes Erbrechen und wiederkehrendes nächtliches oder morgendliches Erbrechen im nüchternen Zustand.

So hilft der Arzt

Gehen Sie zum Arzt, wenn Ihr Kind
› noch sehr jung ist
› sehr krank wirkt
› gallig erbricht
› außerdem Fieber und Kopfschmerzen hat
› zusätzlich Bauchschmerzen oder Durchfall hat beziehungsweise das Erbrechen nicht kurzfristig aufhört
› ein Erbrechen immer wiederkehrt – insbesondere nachts oder morgens, ohne vorher etwas gegessen zu haben,
› sich der Zustand Ihrer Tochter oder Ihres Sohnes verschlechtert
› Sie unsicher sind

Zunächst wird der Arzt versuchen, die Ursache für das Erbrechen herauszufinden, um anschließend das weitere Vorgehen mit Ihnen zu besprechen. Je nach Befund werden Medikamente gegen Erbrechen und/oder Durchfall eingesetzt.

Was Sie selbst tun können

Erbrechen ist unangenehm, aber in den meisten Fällen kein Grund zur Sorge. Haben Sie Geduld mit Ihrem Kind, auch wenn es viel jammert und weint. Es braucht jetzt die elterliche Fürsorge ganz besonders. Achten Sie aber auf mögliche Begleitsymptome, wie zum Beispiel Fieber, Durchfall, Bauchweh und Kopfschmerzen.

› Bieten Sie dem Kind zunächst häufig in kleinen Schlucken oder löffelweise Tee (Schwarztee, Pfefferminz-, Kamillen- oder Fencheltee) mit etwas Traubenzucker, stilles Wasser oder Elektrolytlösung an. Wenn das Kind zu viel auf einmal trinkt, erbricht es wieder. Anschließend können Sie mit leichter, kohlenhydrathaltiger Kost die Nahrung wieder aufbauen.

DARMEINSTÜLPUNG

Gelegentlich kommt es im Säuglings- und Kleinkindalter meist im Rahmen von Durchfallerkrankungen, selten durch Polypen im Darm vor, dass sich Teile des Darms ineinander verschieben. Diese Darmeinstülpung (Invagination) verhindert, dass der Darminhalt den Darm weiter passieren kann, weshalb er sich staut. Die betroffenen Kinder leiden akut unter quälenden, krampfartigen Bauchschmerzen, schreien, erbrechen, sind blass und schwitzen. Dabei wechseln sich diese Phasen immer wieder über wenige Minuten mit schmerzfreien Intervallen ab. Bei Verdacht auf eine Invagination wird der Arzt Ihr Kind zügig in eine Kinderklinik einweisen. Wenn das Problem frühzeitig erkannt wurde, kann dort ein Einlauf mit Luft oder Kontrastmittel die Einstülpung lösen. Hilft diese Maßnahme nicht oder ist es schon zu spät, muss das Kind sofort operiert werden.

Speiserückfluss

SYMPTOME

Beim Säugling und Kleinkind:
› Häufiges Spucken nach der Mahlzeit
› Möglicherweise Gedeihstörung
› Husten, selten Lungenentzündungen
Bei größeren Kindern:
› Erbrechen
› Oberbauchbeschwerden
› Sodbrennen
› Essstörungen

Wenn wir nicht gerade schlucken, ist die untere Speiseröhre an der Mündung zum Magen verschlossen. Bei mangelnder Verschlussfähigkeit kann der saure Mageninhalt in die Speiseröhre zurückfließen. In der Medizin bezeichnet man dies als gastroösophagealen Reflux. Bei circa 20 Prozent der Neugeborenen ist dieses Krankheitsbild mehr oder weniger ausgeprägt, doch nur bei fünf Prozent bleibt es nach dem ersten Lebensjahr bestehen. Bei kleinen Kindern kann der Reflux häufige Hustenattacken auslösen. Später können Sodbrennen, Schmerzen im oberen Bauch und Erbrechen hinzukommen, was die Schleimhaut der Speiseröhre stark schädigen kann, da sie die Magensäure nicht verträgt.

So hilft der Arzt

Erbricht ein Säugling oder Kleinkind oft nach der Mahlzeit, auch Stunden später, klagt Ihr Kind gehäuft über Beschwerden im Oberbauch oder Sodbrennen, erbricht es oft und ist appetitlos, mag es nicht essen oder ist missmutig, sollten Sie einen Termin beim Kinderarzt ausmachen. Bei Verdacht auf einen gastroösophagealen Reflux sind eventuell Untersuchungen im Krankenhaus nötig. Nach der Diagnose wird der Arzt mit Ihnen besprechen, wie die Beschwerden zu lindern sind. Möglicherweise verschreibt er auch Medikamente, welche die Säureproduktion im Magen vermindern und so die Schleimhaut in der Speiseröhre vor der Magensäure schützen. Falls diese Maßnahmen erfolglos bleiben, kann eine chirurgische Therapie erforderlich werden, um Spätschäden an der Speiseröhre zu vermeiden.

Was Sie selbst tun können

Schon ein paar Änderungen beim Essen oder Schlafen können dazu beitragen, dass die Beschwerden nachlassen und sich Ihr Kind wieder wohler fühlt.
› Häufige kleinere Mahlzeiten sind besser verträglich als wenige große.
› Angedickte Nahrung (mit Pektinen, Johannisbrotkernmehl, Maisstärke oder Reisschleim) vermindert den Rückfluss. Einige Hersteller bieten für Babys auch spezielle Anti-Reflux-Nahrung an.
› Achten Sie darauf, dass Ihr Kind beim Essen möglichst aufrecht sitzt, damit die Nahrung den Magen zügig passieren kann.
› Erhöhen Sie aus demselben Grund beim Schlafen das Kopfteil ein wenig.
› Bei älteren Kindern sind zu viele Süßigkeiten, stark gewürzte Speisen und kohlensäurehaltige Getränke zu meiden.

Magenpförtnerkrampf

SYMPTOME

› Schwallartiges Erbrechen in den ersten Lebenswochen
› Gedeihstörung
› Verstopfung

Erbricht ein Säugling nach den ersten Wochen häufig schwallartig und in einem hohen Bogen, liegt das meist an einem Magenpförtnerkrampf (hypertrophe Pylorusstenose). Kinder mit dieser muskulär bedingten Verengung im Bereich des Magenausgangs gedeihen zunehmend schlechter, wirken missmutig und unzufrieden. Gelegentlich können ihre Eltern nach dem Stillen oder Füttern die von links nach rechts verlaufende vermehrte Muskeltätigkeit im Magenbereich durch die Bauchdecken erkennen.

So hilft der Arzt

Gehen Sie mit Ihrem Kind zum Arzt, wenn es in den ersten Lebenswochen vermehrt erbricht. Dies gilt umso mehr, wenn es nicht zunimmt oder sogar abnimmt. Zunächst wird das Kind untersucht und gewogen, eventuell sind darüber hinaus auch eine Sonographie des Bauches (Ultraschall) und verschiedene Laborwerte wie die Elektrolyte notwendig, um eine eindeutige Diagnose zu stellen. Bei positivem Befund muss der einengende Muskel mithilfe einer kleinen Operation durchtrennt werden. Dazu muss das Kind ins Krankenhaus.

DARMVERSCHLUSS UND DARMVERSCHLINGUNG

Ein Darmverschluss (Ileus) verhindert den Transport des Nahrungsbreis im Darm vollständig und ist daher ein absoluter Notfall, der sofort ärztlich behandelt und operativ behoben werden muss. Typische Symptome sind: Starke, nicht zu lokalisierende Bauchschmerzen, Schweißausbrüche, aufgetriebener Bauch und Erbrechen, möglicherweise auch Blutabgang. Zum Glück ist der Ileus extrem selten. Er entsteht im Rahmen von angeborenen Darmfehlbildungen oder als Folge von Entzündungen, Vernarbungen nach Darmoperationen (Blinddarm), Polypen oder Darmeinstülpungen (siehe Seite 137).
Bei der Darmverschlingung (Volvulus) kommt es aufgrund einer angeborenen Fehllage des Darms im Säuglings- oder Kleinkindalter (meist im ersten Lebensmonat) quasi aus dem Nichts zu akuten Beschwerden. Der Darm dreht sich um seine eigene Achse und klemmt dadurch die ihn versorgenden Blutgefäße zum Teil ab. Hat Ihr Kind aus völligem Wohlbefinden heraus akute Schmerzen, erbricht es grüne Galle, ist der Stuhl blutig und treten schockartige Symptome auf, müssen Sie sofort zum Arzt. Nur eine schnelle Diagnostik und Operation können die nicht oder schlecht durchbluteten Darmabschnitte retten.

Gastritis, Magengeschwür, Zwölffingerdarmgeschwür

SYMPTOME

› Krampfartige, brennende, stechende oder drückende Schmerzen um den Bauchnabel (spätes Kleinkindalter) oder zwischen Brustbein und Bauchnabel (Kindes- und Jugendalter)
› Schmerz oft nachts oder auf nüchternen Magen
› Übelkeit, Erbrechen mit und ohne Blut
› Manchmal Blut im Stuhl (Teerstuhl)
› Im Säuglings- und Kleinkindalter auch Trinkschwäche

Lange Zeit nahm man an, dass vor allem Stress dafür verantwortlich ist, wenn sich die Magenschleimhäute entzünden (Gastritis) oder sich sogar ein Geschwür (Ulcus) im Magen entwickelt. Heute weiß man, dass beide Krankheiten häufig durch das Bakterium Helicobacter pylori verursacht werden. Erstaunlich dabei ist, dass zwar viele infizierte Kinder eine Gastritis entwickeln, die typischen Beschwerden sich aber nur bei jedem fünften bis zehnten äußern. Die betroffenen Kinder haben über längere Zeit krampfartige, brennende, stechende oder drückende Schmerzen – vorwiegend nachts und morgens –, müssen häufig erbrechen und haben mitunter Blut im Stuhl. Typisch für ein Magengeschwür: Beim Essen oder direkt danach nehmen die Schmerzen zu. Wenn die Entzündung im Magen auf den Zwölffingerdarm über-

greift, kann sie dort ebenfalls Geschwüre verursachen. In diesem Fall treten die Beschwerden zwei bis drei Stunden nach dem Essen im Oberbauch oder Nabelbereich auf (»Nüchternschmerz«). Auch wenn Ihr Kind häufig über Völlegefühl und Druckschmerz klagt, kann dies auf ein Zwölffingerdarmgeschwür hindeuten.

So hilft der Arzt

Hat Ihr Kind Schmerzen im oder oberhalb des Nabelbereichs, vor allem wenn es längere Zeit keine Nahrung zu sich genommen hat, erbricht es Blut oder entdecken Sie Blut im Stuhl, sollten Sie umgehend zum Arzt. Nach einer gründlichen Untersuchung werden gegebenenfalls Blut und Stuhl im Labor analysiert. Mit einem einfachen Atemtest oder Stuhltest lässt sich nachweisen, ob eine Infektion mit Helicobacter pylori vorliegt oder nicht. Eventuell wird auch ein Ultraschall durchgeführt. Völlige Klarheit kann aber nur eine Magenspiegelung (Gastroskopie) bringen. Bei einem auffälligen Befund verschreibt der Arzt Antibiotika und Medikamente, welche die Säureproduktion im Magen vermindern und das Geschwür zum Abklingen bringen.

Was Sie selbst tun können

› Bereiten Sie Ihrer Tochter oder Ihrem Sohn lieber mehrere kleine Mahlzeiten, als wenige große.
› Ideal für Magen und Darm ist leicht verdauliche, reizarme Vollwertkost; nicht zu stark würzen und salzen.
› Auch ein Kamillentee kann guttun.

Blinddarmentzündung

SYMPTOME

› Bauchschmerzen anfänglich diffus,
  dann zunehmend stechend, später
  häufig im rechten Unterbauch
› Übelkeit und Erbrechen
› Schonhaltung (gebeugtes rechtes
  Bein)
› Erschütterungsschmerz beim Hüpfen,
  besonders auf dem rechten Bein
› Gelegentlich Temperaturerhöhung
  und erschwertes Atmen

Bei einer Blinddarmentzündung (Appendizitis) entzündet sich der Wurmfortsatz des Blinddarms, die Appendix. Die akute Entzündung ist durch Bauchschmerzen charakterisiert, die sich erst um den Nabel herum, dann zunehmend im rechten Unterbauch bemerkbar machen. Das Kind muss erbrechen, hat manchmal leicht erhöhte Temperatur und im Blut sind Entzündungszeichen nachzuweisen. Die Schmerzen können sich verstärken, wenn das Kind auf einem Bein hüpft. Besonders schnell reagieren sollten Sie, wenn Ihre Tochter oder Ihr Sohn nach starken Bauchschmerzen für kurze Zeit plötzlich schmerzfrei ist, sich aber trotzdem nicht richtig wohl fühlt. In diesem Fall kann es zu einem Blinddarm-Durchbruch (Perforation) gekommen sein, bei dem Eiter in den Bauchraum gelangt und dort zu einer lebensbedrohlichen Bauchfellentzündung (Peritonitis) führen kann.

Je jünger ein Kind ist, desto seltener ist eine Blinddarmentzündung. Allerdings sind bei kleinen Kindern die Symptome oft weniger charakteristisch, was die Diagnose erschwert. Dies erhöht auch die Gefahr für einen Durchbruch.

So hilft der Arzt

Hat Ihr Kind Bauchschmerzen und kommen dazu möglicherweise auch noch andere der genannten Beschwerden, müssen Sie immer an eine Blinddarmentzündung denken. Trotz einer gründlichen körperlichen Untersuchung, dem Erheben von Blutwerten und Ultraschalluntersuchung kann eine solche nicht immer sicher ausgeschlossen werden. Bei positivem Befund, aber auch im Zweifelsfall muss das Kind operiert werden, um einen Durchbruch zu verhindern.

Früher wurde die Blinddarmoperation (Appendektomie) über einen Bauchschnitt (Laparatomie) durchgeführt. Heute wird meistens die Laparaskopie angewandt. Bei dieser Technik wird mithilfe dreier kleiner Schnitte ein Endoskop und Operationsgeräte in den Bauchraum eingeführt und der entzündete Wurmfortsatz anschließend entfernt. Dieses Vorgehen gilt als minimal-invasive Operationsmethode und wird auch Schlüssellochchirurgie genannt.

Nach der Operation muss das Kind erst für einige Tage im Krankenhaus bleiben und sollte sich dann noch eine Weile zu Hause erholen können (keine Bettpflicht). Es darf außerdem einige Wochen keinen Sport treiben.

Nahrungsmittel-unverträglichkeiten

SYMPTOME

Milch-/Fruchtzuckerunverträglichkeit:

› Bauchschmerzen, Blähungen, Völlegefühl, Durchfall

Glutenunverträglichkeit (Zöliakie):

› Bauchschmerzen, Gedeihstörung und Appetitlosigkeit, wiederkehrende Durchfälle (selten chronische Verstopfung), aufgetriebener Bauch, Müdigkeit und depressive Verstimmung, Blutarmut durch Eisenmangel

Bei einer Nahrungsmittelunverträglichkeit können bestimmte Nahrungsbestandteile im Darm nicht optimal verwertet werden. So fehlt dem Darm zum Beispiel bei einer Milchzucker-(Laktose-)Unverträglichkeit ein bestimmtes Enzym (Laktase). Er ist daher nicht in der Lage, den Milchzucker zu spalten. Die unverdaute Laktose gelangt in die unteren Darmabschnitte, wo sie von Bakterien abgebaut wird.

Bei einer Fruchtzuckerunverträglichkeit (Fruktoseintoleranz) ist ein Transportsystem in der Darmschleimhaut gestört, das für die Aufnahme von Fruktose (Fruchtzucker) zuständig ist. Der Zucker wird dann nicht wie sonst im Dünndarm aufgenommen, sondern erst in den unteren Darmabschnitten von Bakterien abgebaut. In beiden Fällen kann es zu Bauchschmerzen, Blähungen, Völlegefühl und/oder Durchfall kommen.

Glutenunverträglichkeit (auch einheimische Sprue oder Zöliakie) ist die Überempfindlichkeit gegen Klebereiweiße (Gluten) in bestimmten Getreidesorten (Dinkel, Gerste, Grünkern, Hafer, Hiobsträne, Kamut, Roggen, Urkorn, Weizen). Besonders gefährdet sind Kinder, deren Eltern bereits an Zöliakie leiden, sowie Kinder mit bestimmten Vorerkrankungen (etwa Diabetes mellitus).

Die klassische Form der Zöliakie beginnt im Säuglingsalter und setzt kurz nach der Einführung getreidehaltiger Beikost ein. Sie äußert sich in einer Gedeihstörung und chronischen Durchfällen, selten Verstopfung. Der Bauch ist zudem deutlich gebläht. Abbauprozesse an der Dünndarmschleimhaut führen mit der Zeit zu Müdigkeit, depressiver Verstimmung und Blutarmut. Wenn die Zöliakie erst im späteren Kindesalter beginnt, zeigt die Mehrzahl der Betroffenen deutlich weniger Symptome.

So hilft der Arzt

Hat Ihr Kind oft Durchfall, klagt es regelmäßig über Blähungen und Bauchweh oder eines der anderen genannten Symptome, könnte eine Nahrungsmittelunverträglichkeit vorliegen. Der Arzt kann mithilfe eines H_2-Atemtests die Ausatemluft analysieren und so eine Fruktose- oder Laktoseaufnahmestörung nachweisen.

Hat der Arzt den Verdacht, dass Ihr Kind an Zöliakie leiden könnte, wird er Blutuntersuchungen durchführen und Sie an eine entsprechend ausgerüstete Kinderklinik überweisen. Dort kann die Diagnose gegebenenfalls durch eine endoskopisch gewonnene Gewebeprobe des Dünndarms (Biopsie) gesichert werden. Liegt tatsächlich eine Zöliakie vor, ist eine Ernährungsberatung unerlässlich, um den Umgang mit glutenfreier Nahrung zu erlernen.

Was Sie selbst tun können

Je nach Grad der Unverträglichkeit müssen Sie die Ernährung Ihres Kindes von Grund auf umstellen. Darauf sollten Sie achten:

> Die Diagnose Fruktose- oder Laktoseunverträglichkeit bedeutet nicht, dass Ihr Kind nie wieder Obst und Gemüse beziehungsweise Milch und Milchprodukte sowie andere fruktose- beziehungsweise laktosehaltige Nahrungsmittel essen darf (Ausnahme: die hereditäre oder erbliche Fruktoseintoleranz erfordert strikten Fruktoseverzicht). Eine intensive Ernährungsberatung hilft, die individuelle Verträglichkeitsschwelle herauszuarbeiten und so eine Unterversorgung mit Vitaminen und Mineralstoffen zu vermeiden.

> Eine Ernährungsberaterin zeigt Ihnen und Ihrem Kind auch, wie sich die Fruktoseaufnahme durch den gleichzeitigen Verzehr von Glukose (Traubenzucker) und Eiweiß begünstigen lässt beziehungsweise wie durch die gezielte Einnahme von Präparaten, die Milchzucker spaltende Enzyme (Laktase) enthalten, die Laktoseverträglichkeit gesteigert werden kann.

> Die Beschwerden bei Zöliakie lassen sich nur durch eine lebenslange glutenfreie Ernährung beseitigen. Diese reduziert auch die Gefahr für eine unzureichende Knochenverkalkung sowie für bösartige Darmtumore, die bei Zöliakie gehäuft auftreten.

NAHRUNGSMITTELALLERGIEN

Bei einer echten Nahrungsmittelallergie kommt es nach dem Verzehr bestimmter Lebensmittel im Gegensatz zu einer Unverträglichkeit zu einer überschießenden Immunreaktion (siehe ab Seite 228). Allergien gegen Nahrungsmittel äußern sich im Magen-Darm-Trakt durch Übelkeit, Erbrechen, Durchfälle und Bauchschmerzen. An den Atemwegen können asthmatische Beschwerden, an der Haut Neurodermitis, Juckreiz sowie Quaddelsucht und an der Schleimhaut Schwellungen im Mundbereich bis hin zu schockartigen Reaktionen auftreten. Nahrungsmittelallergien lassen sich nicht immer einfach nachweisen. Hier helfen Beschwerde- und Ernährungsprotokolle sowie Hauttests und Blutuntersuchungen. Nur selten werden im Kindesalter Ausschlussdiäten mit anschließender Provokation erforderlich, um eine Nahrungsmittelallergie zu ermitteln. **Ganz wichtig:** Falls ein Kind schon einmal mit schweren Allgemeinreaktionen bis hin zum Schock auf ein bestimmtes Nahrungsmittel reagiert hat, ist es notwendig, dass Sie als Eltern, je nach Alter auch das Kind selbst, mit den entsprechenden Notfallmedikamenten versorgt und in deren Gebrauch eingewiesen werden. Lassen Sie sich alles genau vom Arzt erklären.

Wurmbefall

SYMPTOME

> Juckreiz am Po
> Würmer im Stuhl
> Müdigkeit, Erschöpfung
> Gedeihstörung

Wurmerkrankungen im Kindesalter sind keine Seltenheit. Die hierzulande häufigsten Erreger sind Madenwürmer (Oxyuren). Ihre Eier gelangen über den Mund in Dünn- und Dickdarm und entwickeln sich zu den fertigen Würmern. Zur Vermehrung wandern die Weibchen meist nachts aus dem Darm und legen die Eier im Analbereich ab. Weil dies Juckreiz verursacht, kratzen sich die Kinder häufig. Dabei können die Wurmeier unter die Fingernägel und später wieder in den Mund gelangen (Reinfektion). Sie können sich aber genauso über Kleidungsstücke oder das Bettzeug und die Luft verbreiten, wenn sie etwa beim Bettenmachen aufgewirbelt werden. Ein weiterer Übertragungsweg sind auch Türklinken, besonders an Toilettentüren. Hier ist besonders auf hygienische Maßnahmen zu achten, um die Infektionsmöglichkeiten zu vermindern.

So hilft der Arzt

Juckt Ihrem Kind trotz ausreichender Toilettenhygiene ständig der Po, könnte es Würmer haben. Manchmal kann man die ein bis zwei Millimeter langen weißen Parasiten sogar im Stuhl entdecken.

Beim Arzt wird man Ihnen zunächst mehrere Objektträger mit nach Hause geben und erklären, was damit zu tun ist: Drücken Sie an drei aufeinanderfolgenden Tagen morgens ein Stück transparenten Klebestreifen auf den After Ihres Kindes und kleben Sie ihn dann auf einen Objektträger. Befinden sich Wurmeier am After, haften sie an dem Klebestreifen und lassen sich unter dem Mikroskop nachweisen. Der Arzt verordnet dann ein entsprechendes Medikament. Um wiederkehrende Infektionen zu verhindern, sind oft eine oder zwei Nachbehandlungen nötig. Gelegentlich muss auch die ganze Familie behandelt werden.

Was Sie selbst tun können

Achten Sie vor allem auf Hygiene, damit sich Ihr Kind nicht selbst immer wieder ansteckt:

> Erinnern Sie es daran, sich nach jedem Toilettengang besonders gründlich die Hände zu waschen.
> Schneiden Sie ihm die Fingernägel kurz, damit keine Wurmeier darunter kleben bleiben. Zudem können lange Fingernägel beim Jucken versehentlich die zarte Haut am After verletzen, was wiederum zu Entzündungen führen kann.
> Waschen Sie morgens und abends gründlich die Analregion Ihres Kindes. Benutzen Sie immer einen neuen Waschlappen.
> Wechseln Sie nach der Behandlung die (Bett-)Wäsche.
> Wirbeln Sie beim Bettenmachen möglichst wenig Staub auf.
> Reinigen Sie Spielzeug und Co mit heißem Wasser und Spülmittel.

Colitis ulcerosa und Morbus Crohn

Colitis ulcerosa und Morbus Crohn gehören zu den chronisch entzündlichen Darmerkrankungen.

Colitis ulcerosa

Die Ursachen für diese chronisch entzündliche Erkrankung der Schleimhaut von Dick- und Enddarm ist bisher nicht vollständig geklärt. Man weiß lediglich, dass die Betroffenen eine genetische Bereitschaft zu einer gesteigerten Reaktion des Körpers gegenüber der Darmflora aufweisen. Wie viele andere chronische Krankheiten verläuft auch die Colitis ulcerosa in Schüben. Dem Patienten geht es also mal besser, mal schlechter. Zu den typischen Beschwerden zählen dann Bauchschmerzen, blutige Durchfälle, Fieber und allgemeine Schlappheit.

Morbus Crohn

Im Gegensatz zur Colitis ulcerosa können sich bei dieser ebenfalls chronisch wiederkehrenden Krankheit die Geschwüre im gesamten Verdauungstrakt ausbreiten. Besonders oft treten sie jedoch am Übergang von Dünn- zu Dickdarm im rechten Unterbauch auf. Die Entzündung beschränkt sich auch nicht nur auf die oberste Schicht der Darmschleimhaut, sondern kann alle Schichten betreffen.
Typische Beschwerden von Morbus Crohn sind neben Bauchschmerzen, Durchfällen und Fieber, Gewichtsverlust, Stenosen (Darmverengungen) und Fisteln im Bereich des Afters. Die Entzündung kann sich außerdem auch außerhalb des Darms manifestieren, zum Beispiel an den Augen oder an der Haut.
Was die Krankheit verursacht, ist nicht vollständig geklärt. Eine wichtige Rolle spielt eine angeborene Barrierestörung der Darmschleimhaut durch die mangelnde Produktion unspezifischer Abwehrstoffe. Durch sie kommt die Darmflora in zu engen Kontakt mit dem Körper und wird dann vom Immunsystem attackiert.

Wie verläuft die Behandlung?

Bei Verdacht auf Colitis ulcerosa oder Morbus Crohn wird der Arzt in Zusammenarbeit mit einem pädiatrischen Gastroenterologen diese beiden Krankheitsbilder abklären. Zur Diagnostik gehören Stuhl-, Labor-, sonografische und endoskopische Untersuchungen bis hin zur Magnetresonanztomografie. In Zusammenarbeit mit dem pädiatrischen Gastroenterologen werden antientzündliche Medikamente verschrieben und entsprechende Ernährungsmaßnahmen eingeleitet, damit das Kind wieder zu Kräften kommt. Beim Morbus Crohn ist in manchen Fällen auch eine Operation nötig, um Fisteln (vor allem am Anus) zu entfernen. Als Eltern sollten Sie regelmäßigen Kontakt zum betreuenden Arzt halten. Auch wenn Sie eine Zusatztherapie in Erwägung ziehen sollten, empfiehlt es sich, dies offen mit Ihrem Arzt zu besprechen.

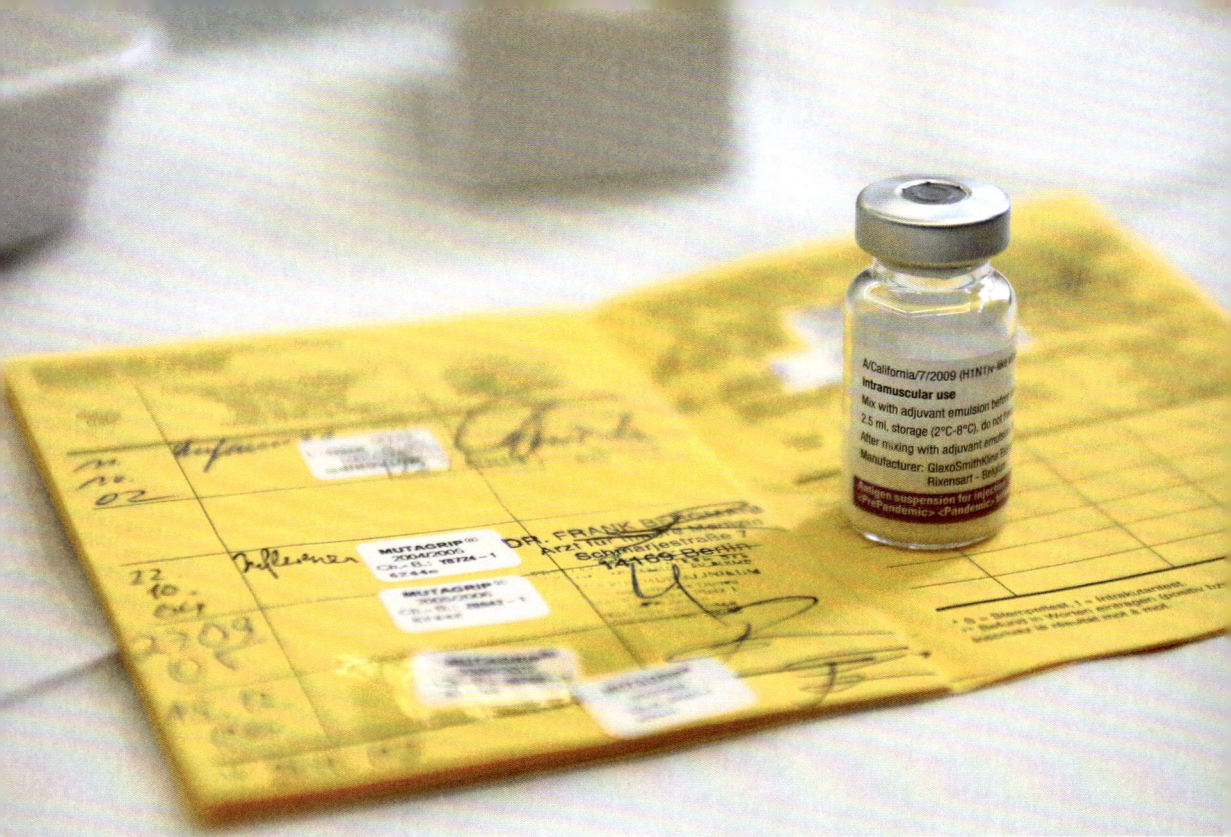

Infektionskrankheiten

Bei einer Infektion dringen Krankheitserreger – meist Viren, Bakterien oder Pilze – über die Haut, die Schleimhaut oder das Blut in den Körper ein. Obwohl wir rund um die Uhr mit solchen Erregern in Kontakt kommen, merken wir meistens nur wenig oder sogar gar nichts davon. Denn der Körper setzt den Eindringlingen einen ausgeklügelten Abwehrmechanismus entgegen: das Immunsystem. Hier agieren verschiedene »Abwehrzellen« ununterbrochen und meist erfolgreich gegen Keime und Co. Erst wenn das Immunsystem angeschlagen oder der Erreger besonders infektiös ist, macht sich der Infekt auch nach außen bemerkbar. An einer erhöhten Körpertemperatur lässt sich dann zum Beispiel erkennen, dass der Körper versucht, die Vermehrung fremder Keime zu verhindern. Auch wenn beispielsweise die Nase läuft, soll dies helfen, Erreger schneller aus dem Körper zu transportieren.

Wenn der Körper es allein nicht schafft, müssen Medikamente nachhelfen. Bei bakteriellen Erkrankungen werden dazu in den meisten Fällen Antibiotika eingesetzt. Sie sollen verhindern, dass sich die Keime vermehren und so den Körper in seinem Abwehrkampf unterstützen. Gegen einige der gefährlichsten bakteriellen Erkrankungen (Diphtherie, Keuchhusten, HiB, Meningokokken und Pneumokokken) stehen zum Glück auch Schutzimpfungen zur Verfügung.

Pilzinfektionen, die mit Ausnahme von Mund- und Windelsoor (siehe Seite 114 und ab Seite 180) im Kindesalter in der Regel eher selten sind, werden durch Antimykotika behandelt, die den Pilz je nach Typ auf unterschiedliche Weise im Wachstum hindern und letztendlich zerstören. Am häufigsten werden Infektionskrankheiten jedoch durch Viren ausgelöst – allen voran die Infekte der oberen und unteren Atemwege. Leider gibt es jedoch gerade gegen diese Erregergruppe kein passendes Medikament (Virostatikum). Daher stellen Impfungen bei vielen viralen Infekten, beispielsweise Tetanus, Kinderlähmung, Masern, Mumps oder Röteln, die wichtigste Schutzmaßnahme dar. Im Hinblick auf die Gesundheit Ihres Kindes sollten Sie diese Schutzimpfungen ebenso in Anspruch nehmen wie die möglichen Impfungen gegen Bakterieninfektionen. Sofern eine Impfung empfohlen ist, erfahren Sie dies in den Krankheitsporträts auf den folgenden Seiten. Mehr zum Thema Schutzimpfungen können Sie außerdem ab Seite 40 nachlesen.

Unangenehme Begleitsymptome

Infektionskrankheiten sind auch deshalb eine der häufigsten Ursachen, warum Eltern mit ihren Kindern zum Arzt gehen, weil die mit ihnen verbundenen Symptome wie Fieber, Husten, Schnupfen, Ohrenschmerzen, Kopfweh, Erbrechen, Bauchschmerzen und Hautausschlag das Wohlempfinden stark beeinträchtigen können. Umso mehr ist hier Ihr Einfühlungsvermögen gefordert. Denn neben der medizinischen Versorgung können alte Hausmittel und vor allem Zuneigung und Aufmerksamkeit die Symptome lindern und das Allgemeinbefinden beeinflussen.

ACHTUNG, ANSTECKEND!

Weil Infektionskrankheiten sich schnell von Mensch zu Mensch verbreiten, muss in manchen Fällen nicht nur der kleine Patient behandelt, sondern auch seine Umgebung vor einer Ansteckung geschützt werden. In Deutschland regelt daher das Infektionsschutzgesetz (IFSG) die Wiederzulassung von Erkrankten in Gemeinschaftseinrichtungen wie Krippe, Kindergarten und Schule sowie die Meldepflicht einiger Erkrankungen (etwa Masern). Eine genaue Auflistung der Erkrankungen finden Sie auf der Internetseite des Robert-Koch-Instituts (siehe Seite 296).

Tetanus

SYMPTOME

> Zu Beginn: Kopfschmerzen, Mattigkeit, Schweißausbrüche
> Später: Krämpfe, Muskelanspannungen bis zu gesamter Körperstarre

Tetanus (Wundstarrkrampf) wird durch ein Bakterium ausgelöst, das weltweit vorkommt. Besonders zahlreich findet es sich in feuchtwarmen Böden und im Kot von Tieren, aber auch an rostigen oder verdreckten infizierten Gegenständen. Schon die kleinste Wunde genügt, damit das Bakterium in den Körper gelangt. Nach wenigen Tagen können dann erste Symptome wie Kopfschmerzen oder verstärkte Erschöpfung auftreten, später kommen immer öfter Krämpfe hinzu. Nach einer Inkubationszeit von 3 bis 21 Tagen, selten ein Tag bis mehrere Monate, endet ein Wundstarrkrampf in 25 bis 60 Prozent der Fälle tödlich. Daher wird eine Schutzimpfung dringend empfohlen.
Der extrem seltene Neugeborenen-Tetanus entsteht durch eine Verunreinigung des Nabelstumpfs. Weil er fast immer tödlich endet, sollten schwangere Frauen gegen Tetanus geschützt sein.

So hilft der Arzt

Infizierte Kinder müssen sofort ins Krankenhaus. Sie brauchen intensive Pflege und eine symptomatische Therapie, manchmal auch eine künstliche Beatmung.

Diphtherie

SYMPTOME

> Anfangs: Fieber, Unwohlsein, Hals- und Kopfschmerzen
> Später: Beläge auf den Mandeln und Gaumenbögen, Halslymphknoten-Schwellung
> Heiserkeit, pfeifende Atemgeräusche beim Einatmen, Husten, Atemnot
> Bei Nasenbefall: weißlich blutige Beläge, übler Geruch

Diphtherie wird durch symptomlose Bakterienträger und Erkrankte über Tröpfcheninfektion übertragen. Nach zwei bis acht Tagen befällt die Infektion besonders Hals, Nase und Kehlkopf und verursacht dort Schmerzen, Rötungen und Beläge. Weil auch Herz, Nieren und andere Organsysteme betroffen sein können, verläuft die Krankheit in jedem vierten Fall tödlich. Seit Einführung der Impfempfehlung ist die Zahl der Diphterieinfektionen deutlich zurückgegangen und nur noch nicht geimpfte Menschen können sich anstecken. Daher sollten auch Erwachsene regelmäßig ihren Impfschutz überprüfen lassen.

So hilft der Arzt

Infizierte benötigen Bettruhe, eine stationäre, intensive Beobachtung und Pflege im Krankenhaus. Zusätzlich werden Diphtherie-Antitoxin und Antibiotika verabreicht. Zum Ausschluss ist der Nachweis von drei negativen Abstrichen erforderlich.

Keuchhusten

Der durch Bakterien hervorgerufene Keuchhusten (Pertussis) verläuft langwierig und kann Folgeerkrankungen wie Lungenentzündungen, Krampfanfälle und Gehirnentzündungen nach sich ziehen. Vor allem für Säuglinge ist er gefährlich, weil sie daran sterben können. Meist stecken sich die kleinen Babys bei Erwachsenen an, die stark husten, unbemerkt einen Keuchhusten durchmachen oder dieser erst im weiteren Verlauf entdeckt wird. Die Infektion beginnt nach einer Inkubationszeit von maximal 7 bis etwa 20 Tagen mit unspezifischem Husten und Schnupfen. Nach etwa zwei Wochen lässt die Erkältung nach und der Husten geht in die typischen anfallsartigen Hustenattacken mit zähem Schleim über, bei denen sich das Kind so quält, dass es sich zuweilen übergeben muss. Die Hustenattacken halten über viele Wochen an. Sie erfolgen erst vor allem nachts, später auch tagsüber. Eine Schutzimpfung wird empfohlen und ist Teil der Fünf- oder Sechsfachimpfung.

So hilft der Arzt

Wenn Sie die Krankheit frühzeitig erkennen und rechtzeitig zum Arzt gehen, kann der Krankheitsverlauf durch ein Antibiotikum abgeschwächt und verkürzt werden. Dann ist auch die Ansteckungsfähigkeit nach etwa fünf Tagen vorbei. Ohne Antibiotikum ist das Kind vom Ende der Inkubationszeit bis zu drei Wochen nach Beginn der Hustenattacken ansteckend.

Was Sie selbst tun können

Sie sollten vor allem versuchen, Ihrem Kind die quälenden Hustenanfälle zu erleichtern. Dabei helfen folgende Maßnahmen:

› Richten Sie Ihre Tochter oder Ihren Sohn auf, wenn sie/er husten muss. Fordern Sie das Kind auf, den Kopf leicht nach vorn zu beugen, das erleichtert das Husten.

› Halten Sie eine Schüssel oder einen Eimer sowie einen feuchten Waschlappen bereit, falls Ihr Kind sich übergeben muss.

› Bieten Sie ihm immer etwas zu trinken an, wenn es erbrochen hat.

Haemophilus influenzae B

SYMPTOME

Zeichen einer Kehldeckelentzündung:
› Pfeifende Geräusche beim Ein- und Ausatmen, kloßige Sprache, Speichelfluss, Fieber. Der für den Krupp typische Bellhusten fehlt jedoch!

Zeichen einer Hirnhautentzündung:
› Kopfschmerzen, Fieber, Nackensteifigkeit, Erbrechen und stark eingeschränktes Allgemeinbefinden

Früher erkrankten besonders Säuglinge und Kleinkinder wenige Tage nach der Infektion mit dem Haemophilus-influenza-B-Bakterium (kurz HiB) lebensbedrohlich an eitriger Hirnhautentzündung (siehe Seite 258) und Kehldeckelentzündung (siehe Seite 99). Daneben können HiB-Erreger auch Mittelohrentzündungen, Bronchitiden, Lungenentzündungen und andere Infektionen verursachen. Die Gefahr der beiden lebensbedrohlichen Erkrankungen ist seit Einführung der Impfung jedoch stark zurückgegangen.

So hilft der Arzt

HiB-Erkrankungen können zwar mit Antibiotika behandelt werden. Und mit Beginn der entsprechenden antibiotischen Therapie ist auch eine Ansteckung unwahrscheinlich. Bei einer Hirnhautentzündung oder Epiglottitis kann es aber zu Folgeschäden kommen, die durch eine Impfung vermeidbar gewesen wären.

Kinderlähmung

SYMPTOME

› Zu Beginn unspezifisch: Fieber, Halsschmerzen, Abgeschlagenheit, Durchfall und Erbrechen
› Später: bei 5 bis 10 Prozent der Erkrankten weitere Auffälligkeiten mit Zeichen einer Hirnhautentzündung und nach 10 bis 14 Tagen bei 1 Prozent Lähmungserscheinungen, meist der Beine

Bei der Kinderlähmung (Polio) gelangen Poliomyelitis-Viren aus verseuchtem (Bade-)Wasser oder verschmutzen Nahrungsmitteln in den Körper, von wo sie sich über Schmier- und Tröpfcheninfektion weiter ausbreiten können. Die Ansteckungsfähigkeit über den Mund beginnt bereits ein bis zwei Tage nach der Infektion, die über den Stuhl nach drei Tagen und ist ab dann über Wochen möglich. Über die Blutbahn gelangt das Virus ans Rückenmark, wo es die motorischen Nervenzellen befällt. Wegen besserer hygienischer Verhältnisse und des weltweiten Impfprogramms gibt es Polio fast nicht mehr. Zum Schutz vor erneuten Ausbrüchen sollte man dennoch impfen.

So hilft der Arzt

Infizierte Kinder müssen stationär behandelt werden. Hat das Virus die Zwerchfell- und Atemmuskulatur befallen, ist eine künstliche Beatmung nötig.

Hepatitis B

SYMPTOME

› Zu Beginn: gelegentlich Appetitlosigkeit, Übelkeit, Erbrechen, Bauchschmerzen, Gelenkbeschwerden
› Später: gelegentlich heller Stuhlgang,
dunkler Urin, gelbe Verfärbung der
Augen und Haut

Hepatitis B ist eine schwere Leberinfektion, die durch sexuelle Kontakte, Speichel und Blut übertragen werden kann. Die Inkubationszeit beträgt dabei im Durchschnitt 90 (45 bis 180) Tage.

Hepatitis B neigt im Gegensatz zu Hepatitis A (siehe Kasten) zu einem chronischen Verlauf mit Leberzirrhose und Leberkarzinom. Hygienische Maßnahmen können die Gefahr einer Infektion zwar vermindern. Weil weltweit jedoch etwa 300 bis 400 Millionen Menschen Träger von Hepatitis B-Viren sind (in Deutschland besteht derzeit eine Durchseuchung von 0,3 bis 0,5 Prozent) wird zum Schutz der Bevölkerung jedoch seit einigen Jahren dringend zu einer Impfung aufgerufen. In Deutschland gehört diese zu den Impfempfehlungen für Kinder und ist Teil der Sechsfachimpfung. Auch Menschen mit erhöhtem Risiko für Hepatitis B, beispielsweise medizinisches Personal, sollten sich durch eine Impfung vor Hepatitis B schützen. Neugeborene Babys von Hepatitis-B-positiven Müttern sollten rasch nach Geburt eine aktive und passive Impfung erhalten, weil die Infektionsgefahr für sie hoch ist.

So hilft der Arzt

Wird die Hepatitis B chronisch, werden je nach Schwere Interferon oder Virostatika zur Behandlung eingesetzt.

HEPATITIS A

Im Gegensatz zur Hepatitis B verläuft Hepatitis A nach einer Inkubationszeit von 15 bis 50 Tagen akut über einige Wochen und klingt in der Regel folgenlos ab. Eine Ansteckungsgefahr besteht besonders in südlichen Ländern, wo die Krankheit weitaus mehr verbreitet ist als hierzulande. Die infektiöse Leberentzündung wird vorwiegend über den Stuhl übertragen, daher sind hygienische Maßnahmen enorm wichtig. Eine Infektionsgefahr besteht aber auch über verunreinigte Nahrung, besonders Muscheln, Meeresfrüchte oder Gemüse, und schmutziges Wasser. Zu den typischen Symptomen der Hepatitis A zählen Abgeschlagenheit, Übelkeit, Erbrechen, Bauchschmerzen, Durchfall, heller Stuhlgang und dunkler Urin. Typisch ist auch die gelbe Verfärbung der Augen und Haut.

Masern

SYMPTOME

› Zu Beginn: Fieber, Husten, Schnupfen, Bindehautentzündung
› Nach einigen Tagen: Hinter den Ohren beginnender mittel- bis großfleckiger Ausschlag am gesamten Körper, zusätzlich kalkspritzerartige Veränderungen in der Wangenschleimhaut (Kopliksche Flecken)

Masern sind eine höchst ansteckende Viruserkrankung und können sich bei fehlendem Impfschutz in kürzester Zeit epidemieartig ausbreiten. Die Ansteckungsgefahr besteht drei bis fünf Tage vor bis vier Tage nach Beginn des Ausschlags. Die ersten Zeichen der Masern, die acht bis zwölf Tage nach der Infektion auftreten, ähneln denen einer harmlosen Erkältung. Es beginnt mit Fieber, Husten, Schnupfen und einer Bindehautentzündung. In der Wangenschleimhaut sind manchmal kleine, kalkspritzerartige Veränderungen zu sehen. Nach zwei bis drei Tagen folgt erneut ein Fieberanstieg und es entwickelt sich ein mittel- bis großfleckiger, manchmal zusammenfließender Ausschlag am gesamten Körper, der hinter den Ohren beginnt und sich über den ganzen Körper ausbreitet.

Durch die Masern ist das Immunsystem für mehrere Wochen stark geschwächt. Es kommt gehäuft zu Lungenentzündungen, Ohrentzündungen und anderen Erkrankungen. In einem von 1000 Masernfällen kommt es zu einer Hirnhautentzündung (siehe Seite 258), von denen wiederum knapp ein Drittel bleibende Schäden verursachen kann. Eine der schwerwiegendsten Spätfolgen von Masern ist die subakute sklerosierende Panenzephalitis (SSPE). Diese fortschreitende Gehirnerkrankung zeigt sich erst nach circa sechs bis acht Jahren. Masern verlaufen in einem von 10.000 bis 20.000 Fällen tödlich.

So hilft der Arzt

Bei Anzeichen von Masern muss Ihr Kind bald vom Arzt untersucht werden. Rufen Sie vorher in der Praxis an, Masern sind meldepflichtig. Bei normalem Verlauf verschreibt er lediglich ein Mittel zur Fiebersenkung und empfiehlt Ruhe. Eine gezielte Therapie erfolgt nur bei Komplikationen

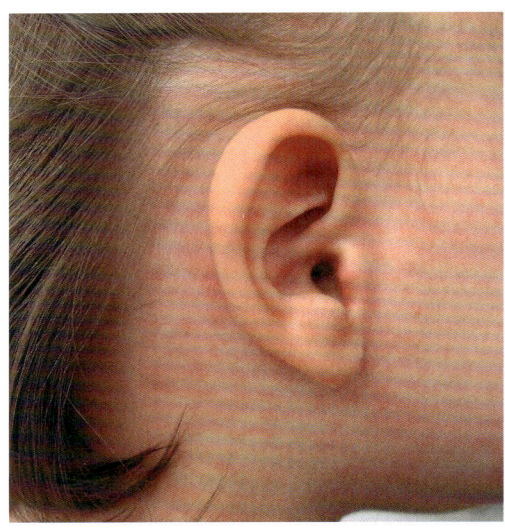

Masernauschlag breitet sich von der Partie hinter den Ohren über den Körper aus.

wie einer Lungenentzündung durch bakterielle Superinfektion. Verschlechtert sich der Zustand Ihres Kindes oder klagt es über Ohrenschmerzen oder Kopfweh, hustet es stark oder wirkt es apathisch, sollten Sie sofort den Arzt verständigen, um mögliche gefährliche Komplikationen schnellstmöglich behandeln zu können.

Was Sie selbst tun können

Sie können versuchen, die Symptome durch viel Ruhe und liebevolle Pflege zu lindern.

> Achten Sie darauf, dass Ihr Kind in den ersten Tagen das Bett hütet.
> Ist es lichtempfindlich, sollten Sie den Raum abdunkeln.
> Hat Ihr Kind wenig Hunger, können Sie versuchen, den Appetit mit seinen Lieblingsspeisen etwas anzuregen. Wichtig ist aber vor allem, dass es genug trinkt.

Mumps

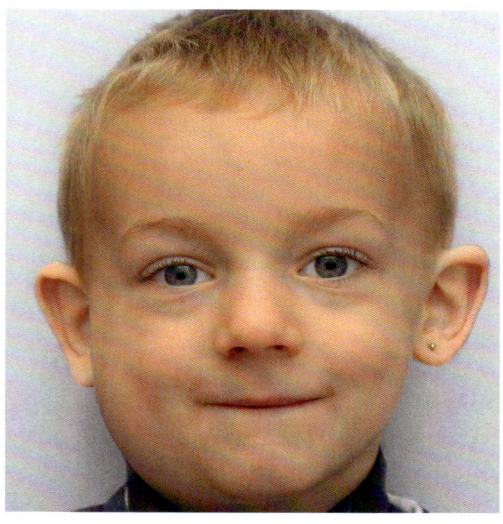

Die stark geschwollene Wangenpartie ist ein deutlicher Hinweis auf eine Mumpsinfektion.

SYMPTOME

> Geschwollene Speicheldrüsen (Ohr- und Unterkieferbereich)
> Fieber, allgemeines Kranksein
> Kopf-, Bauch-, Hodenschmerzen mit Schwellung und Rötung

Obwohl man sich in jedem Alter mit dem Mumpsvirus anstecken kann (Tröpfcheninfektion), zählt Mumps zu den klassischen Kinderkrankheiten. Denn statistisch erkranken vor allem Zwei- bis Fünfzehnjährige. Die Kinder haben Fieber, Kopfweh und stark geschwollene Speicheldrüsen, sie können nur schlecht schlucken und den Kopf nicht mehr richtig bewegen. Ist dazu die Bauchspeicheldrüse entzündet, haben sie auch Bauchschmerzen. Häufig sind auch die Hirnhäute (Mumps-Meningitis) oder Hirnnerven befallen, was zu Innenohrtaubheit führen kann. Erkranken Jungen in oder nach der Pubertät, entwickelt sich fast bei einem Drittel gleichzeitig eine Hodenentzündung (Mumps-Orchitis), die eine spätere Unfruchtbarkeit nach sich ziehen kann.

Weil es nach der Ansteckung rund zwei bis drei Wochen dauert, ehe der Mumps ausbricht, die Patienten aber schon drei bis sieben Tage vorher und bis zu neun Tage nachher ansteckend sind, ist die

Gefahr einer Epidemie groß. Aus diesem Grund wird schon im Baby- und Kleinkindalter eine Schutzimpfung empfohlen, die lebenslangen Immunschutz gewährt. Manchmal hat die Schwellung der Ohrspeicheldrüse auch eine andere Ursache.

So hilft der Arzt

Aufgrund der damit einhergehenden Komplikationen sollten Sie bei den ersten Anzeichen für Mumps sofort einen Arzt kontaktieren. Da eine spezifische Behandlung nicht möglich ist, kann dieser lediglich schmerzstillende Medikamente verschreiben und notwendige pflegerische Maßnahmen empfehlen. Bei Komplikationen wird Ihr Arzt weitere diagnostische Schritte einleiten.

Was Sie selbst tun können

Mumpspatienten brauchen in erster Linie viel Ruhe und Pflege, um wieder zu Kräften zu kommen.

› Weil das Schlucken schwerfällt, sollten Sie Ihrem Kind möglichst flüssige, leicht verdauliche Speisen wie Suppen, dünne Breie oder Pudding anbieten.
› Bei Hodenschmerzen hilft es, keine einengende Unterwäsche zu tragen und die Hoden hoch zu lagern. Am besten gelingt dies, indem man in Rückenlage ein kleines Polster unter den Hodensack legt.
› Bettruhe ist wichtig.
› Kalte, aber auch warme Halswickel lindern den heftigen Schmerz beim Schlucken (siehe ab Seite 64).
› Ist die Bauchspeicheldrüse geschwollen, helfen warme Bauchwickel.

Röteln

SYMPTOME

› Zu Beginn: leichtes Fieber, Husten, Schnupfen
› Später: mittelfleckiger Ausschlag mit Beginn hinter den Ohren
› Schwellungen der Lymphknoten im Nackenbereich

Röteln verlaufen im Kindesalter in der Regel harmlos und oft sogar ohne sichtbare Krankheitssymptome. Nach einer Inkubationszeit von zwei bis drei Wochen zeigt sich auf dem ganzen Körper ein leichter rötlicher Ausschlag, der ein bis drei Tage später wieder verschwindet. Ansteckend ist das Kind schon vorher, circa sieben Tage vor bis sieben Tage nach Ausbruch des Ausschlags. Vor und während des Ausschlags leiden viele Kinder an Erkältungserscheinungen und Fieber, manche an geschwollenen Lymphknoten im Nacken. Röteln sind vor allem für Schwangere gefährlich. Eine Ansteckung in den ersten Schwangerschaftsmonaten kann zu Missbildungen des Ungeborenen führen. Neben Mädchen sollten daher auch Jungen geimpft werden, damit sie nicht geimpfte Schwangere nicht anstecken können.

So hilft der Arzt

Da fast alle Kinder gegen Masern-Mumps-Röteln geimpft sind, treten Röteln extrem selten auf und werden manchmal mit unspezifischen Virusausschlägen verwechselt.

Informieren Sie die Praxis, bevor Sie Ihr Kind vorstellen, darüber, dass es sich um eine ansteckende Ausschlag handeln könnte. Der Arzt kann bei entsprechender Diagnose und bei Bedarf ein fiebersenkendes Mittel verschreiben. Eine spezielle Behandlung ist nicht möglich.

Was Sie selbst tun können

Sollten die Beschwerden stärker sein, dann können Sie

› das Fieber mithilfe von Wadenwickeln oder kalten Waschungen (siehe ab Seite 62) senken sowie
› entsprechende Maßnahmen gegen Husten und Schnupfen unternehmen (siehe die Empfehlungen Seite 96 und 117).
› Achten Sie darauf, dass Ihr Kind gegen Röteln geimpft ist. So kann es selbst nicht krank werden und auch keine Schwangeren anstecken.

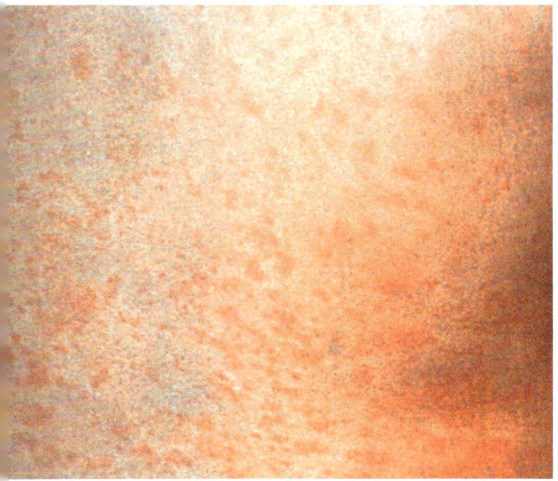

Der mittelfleckige Rötelnausschlag beginnt meist hinter den Ohren.

Windpocken und Gürtelrose

SYMPTOME

› Fieber, Mattigkeit
› Kleine, mit Flüssigkeit gefüllte Bläschen, die aufplatzen und verkrusten
› Bläschen am gesamten Körper, auch an der Kopfhaut

Infiziert sich ein Kind mit dem Varicella-zoster-Virus, erkrankt es im Lauf der nächsten 8 bis maximal 28 Tage an Windpocken. Normalerweise verläuft diese Krankheit bei Kindern im Gegensatz zu Erwachsenen problemlos. Auch Komplikationen wie Entzündungen des Gehirns und Infektionen von Haut, Lunge, Herz und Nieren infolge der allgemeinen Schwächung sind in jungen Jahren selten. Gefährlich können Windpocken dagegen für Neugeborene werden, deren Mütter einige Tage vor und nach Entbindung selbst an den Windpocken erkranken. Auch wenn die Infektion in den meisten Fällen harmlos verläuft, ist sie doch mit unangenehmen Symptomen verbunden. Die Bläschen, die sich bis zu zwei Wochen großflächig auf dem ganzen Körper bilden, jucken sehr, was vor allem im Mund und bei Mädchen in der Scheide äußerst schmerzhaft sein kann. Manche Kinder haben außerdem hohes Fieber.

Da Windpocken hoch ansteckend sind, sollten kranke Kinder isoliert werden. Ansteckungsgefahr besteht ein bis zwei Tage vor bis etwa fünf bis sieben Tage nach Auftreten der letzten Bläschen. Da die Erreger über mehrere Meter übertragen werden, sollten Sie das Haus nicht verlassen. Eine Impfung wird empfohlen. Mitunter setzen sich Varicella-zoster-Viren nach überstandenen Windpocken in den Rückenmarksnerven ab. Ist das Immunsystem geschwächt, kann es noch nach Jahren zu einer Reaktivierung dieser Viren kommen (Gürtelrose). Diese Krankheit ist zwar weniger ansteckend, kann aber mit starkem Unwohlsein einhergehen.

So hilft der Arzt

Der Arzt verschreibt juckreizstillende Lotion und Antihistaminika, welche die Beschwerden lindern. Bei Risikopatienten können Komplikationen der Windpocken durch frühzeitige Gabe antiviraler Medikamente verringert werden.

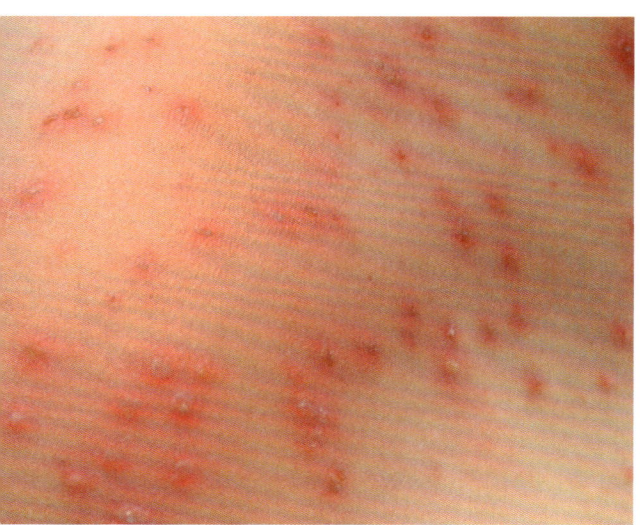

Typisch Windpocken: linsengroße rötliche Flecken mit wassergefüllten Bläschen.

Was Sie selbst tun können

In den meisten Fällen fühlt sich das Kind weitgehend »normal« und muss daher nicht das Bett hüten. Sie sollten jedoch darauf achten, dass es sich nicht zu sehr anstrengt. Gegen den Juckreiz helfen folgende Maßnahmen:
> Duschen oder baden Sie Ihr Kind täglich kurz und betupfen Sie die juckenden Bläschen mit juckreizstillender Lotion. Verwenden Sie aus hygienischen Gründen immer wieder frische Wattepads.
> Kühlpads (nicht direkt auf die Haut legen) und kühle Luft wirken ebenfalls lindernd.

Meningokokken-Erkrankungen

SYMPTOME
> Fieber, schweres Kranksein, Apathie
> Kopfschmerzen, Erbrechen, Nackensteife
> Eventuell stecknadelkopfgroße Einblutungen in die Haut (Petechien), die sich in wenigen Stunden zu großflächigen Einblutungen verändern können

Eine Infektion mit den Meningokokken-Bakterien kann eine gefährliche Gehirnentzündung auslösen (Meningokokken-Meningitis), aber auch den ganzen Körper befallen (Meningokokken-Sepsis). Der Erreger wird durch Tröpfcheninfektion von Mensch zu Mensch übertragen. Sehr bald oder nach wenigen Tagen klagen die Infizierten über Kopfschmerzen, einen steifen Nacken und haben hohes Fieber. Bei sehr raschem Verlauf können die Zeichen einer Hirnhautentzündung fehlen. Neben dem schlechten Allgemeinzustand können dann Hauteinblutungen auf die Erkrankung hinweisen.

Es gibt verschiedene Serogruppen der Meningokokken. In Deutschland werden circa 65 bis 70 Prozent der Erkrankungen durch die Serogruppe B und 20 bis 30 Prozent durch die Serogruppe C verursacht. Wie in anderen westlichen Industrienationen ist eine Meningokokken-Erkrankung auch hierzulande zwar selten, sie verläuft jedoch meist hochdramatisch und verschlechtert sich rasch. Daher wird zurzeit für alle Kinder ab dem zweiten Lebensjahr zumindest eine Impfung gegen den Serotyp C empfohlen, der für 20 bis 30 Prozent der Erkrankungen verantwortlich ist. Gegen den noch häufiger vorkommenden Serotyp B gibt es derzeit noch keine zugelassene Impfung. Dies wird möglicherweise in den nächsten Jahren kommen. Bei Aufenthalten oder Reisen in den afrikanischen Meningitisgürtel wird eine Impfung gegen den Typ A empfohlen, der dort häufig ist.

So hilft der Arzt

Bei entsprechender Symptomatik und dem Verdacht auf Meningokokken muss so schnell wie möglich gehandelt werden. Das Kind braucht sofort eine intravenöse antibiotische Therapie und intensivmedizinische Betreuung. Nur so kann die Lebensgefahr abgewendet werden. Bereits 24 Stunden nach Beginn der Behandlung ist eine Ansteckung unwahrscheinlich.

Pneumokokken-Erkrankungen

SYMPTOME

> Zeichen einer Lungen-, Hals-, Nasen-, Ohren- und Hirnhaut-Entzündung (siehe ab Seite 102, 108, 118, 121, 258)

Weil Pneumokokken sich in der Mundflora vieler Menschen finden, werden sie als Krankheitserreger oft unterschätzt. Doch sie können schnell gefährlich werden, wenn das Immunsystem schwächelt und die Abwehrkräfte nachlassen. Die Bakterien können dann eine Lungen-, Mittelohr- oder Hirnhautentzündung verursachen. Auch schwere Verläufe mit Folgeschäden wie Taubheit sind möglich. Besonders gefährdet sind Babys und Kleinkinder. In Deutschland ist deshalb bereits ab dem Säuglingsalter eine Impfung empfohlen.

So hilft der Arzt

Pneumokokkenerkrankungen müssen antibiotisch behandelt werden. Generell ist bei antibiotischen Therapien jedoch zu beachten, dass sie nicht unkritisch eingesetzt werden, sondern nur, wenn sie wirklich nötig sind. Denn die Anzahl an resistenten Bakterienstämmen nimmt weltweit zu.

Was Sie selbst tun können

Nach Klärung der Diagnose haben sich dieselben Hausmittel bewährt wie bei Fieber (ab Seite 75), Husten (Seite 96) und Ohrenschmerzen (Seite 120), um die Beschwerden Ihres Kindes zu lindern.

FSME

SYMPTOME

> Zu Beginn: grippeähnliche Symptome wie Fieber und Abgeschlagenheit
> Später: Kopfschmerzen, Erbrechen
> Krämpfe, Lähmungserscheinungen

Die Frühsommer-Meningo-Enzephalitis, kurz FSME, ist eine Gehirnentzündung, die durch den Biss einer mit dem FSME-Virus infizierten Zecke übertragen wird (siehe auch Seite 193). Bei vielen Menschen heilt ein solcher Biss folgenlos ab. Bei einigen kommt es allerdings nach Tagen zu einer vorübergehenden Reaktion mit grippeähnlichen Beschwerden und Fieber. Manche von diesen Erkrankten entwickeln nach einem freien Intervall von Tagen bis Wochen eine Entzündung der Hirnhäute mit Kopfschmerzen und Nackensteifigkeit und/oder des Gehirns mit Bewusstseinstrübung, Krämpfen und Nervenausfällen, die häufig bleibende Schäden nach sich ziehen, wie zum Beispiel eine Hirnnervenlähmung im Erwachsenenalter. Solche schweren Krankheitsverläufe gibt es im Kindesalter in der Regel jedoch nicht oder nur extrem selten. FSME tritt vornehmlich in Ost- und Südosteuropa, aber auch in Österreich, Bayern, Baden-Württemberg und kleineren Bezirken über Europa verstreut auf; eine genaue Übersicht erhalten Sie im Internet oder beim Kinderarzt. Wenn Ihr Kind sich länger in einer dieser Risikoregionen aufhält, wird eine entsprechende FSME-Impfung empfohlen. Eine Ansteckung von Mensch zu Mensch ist nicht möglich.

So hilft der Arzt

Da eine ursächliche Therapie bei FSME nicht möglich ist, muss das Kind ins Krankenhaus eingewiesen werden, um seinen Gesundheitszustand zu überwachen und bei Bedarf schnellstmöglich reagieren zu können.
Die Diagnose wird durch eine Blutuntersuchung gestellt. Dies ist wichtig, damit andere möglichen Erkrankungen ausgeschlossen werden können.

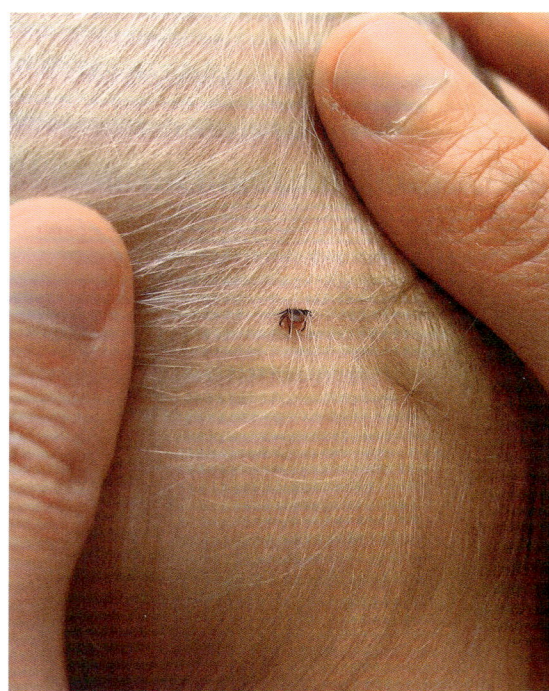

Kontrollieren Sie nach einem Tag im Freien Haut und Kopfhaut auf Zeckenbisse.

Grippe

SYMPTOME

› Anfangs: Fieber, Schüttelfrost, Abgeschlagenheit, Kopf-und Gliederschmerzen, starkes Krankheitsgefühl
› Später: trockener Husten, manchmal attackenartig

Grippe wird von den Influenzaviren A, B und C ausgelöst. Ein bis vier Tage nach der Infektion macht sich die Krankheit mit Fieber, Schüttelfrost, Abgeschlagenheit, Kopf- und Gliederschmerzen bemerkbar, später kommt noch trockener Husten hinzu. Besonders hoch ist die Ansteckungsgefahr circa einen Tag vor bis drei bis vier Tage nach Beginn der Erkrankung; bei Säuglingen und Kleinkindern kann die Virusausscheidung aus dem Nasen-Rachen-Sekret bis zu 21 Tage anhalten. Grippeepidemien treten besonders in den Wintermonaten auf. Manche entwickeln sich zu Pandemien, die auf andere Länder oder Kontinente übergreifen. Daher wird für bestimmte Risikogruppen, zu denen auch Kinder und Jugendliche mit chronischen Erkrankungen zählen, eine jährliche Schutzimpfung empfohlen, auch wenn diese nie hundertprozentig schützen können. Denn die Grippeviren verändern sich in ihrer Struktur immer etwas, wodurch es dem menschlichen Immunsystem nie gelingt, einen absoluten Schutz gegen sie aufzubauen. Daher kann man je nach Erregertyp zeitweise sehr schwer erkranken.

So hilft der Arzt

Hat das Kind hohes Fieber, verschreibt der Arzt in der Regel Paracetamol und Ibuprofen. Gelegentlich werden auch Medikamente eingesetzt, welche die Virusausbreitung im Körper verhindern sollen (Neuraminidasehemmer).

Was Sie selbst tun können

Was Ihrem Kind guttut, hängt von den individuellen Symptomen ab.
› Sorgen Sie dafür, das Ihr Kind in den ersten Tagen im Bett bleibt. Es braucht auf jeden Fall viel Ruhe.
› Wadenwickel, Kaltwaschungen und andere Hausmittel können helfen, das Fieber zu senken (siehe ab Seite 62).
› Bieten Sie dem Kind immer wieder etwas zu trinken an. Es braucht jetzt viel Flüssigkeit. Essen dagegen ist nicht so wichtig, wenn es keinen Hunger hat.
› Gegen den begleitenden Husten helfen alle Maßnahmen von Seite 96.

KEIN ASPIRIN

Kinder und Jugendliche unter 16 dürfen auch bei Fieber keine Medikamente mit Acetylsalicylsäure (ASS) einnehmen. Denn diese steht in Verdacht, das Reye-Syndrom auszulösen, eine vorübergehende schwere Funktionsstörung der Leber, die gelegentlich Schäden im Gehirn verursachen kann. Sogar Todesfälle wurden schon beschrieben.

Dreitagefieber

SYMPTOME

› Circa 3 Tage Fieber, dann der »erlösende« Ausschlag
› Husten, Durchfall, Erbrechen
› Lidschwellungen
› Lymphknotenschwellungen am Hals

Zwischen dem sechsten Monat und dem Beginn des siebten Lebensjahrs macht fast jedes Kind zumindest einmal ein Dreitagefieber (Exanthema subitum) infolge einer Infektion mit dem Humanen Herpesvirus vom Typ 6 und Typ 7 durch. Die Ansteckung erfolgt meist durch engen Kontakt; Gesunde können auch nach durchgemachter Krankheit Virusträger sein.

Die Krankheit beginnt nach einer Inkubationszeit von 5 bis 15 Tagen mit hohem Fieber und häufig ohne eindeutige Symptome. Manchmal treten begleitend Durchfälle, Husten, Lymphknotenschwellungen im Nacken, ja sogar Fieberkrämpfe auf. Nach ungefähr drei Tagen tritt mit dem Abfiebern dann vor allem an Brust und Rücken ein Ausschlag auf, der das Ende der Erkrankung ankündigt. Bei sehr schwachem Krankheitsverlauf bringt oft erst das Auftreten dieses Ausschlags die eindeutige Diagnose.

Zwar ist der Immunschutz nach durchgestandener Erkrankung lebenslang. Da es jedoch zwei unterschiedliche Erregertypen gibt, kann ein Kind auch zweimal an Dreitagefieber erkranken.

So hilft der Arzt

Nach einer gründlichen Untersuchung gibt der Kinderarzt meist Entwarnung. Außer pflegenden und fiebersenkenden Maßnahmen ist keine Therapie nötig.

Was Sie selbst tun können

Beim Dreitagefieber helfen dieselben Maßnahmen wie bei allen anderen fiebrigen Erkrankungen (siehe ab Seite 73). Insbesondere aber gilt:
› Achten Sie darauf, dass Ihr Kind genügend trinkt. Essen ist dagegen nicht so wichtig.
› Weil während des Verlaufs der Erkrankung die Diagnose noch nicht eindeutig ist, sollten Sie Ihr Kind dem Arzt vorstellen, sobald sich sein Zustand verändert. Es könnte auch eine andere Erkrankung hinter dem Fieber stecken.

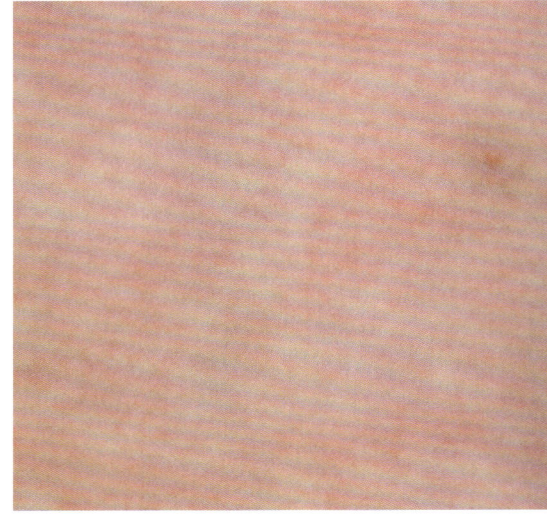

Wenn beim Dreitagefieber der typische Ausschlag auftritt, ist das Schlimmste überstanden.

Pfeiffersches Drüsenfieber

SYMPTOME

› Fieber, Abgeschlagenheit,
  gelegentlich Ausschlag
› Lymphknotenschwellungen,
  besonders im Halsbereich
› Mandelentzündung mit Belägen
› Leber- und Milzvergrößerung

Im Anfangsstadium ist das Pfeiffersche Drüsenfieber (Infektiöse Mononukleose), das über Tröpfcheninfektion, vor allem aber über den Speichel selbst (»Kuss-Krankheit«) übertragen wird, nur schwer von einer bakteriellen Entzündung zu unterscheiden. Kinder, die sich mit dem Auslöser (Epstein-Barr-Virus) infiziert haben, haben nach einer Inkubationszeit von 10 bis 50 Tagen Fieber, Halsschmerzen, geschwollene Lymphknoten, besonders im Kieferwinkel, und dicke, belegte Mandeln. Gelegentlich tritt ein Ausschlag auf und die Leber kann sich entzünden. Auch Nervensystem, Immunsystem und Herz können betroffen sein.
Normalerweise heilt das Pfeiffersche Drüsenfieber folgenlos wieder ab. Und je jünger die Patienten sind, umso unspezifischer und harmloser läuft die Erkrankung ab. Manche Kinder sind jedoch noch lange müde und angeschlagen. Auch die Ansteckungsfähigkeit bleibt nach der Erkrankung noch bestehen – teilweise über Wochen, manchmal immer mal wiederkehrend über Monate, möglichweise sogar Jahre hinweg.

So hilft der Arzt

Bei Verdacht auf Pfeiffersches Drüsenfieber sollten Sie immer den Arzt aufsuchen. In der Praxis wird in der Regel zunächst ein Rachenabstrich gemacht, um eine bakterielle Infektion auszuschließen. Anschließend kann eine Laboruntersuchung eindeutig Klarheit schaffen. Falls die Leber bei der Erkrankung mit beteiligt ist, wird der Arzt die Leberwerte nach einiger Zeit kontrollieren.
Da es keine ursächliche Therapie gibt, wird der Arzt Ihrem Kind bei einem positiven Befund schmerzstillende und fiebersenkende Mittel verschreiben und vor allem (Bett-)Ruhe verordnen.

Was Sie selbst tun können

Wie bei vielen Infektionskrankheiten, gegen die es keine spezifische medikamentöse Behandlung gibt, können Sie als Eltern sich nur bemühen, Ihr Kind während der Krankheit liebevoll zu betreuen.

› Sorgen Sie für ausreichend (Bett-)Ruhe, damit Ihre Tochter oder Ihr Sohn wieder zu Kräften kommt.
› Kalte Halswickel lindern den Schmerz beim Schlucken (siehe Seite 65). Auch gut: Eiwürfel lutschen.
› Achten Sie darauf, dass Ihr Kind viel trinkt. Bieten Sie ihm immer wieder kleine Schlucke Wasser, Kräuter- und Früchtetee oder Saftschorle an.
› Da manchmal nur langsam eine Erholung eintritt, sollte der Patient über Wochen nicht stark belastet werden und keinen Sport treiben, bis der Arzt ihm dieses wieder erlaubt.

Hand-Mund-Fuß-Krankheit

SYMPTOME

› Bläschen an Händen, Füßen und Mund

Die Hand-Mund-Fuß-Krankheit ist eine meist harmlose Erkrankung, die durch den Coxsackie-A-Virus verursacht wird. An Hand-Mund-Fuß-Krankheit Erkrankte sind ansteckend. Aber auch Gesunde können noch mehrere Wochen bei mangelnder Hygiene ansteckend sein.
Hat sich Ihr Kind infiziert, entstehen in der Regel 3 bis 6 Tage mit einem Spielraum von 2 bis 35 Tagen an Händen, Füßen und im Mund teilweise knötchenförmige, weißlich-gelbe, bis zu fünf Millimeter große Bläschen. Sie sind scharf begrenzt, haben einen roten Hof und jucken manchmal. In der Regel haben Kinder allenfalls zu Beginn der Krankheit Fieber.

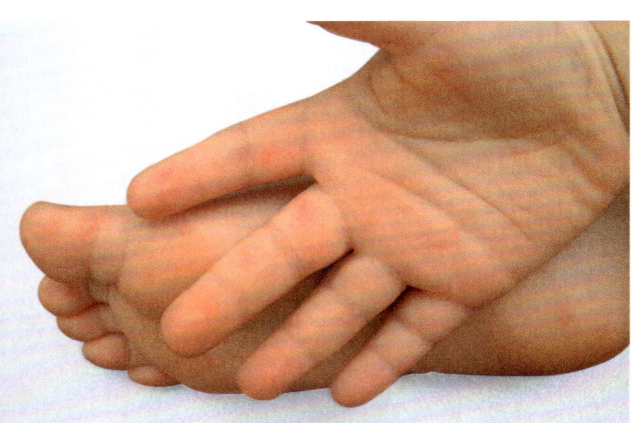

Die Bläschen an Händen und Füßen haben einen scharf umgrenzten roten Hof.

So hilft der Arzt

Weil die Erkrankung in ein bis zwei Wochen folgenlos von allein wieder abheilt, ist keine Behandlung nötig. Der Arzt kann jedoch ein fiebersenkendes Mittel und juckreizstillende Tinkturen verschreiben.

Was Sie selbst tun können

Um es Ihrem Kind angenehmer zu machen, können Sie

› den Juckreiz durch Kühlung oder juckreizstillende Tinkturen lindern.
› mit Wadenwickel und Co gegen Fieber angehen (siehe ab Seite 62).
› auf Reinlichkeit achten, indem Sie selbst und das Kind sich regelmäßig die Hände waschen. Denn das Virus verbreitet sich vor allem infolge mangelnder Hygiene.
› Sind die Bläschen abgeklungen, darf das Kind wieder in Kindergarten und Schule.

Herpes simplex

SYMPTOME

› Bläschen im und um den Mund über etwa 5 bis 10 Tage
› Fieber, Trinkunlust und Abgeschlagenheit

Bis zu ihrem 30. Lebensjahr haben etwa 60 Prozent der Bevölkerung eine Infektion mit dem Herpes-simplex-Virus (HSV) Typ 1 und 2 durchgemacht. Im Kindesalter macht sich Typ 1 meist in Form einer ausgeprägten Bläschen bildenden Mundentzündung bemerkbar (Mundfäule, siehe Seite 114). Eine HSV-Typ-2-Infektion ist eher im Genitalbereich angesiedelt. Die Inkubationszeit ist meist kurz. Sie beträgt 1 bis 26 Tage, selten Wochen. Herpesviren bleiben nach überstandenem Infekt im Körper, sodass unter Stress und bei Krankheit erneut Bläschen auftreten können. Die Ansteckungsfähigkeit kann von einer bis zu mehreren Wochen betragen. Für Neugeborene ist die Ansteckung mit Herpes-Viren besonders gefährlich: Denn in diesem Alter kann die Infektion mit einer Hirnentzündung oder einer schweren Entzündungsreaktion des ganzen Körpers (Sepsis) verbunden sein. Deshalb sollten Menschen mit offenen Herpesbläschen bei Kontakt mit Neugeborenen immer einen Mundschutz tragen. Auch bei Neurodermitis kann eine Infektion schwer verlaufen.

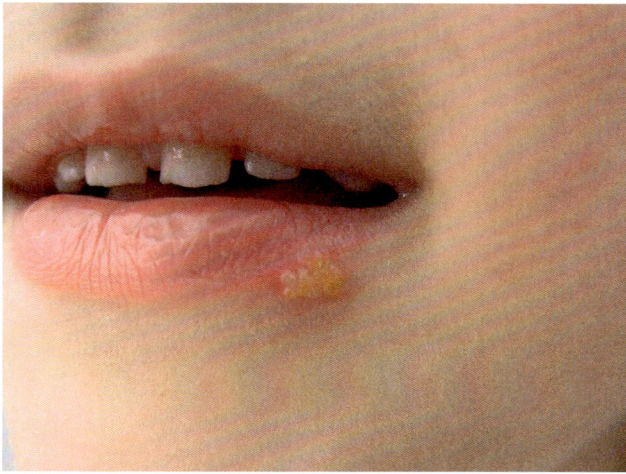

Herpesbläschen am Mund können in Stress-situationen immer wieder auftauchen.

So hilft der Arzt

Verschwinden die Bläschen nicht innerhalb weniger Tage von allein wieder, erscheinen sie mehrmals im Jahr oder sind sie besonders schmerzhaft, sollten Sie mit Ihrem Kind zum Arzt. Die Behandlung mit antiviralen und lokal schmerzstillenden Salben oder Lösungen lindern die Beschwerden. Ganz selten jedoch muss ein Kind stationär mit intravenös verabreichten Medikamenten behandelt werden. Dies ist der Fall, wenn ein Neugeborenes sich mit Herpes infiziert hat, Komplikationen wie eine Hirnhautentzündung auftreten oder eine ausgeprägte Herpesinfektion bei Neurodermitis vorliegt.

Was Sie selbst tun können

Versuchen Sie, die Beschwerden zu lindern:
› Frühzeitig gegebene Herpessalben können den Krankheitsverlauf abkürzen.
› Ab der Kleinkindzeit können Zahnpasta und Zinksalbe Herpesbläschen austrocknen.
› Betupfen Sie die Bläschen mehrmals täglich mit Kamillenteekonzentrat.
› Achten Sie darauf, dass Ihr Kind genug trinkt, am besten lauwarmen Tee.
› Tragen Sie äußerlich angewandte Mittel möglichst nicht mit dem Finger auf, sondern mit einem frischen Wattestäbchen.
› Um Ansteckungsgefahr zu vermeiden, sollten Sie Ihrem Kind erklären, dass es Gläser, Gabel oder Löffel nicht teilen darf.
› Auch wenn es juckt: Nicht kratzen. Sonst können die Viren über die Finger in die Augen, die Nase oder auf andere Körperstellen übertragen werden.

Ringelröteln

SYMPTOME

› Anfänglich Gesichtsrötung, dann
  an Armen und Beinen girlandenförmiger, »geringelter« Ausschlag
› Selten Fieber oder körperliche
  Beeinträchtigung

Ringelröteln treten wie Röteln gehäuft in den Wintermonaten und im Frühjahr auf und werden über Tröpfcheninfektion übertragen (Inkubationszeit: 4 bis 14 Tage, maximal drei Wochen). Im Gegensatz zu Röteln gibt es jedoch keine Schutzimpfung. Das Krankheitsbild ist unspezifisch: Meist waren die Kinder einige Tage vorher etwas müder als sonst und hatten Fieber, Kopfschmerzen, Muskel- und Gelenkbeschwerden. Manche blieben völlig unauffällig. Bei 20 Prozent der Erkrankten tritt dann eine Wangenrötung auf und es breitet sich an Armen und Beinen ein roter, girlandenförmiger Ausschlag aus.
Wirklich gefährlich sind Ringelröteln nur für Schwangere. Denn die Viren können über die Plazenta auch auf das ungeborene Kind übergehen und dazu führen, dass dieses eine Blutarmut entwickelt.

So hilft der Arzt

Ringelröteln müssen nicht behandelt werden. Um Scharlach oder eine andere Viruserkrankung auszuschließen, sollten Sie jedoch mit Ihrem Kind zum Arzt gehen, wenn es entsprechende Symptome zeigt.

Bei Bedarf kann der Arzt ein fiebersenkendes, schmerzstillendes oder juckreizhemmendes Mittel verschreiben. Auch wenn Ihr Kind über Schmerzen in den Gelenken klagt, sollten Sie dies mit dem Arzt besprechen.

Was Sie selbst tun können

Da keine Behandlung nötig ist, sollten Sie bei Bedarf nur die vom Arzt verschriebenen Mittel und Empfehlungen anwenden. Sobald sich Ihr Kind gesund fühlt, kann es wieder in den Kindergarten oder in die Schule gehen – auch wenn es noch Ausschlag hat. In den ersten zehn Tagen nach der Infektion ist die Ansteckungsfähigkeit am höchsten. Mit Beginn des Ausschlags ist das Kind praktisch nicht mehr ansteckend.

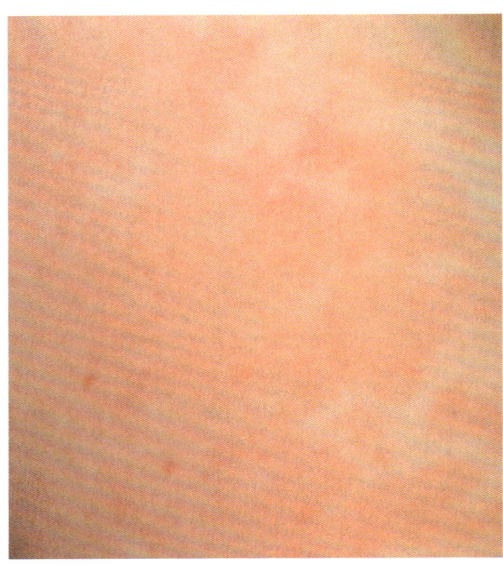

Wenn der Ringelröteln-Ausschlag sichtbar wird, ist das Kind nicht mehr ansteckend.

Staphylokokken-Infekte

SYMPTOME

› Abszesse, Furunkel
› Eitrige Bindehautentzündung
› Ohrentzündung
› Selten Zeichen einer Lungen-, Knochen- oder Herzentzündung

Viele Menschen haben an der Haut und Nasenschleimhaut Staphylokokken. An offenen Wunden können diese sich allerdings so stark ansiedeln, dass sich Eiter bildet. Abszesse und Furunkel entstehen. Auch eine eitrige Bindehautentzündung ist meist durch eine Staphylokokken-Infektion verursacht. Vor allem offene, infizierte Wunden bergen eine hohe Infektionsgefahr. Mit Staphylokokkentoxin infizierte Nahrungsmittel können zu schweren Durchfällen führen. Schwerwiegende therapeutische Probleme, besonders in Krankenhäusern, bereiten multiresistente Staphylokokkus-aureus- (MRSA-)Keime und das Toxische Schock-Syndrom, das zu einem Multiorganversagen führen kann.

So hilft der Arzt

Bildet sich eine eitrige Wunde nicht innerhalb weniger Tage zurück oder ist sie besonders schmerzhaft, sollte Ihr Kind zum Arzt. Er wird eventuell den Eiterherd öffnen, damit das Sekret abfließen kann, und entscheidet, ob ein Antibiotikum notwendig ist. In diesem Fall besteht nach etwa zwei Tagen keine Ansteckungsgefahr mehr.

Was Sie selbst tun können

Schonen Sie Ihr Kind, damit es zu neuen Kräften kommen kann. Das ist neben liebevoller Pflege hilfreich:

› Lagern Sie Körperbereiche (Arme, Beine), an denen größere Entzündungen bestehen, möglichst ruhig.
› Achten Sie auf Hygiene und desinfizieren Sie sich vor und nach Kontakt mit einer Wunde oder dem entzündeten Auge gründlich die Hände.

TUBERKULOSE

Global betrachtet gilt Tuberkulose noch immer als eine der häufigsten Infektionskrankheiten. Und im Zuge der Globalisierung taucht sie auch hierzulande wieder öfter auf. Trotzdem wird für Deutschland derzeit keine Schutzimpfung empfohlen. Tuberkuloseerreger haben vor allem bei denjenigen Menschen leichtes Spiel, die sich fehlerhaft oder ungenügend ernähren oder deren Körperabwehr bereits durch andere Erkrankungen beeinträchtigt ist. In den meisten Fällen entwickelt sich dann eine Tuberkulose der Lunge mit anhaltendem Husten. Durch das Abhusten von Tuberkelbakterien können schnell weitere Menschen angesteckt werden (Tröpfcheninfektion). Bei einem positiven Befund verordnet der Arzt spezielle Antibiotika (Tuberkulostatika).

Streptokokken-Infekte der Gruppe A

SYMPTOME

› Rachenentzündung mit Halsschmerzen, Fieber, Bauchweh, Erbrechen, Ohrenschmerzen und Husten
› Eitrige Hautentzündungen, wie Grind (siehe Seite 188)

Streptokokken der Gruppe A bereiten vor allem im Kindes- und Erwachsenenalter Probleme. In den Wintermonaten tragen phasenweise 10 bis 20 Prozent der Bevölkerung diese Keime symptomlos in sich – und können sie ebenso wie akut Kranke durch Tröpfcheninfektion übertragen (Inkubationszeit: zwei bis vier Tage). Unter bestimmten Bedingungen können die Erreger aggressiv werden und zu verschiedenen Erkrankungen führen. Dazu zählen einerseits lokale Entzündungen wie Mandel-, Mittelohr- oder Hautentzündung, andererseits auch generalisierte wie Scharlach (siehe Seite 167). Besonders gefürchtet sind Komplikationen wie Herz-, Nieren- und Gelenksentzündungen oder das Streptokokken-Toxic-Shock-Syndrom (STSS), das zu Multiorganversagen führen kann.

So hilft der Arzt

Durch Abstrich im Rachen kann der Arzt kontrollieren, ob sich bei Ihrem Kind Streptokokken der Gruppe A nachweisen lassen. Sollte Ihr Kind Krankheitszeichen haben, wird er in der Regel ein Antibiotikum verschreiben. Einen, spätestens zwei Tage nach Beginn der antibiotischen Therapie ist es nicht mehr ansteckend.

Was Sie selbst tun können

Achten Sie darauf, dass Ihr Kind, auch wenn es keine eindeutigen Krankheitszeichen zeigt, ausreichend Ruhe hat. Geben Sie ihm leichte Kost und animieren Sie es, immer genügend zu trinken. Bei Fieber beachten Sie die Maßnahmen ab Seite 75.

STREPTOKOKKEN-INFEKTE DER GRUPPE B

Erkrankungen durch Streptokokken der Gruppe B kommen vor allem im Neugeborenenalter vor, weil sich das Baby während der Geburt im Geburtskanal bei der Mutter ansteckt. Bei der Frühform werden die Babys in den ersten drei Tagen schwer krank, zeigen Atemstörungen und Blässe. Die Spätform tritt im Alter von ein bis sechs Wochen auf. Die Kinder haben Zeichen einer Meningitis, Fieber, Trinkunlust, sind unruhig bis lethargisch. Vorbeugend sollten sich alle werdenden Mütter in der 35. bis 37. Schwangerschaftswoche auf B-Streptokokken untersuchen lassen. Lassen sich dabei Erreger nachweisen, können schon bei der Entbindung je nach Befund spezielle Maßnahmen ergriffen werden (Antibiotika), um das Kind zu schützen.

Scharlach

SYMPTOME

> Feinfleckige, sandpapierartige Rötung in den Leisten, Achseln und am Rumpf, gelegentlich im Gesicht, mit Aussparung des Mundbereiches
> Hochroter Rachen und Gaumen, Schwellung der Halslymphknoten
> Belegte Zunge, die später himbeerfarben wird (»Himbeerzunge«)
> Fieber
> Eventuell Bauchschmerzen mit Erbrechen

Scharlach wird durch eine Sonderform der Gruppe-A-Streptokokken verursacht. Diese Bakterien produzieren Giftstoffe, auf die der Körper entsprechend reagiert. Fieber, Halsschmerzen und Schluckstörungen treten auf (siehe auch Seite 166). Mandeln und Gaumen sind bei Scharlach rot geschwollen und teils belegt. Vor allem an den Achseln und Leisten zeigt sich ein feinfleckiger roter Ausschlag. Nach zwei bis drei Tagen ist auch die Zunge himbeerrot verändert (Himbeerzunge). Tage später beginnen sich häufig die Handflächen und Fußsohlen zu schuppen.

Scharlach und seine möglichen Folgen verlaufen zwar heute nicht mehr so schwer wie früher, was möglicherweise an den antibiotischen Maßnahmen liegt. Trotzdem kommen manchmal nach Scharlach Mittelohrentzündungen, Nasennebenhöhlenentzündungen und Lungenentzündungen vor.

Auch von Abszessen an den Mandeln oder in der Lymphknoten wird berichtet. Sehr selten entwickeln sich nach Scharlach Gelenksentzündungen, Nieren oder Herzprobleme. Der gefürchtete toxische Scharlach mit seinem hoch akuten, schweren Verlauf, bei dem es zu Krämpfen, Durchfällen, Hautblutungen und einer schweren allgemeinen Beeinträchtigung bis zum Bewusstseinsverlust kommen kann, gibt es heutzutage fast nicht mehr. Weil sich aber keine vollständige Immunität entwickelt, können KInder (und auch Erwachsene) mehrfach an Scharlach erkranken.

So hilft der Arzt

Fieber, Krankheitsgefühl und die typischen Symptome machen einen Arztbesuch notwendig. In der Regel wird man Ihrem Kind dort ein Antibiotikum verschreiben.

Was Sie selbst tun können

Kalte Halswickel und kalte Getränke sowie fiebersenkende Maßnahmen tun Ihrem Kind gut (siehe ab Seite 62).

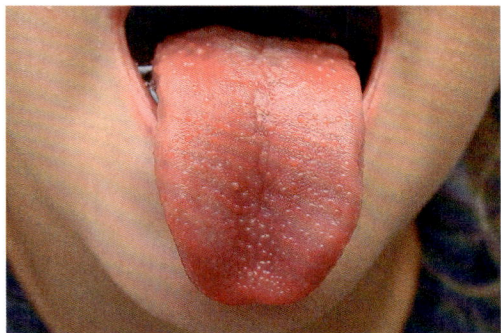

Scharlach beginnt mit Auschlag am Körper, später kommt die typische Himbeerzunge dazu.

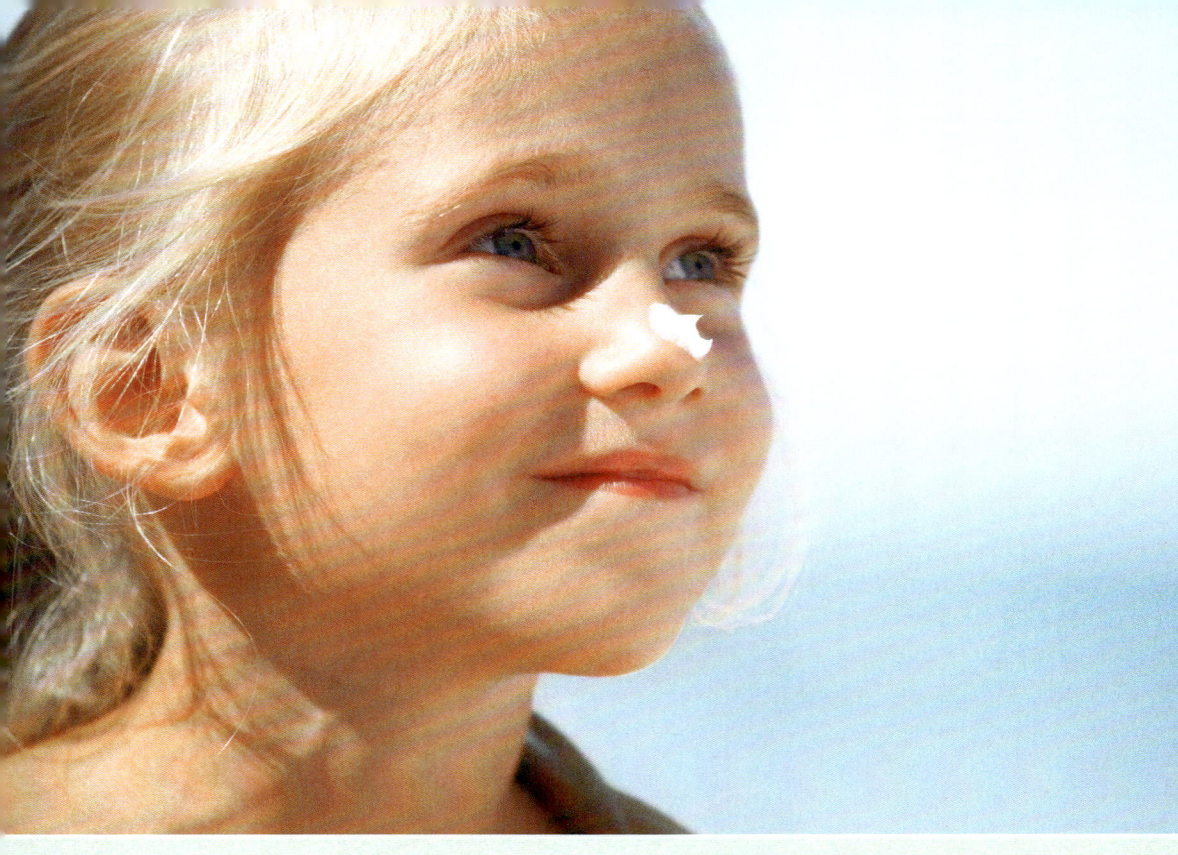

Hauterkrankungen

Die Haut ist das größte Sinnesorgan des Menschen. Über sie erfahren wir Wärme und Kälte, Berührung, Zuneigung oder Schmerz. Sie schützt unseren Körper vor Überhitzung und Unterkühlung, vor fremden Keimen und Krankheitserregern. Gleichzeitig stellt sie wegen des Fetts in der Unterhaut einen bedeutenden Energiespeicher dar und greift wie bei der Vitamin-D-Bildung sogar in den Stoffwechsel ein. Wir sollten daher stets achtsam mit unserer Haut umgehen und sie nicht übermäßigen Belastungen aussetzen. Ganz besonders gilt dies natürlich für die zarte Kinderhaut, die sich noch im Aufbau befindet und daher viel empfindlicher ist als die von uns Erwachsenen.

Veränderungen an der Haut machen Eltern häufig Sorgen, gerade in den ersten Lebenswochen und Lebensmonaten. Sie sind jedoch nicht immer ein Zeichen dafür, dass dem Kind etwas fehlt.

Der Aufbau der Haut

Die Haut besteht aus drei Schichten: Ober-, Leder- und Unterhaut. Die Oberhaut (Epidermis) besteht selbst wiederum aus fünf Schichten, die von Haarschäften, Schweiß- und Talgdrüsen durchzogen sind. In ihr eingelagert oder eng anliegend sind die Nervenendungen für Schmerz und Berührung. Die äußerste Schicht der Oberhaut (Hornschicht) schützt die Haut vor Austrocknung, Mikroorganismen und schädlichen Fremdstoffen. Ist die Barrierefunktion gestört, kann es zu verschiedenen Erkrankungen kommen, etwa zu Verhornungsstörungen oder Neurodermitis.

In der Haut liegen verschiedene Drüsen: Den über den ganzen Körper verteilten ekkrinen Schweißdrüsen kommt eine wichtige Funktion bei der Regulierung des Wärmehaushalts zu. Darüber hinaus machen sie durch den Schweiß die Haut geschmeidig und bewirken einen leicht sauren pH-Wert, der für Mikroorganismen ein ungünstiges Milieu darstellt. Weil die »Schwitzfähigkeit« erst Mitte des zweiten Lebenshalbjahrs voll funktionsfähig ist, ist Babyhaut sehr empfindlich. Die apokrinen Schweißdrüsen (vor allem in den Achselhöhlen und im Genitalbereich) sondern Duftstoffe ab und werden erst in oder nach der Pubertät aktiv.

Die Talgdrüsen münden im Haarschaft, sodass der in ihnen produzierte Talg mit dem wachsenden Haar an die Hautoberfläche. Dort verteilt er sich, was die Haut schützt und geschmeidig macht.

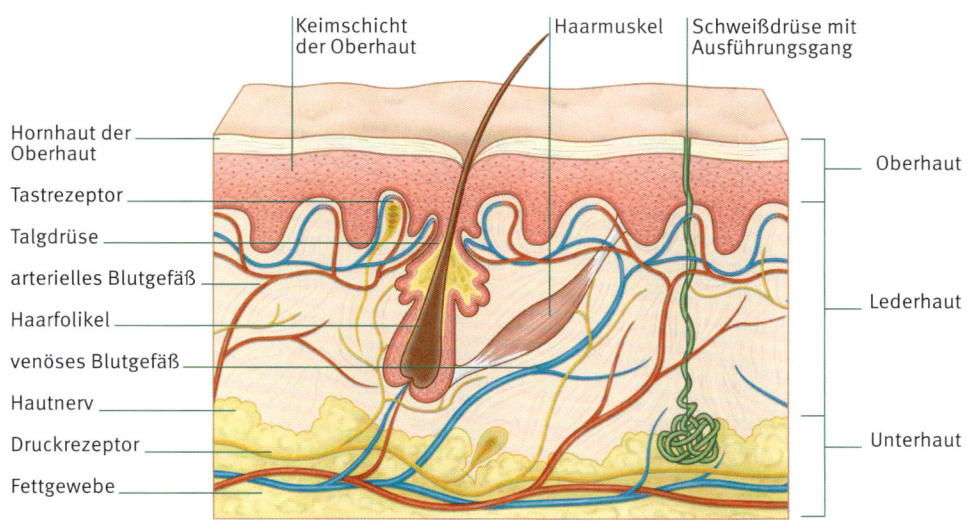

Keimschicht der Oberhaut

Haarmuskel

Schweißdrüse mit Ausführungsgang

Hornhaut der Oberhaut

Tastrezeptor

Talgdrüse

arterielles Blutgefäß

Haarfolikel

venöses Blutgefäß

Hautnerv

Druckrezeptor

Fettgewebe

Oberhaut

Lederhaut

Unterhaut

Die Haut ist ein komplexes System. Was wir von ihr sehen, ist nur die oberste Schutzhülle.

HAARE UND HAARAUSFALL

Haare gehören wie die Nägel zur Haut und gelten als sogenannte Hautanhangsgebilde, die kontinuierlich gebildet und abgestoßen werden.
Wenn Ihr Kind am Tag 70 bis 100 Haare verliert, ist das normal. Von Haarausfall spricht man nämlich erst dann, wenn mehr Haare ausfallen als nachgebildet werden. Dabei kann der Haarausfall den ganzen Körper oder den gesamten Kopf betreffen, aber auch nur an vereinzelten Stellen des Kopfes auftreten. Dieser kreisrunde Haarausfall (Alopecia areata) ist meist vorübergehend und wird vermutlich durch eine Störung im Immunsystem verursacht.

Warum fallen Haare aus?
Mögliche Ursachen für einen vermehrten Verlust von Haaren sind:
> »Liegeglatze« beim Säugling
> Vermehrter Zug an den Haaren etwa durch fest gebundene Zöpfe
> Zwanghaftes Haareausreißen (Trichotillomanie)
> Pilzinfektionen
> Schuppenflechte
> Medikamente
> Stress
> schwere organische Erkrankungen
Haben Sie den Eindruck, dass Ihr Kind zu viele Haare verliert, sollten Sie es vom Arzt untersuchen lassen.

Weil auch Muttermilch die Talgbildung anregt, kann es nach der Entbindung zu einer Neugeborenen-Akne kommen. Nicht gestillte Kinder haben aus diesem Grund eine etwas trockenere Haut als gestillte. Die Lederhaut oder Dermis ist durch ein ausgeklügeltes Netzwerk fest mit der Oberhaut verbunden. In der Lederhaut eingebettet sind Talg- und Schweißdrüsen, Lymph- und Blutgefäße, die manchmal bis in die Unterhaut hineinragen.
Die unterste Schicht der Haut (Unterhaut oder Subcutis) besteht aus Binde- und Fettgewebe und ist durchzogen von Nerven, Lymph- sowie Blutgefäßen. Sie dient zum einen als Wärmeschutz, zum anderen als Energiespeicher bei körperlicher Belastung oder in »Hungerzeiten«.

Erkrankungen erkennen

Viele Erkrankungen, auch solche, die nicht primär die Haut betreffen, sind durch einen Hautausschlag gekennzeichnet oder mit einem Ausschlag verbunden (siehe auch Übersicht ab Seite 85). Wurde eine entsprechende Diagnose gestellt, wird der Arzt die Grundkrankheit behandeln (zum Beispiel Scharlach) oder geeignete Salben oder Cremes gegen den Ausschlag empfehlen. In seltenen Fällen sind spezielle Therapien notwendig. Denn viele Ausschläge gehen von selbst wieder zurück. Trotzdem ist es ab und zu erforderlich, dass ein Kind zur stationären Behandlung ins Krankenhaus muss – wie bei einer starken Herpesinfektion bei Neurodermitis.

Unterschiedliche Ausschläge

Akute Ausschläge werden häufig als Exantheme bezeichnet. Sie breiten sich über größere Bereiche der Haut aus, wobei sich die einzelnen Hautveränderungen in der Regel gleichen. Ein typisches Beispiel sind »Kinderkrankheiten« wie Masern, Röteln und Windpocken. Solche infektiösen Ausschläge, die häufig von Fieber begleitet werden, treten im ersten Lebenshalbjahr jedoch eher selten auf.

Chronische, häufig schuppende Entzündungen der Haut bezeichnet man dagegen als Ekzeme. Beispiele hierfür sind im Säuglingsalter die Neurodermitis, später zum Beispiel auch Kontaktekzeme.

Einblutungen (Petechien) entstehen oft durch übermäßigen Druck beim Schreien und Pressen oder bei einer vorübergehenden Gefäßüberempfindlichkeit, zuweilen auch infolge einer bakteriellen Infektion (oft mit Fieber verbunden) oder bei Bluterkrankungen. Gehen Einblutungen mit Fieber und einem schlechten Allgemeinzustand einher, können sie Hinweis auf die sehr ernste Meningokokken-Erkrankung sein (siehe ab Seite 156). Petechien lassen sich leicht von harmlosen Hautrötungen unterscheiden: Wenn Sie ein Glas auf die gerötete Stelle drücken, verschwindet eine Hautrötung kurzfristig. Eine Einblutung dagegen bleibt weiterhin sichtbar.

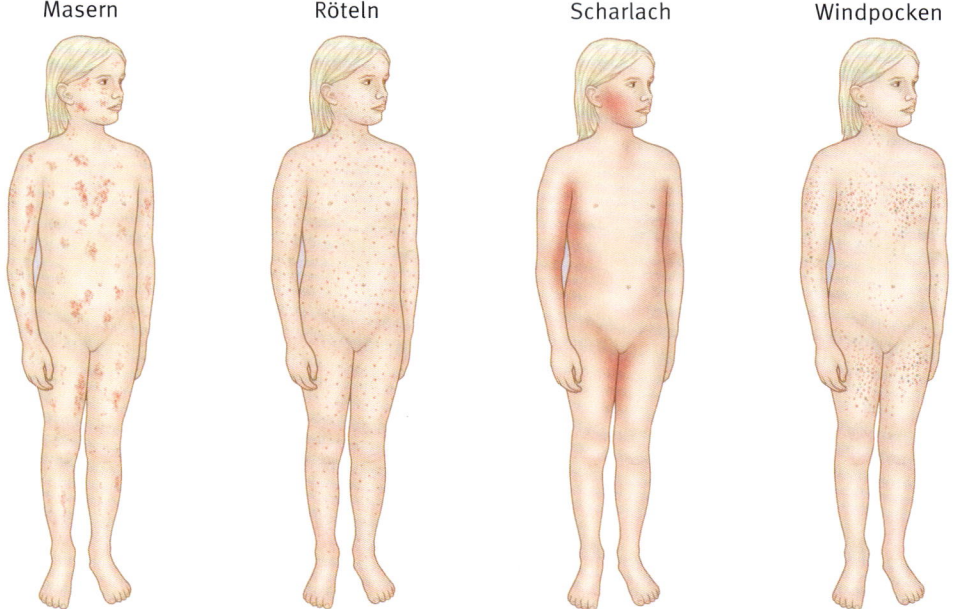

| Masern | Röteln | Scharlach | Windpocken |

Aussehen und Lokalisation des Auschlags können bereits mehr oder weniger deutliche Hinweise darauf geben, um welche Krankheit es sich handelt.

Pigmentierung und Pigmentflecken

In der Basalzellschicht der Epidermis finden sich pigmentbildende Zellen (Melanozyten), die durch ultraviolette Strahlung aktiviert werden und die Haut vor zu viel Sonne schützen, indem sie bräunt. Dieser Prozess dauert immer ein wenig, sodass wir bei intensiver Sonneneinstrahlung anfänglich rasch einen Sonnenbrand bekommen. Dabei ist genetisch festgelegt, wie stark die individuelle Pigmentierungsfähigkeit ist: Es gibt hellhäutige, lichtempfindliche Menschen, die rasch einen Sonnenbrand bekommen, und dunkelhäutige, die weniger empfindlich sind. Kinder gehören zur Gruppe der empfindlichsten Hauttypen und müssen besonders vor Sonne geschützt werden.

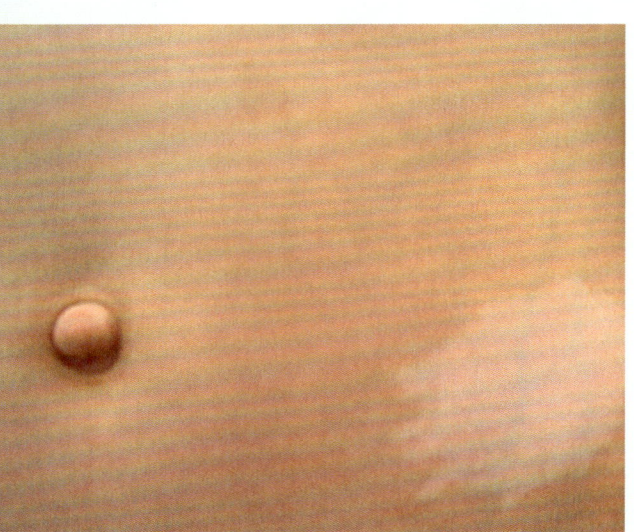

Bei einer Hypopigmentierung ist die Haut an einer oder mehreren Stellen fast weiß.

Störungen in der Pigmentbildung können zu übermäßiger Pigmentierung, aber auch zu verminderter Pigmentierung führen. Bei manchen Menschen ist gar keine Pigmentbildung möglich (Albinismus).

Hyperpigmentierung

Eine vermehrte bräunliche Pigmentierung wird als Hyperpigmentierung bezeichnet. Sie tritt in der Regel nur partiell auf, beispielsweise nach einem Insektenstich oder Abszess im Narbenbereich. Großflächige oder am ganzen Körper auftretende Hyperpigmentierungen sind selten.

Hypopigmentierung

Einzelne weißliche Hautstellen können verschiedene Gründe haben, etwa entzündliche Erkrankungen der Haut. Sie fallen besonders zur Sommerzeit auf, wenn sich die umgebende Haut braun färbt, und stellen meist kein großes Problem dar. Auch die Weißfleckenkrankheit (Vitiligo) ist eine harmlose, lokal auftretende Hypopigmentierung der Haut. Sie tritt meist erst ab dem Jugendalter auf.

Muttermale

Ein Muttermal, auch als Pigmentnävus, Pigmentfleck oder Leberfleck bezeichnet, ist eine gutartige, umschriebene Veränderung in der Haut oder Schleimhaut. Sie können verschieden groß, behaart (Tierfellnävus) oder nicht behaart sein, schon seit Geburt bestehen oder erst später auftreten. Manchmal sind sie gleichmäßig pigmentiert, manchmal gesprenkelt (Nävus spilus). Auch das Ausmaß der Muttermale ist unterschiedlich: Sie können kleiner als 1,5 Zentimeter sein, aber auch eine Größe von über 50 Zentimeter erreichen. Weil immer die Gefahr besteht, dass sich ein Melanom (bösartiger Hauttumor) entwickelt, sollten Pigmentflecken regelmäßig vom Arzt kontrolliert werden. Dies gilt ganz besonders, wenn sie groß sind oder sich verändern.

Mongolenfleck

Viele, vor allem asiatische Kinder kommen mit einem großen, dunklen »Mongolenfleck« am Rücken zur Welt. Ursache sind Pigmentzellen, die sich während der Schwangerschaft entwickelt haben. Bis zur Pubertät verschwinden die Flecke meist.

Café-au-lait-Flecken

Manchmal haben Kinder großflächige, bräunliche Pigmentflecke, die an einen Milchkaffeefleck erinnern. Falls Ihre Tochter oder Ihr Sohn mehr als sechs dieser Flecken hat, sind weitere Untersuchungen sinnvoll. Denn sie können ein Anzeichen für eine Neurofibromatose sein. Bei dieser vererbbaren Erkrankung kann es zu knötchenförmigen Veränderungen an der Haut und im Körperinneren an den Organen kommen – mit Folgen und Beeinträchtigungen für Augen, Ohren, Nervensystem, Gehirn, Skelett sowie die gesamte Entwicklung.

Mehr als sechs Milchkaffeeflecken können ein Zeichen für eine Neurofibromatose sein.

Vorsicht bei Veränderungen

Verändern sich Pigmentflecken oder fangen sie an zu bluten, sollten Sie möglichst rasch Kontakt zum Kinderarzt aufnehmen. Auch eine ausgeprägte Hyper- beziehungsweise Hypopigmentierung sollte ärztlich abgeklärt werden. Der Arzt wird Ihr Kind sorgfältig untersuchen, Sie in der Regel über die Harmlosigkeit aufklären und gegebenenfalls entsprechende Maßnahmen zum Sonnenschutz empfehlen.

Bei ausgeprägten und unklaren Pigmentstörungen sind manchmal weiterführende Untersuchungen nötig, die die Vorstellung in einer pädiatrischen oder dermatologischen Spezialabteilung erforderlich machen. Die Entfernung eines atypischen und damit gefährlichen Pigmentflecks ist im Kindesalter dagegen nur in seltenen Ausnahmen notwendig.

Blutschwämmchen

SYMPTOME

› Rötliche erhabene Hautveränderungen von verschiedener Größe

Blutschwämmchen (Hämangiome) sind gutartige Hauttumore, die an allen Stellen des Körpers auftreten können. Ungefähr jedes zehnte Kind ist davon betroffen, Mädchen eher als Jungen. Blutschwämmchen entstehen vor oder in den ersten Wochen nach der Geburt und bilden sich meist innerhalb von einigen Jahren von allein zurück, sodass sie später meist nicht mehr sichtbar sind. Probleme können sie vor allem dann bereiten, wenn sie im Gesicht, besonders im Mundbereich, an den Händen, am Po oder im Genitalbereich sitzen.

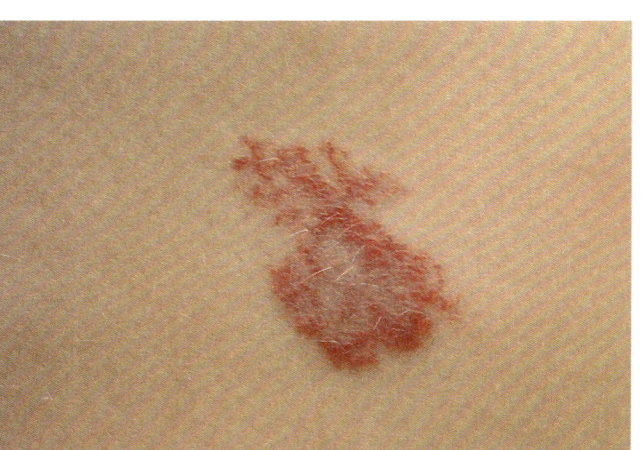

Blutschwämmchen wachsen in kurzer Zeit zu erdbeerförmigen Geschwulsten heran.

So hilft der Arzt

Fragen Sie Ihren Arzt, ob Therapiebedarf besteht. Wenn sich Blutschwämmchen nicht von allein zurückbilden oder sich an einer problematischen Stelle befinden, können sie erfolgreich mit Laser- oder Kältetherapie behandelt werden. Auch eine medikamentöse Therapie mit oral verabreichten oder lokal aufgetragen Arzneimitteln ist möglich.

Was Sie selbst tun können

Achten Sie darauf, dass sich Ihr Kind an der betroffenen Stelle nicht verletzt. Gerade größere Hämangiome können stark bluten.

Storchenbiss

SYMPTOME

› Gut abgegrenzte flächenhafte Hautrötung

Beim sogenannten Storchenbiss, auch Feuermal oder Nävus flammeus genannt, handelt es sich um eine häufig vorkommende Erweiterung der feinen Kapillargefäße in der Haut. Er kommt meist auf der Mittellinie von Nacken und Stirn vor, gelegentlich auch im Oberlidbereich. Da die erweiterten Gefäße im Hautniveau liegen, verblassen sie in der Regel allmählich, weil die Haut mit der Zeit dicker wird. Später ist ein Storchenbiss meist nur noch bei stärkerer Durchblutung zu sehen, etwa beim Lachen, Schreien oder Pressen.

In seltenen Fällen kann ein Storchenbiss einseitig sein und auf Dauer deutlich sichtbar bleiben. Dann sind Untersuchungen sinnvoll, um weitere Veränderungen an den Gefäßen auszuschließen.

So hilft der Arzt

Ein »normaler« Storchenbiss muss nicht behandelt werden. Großflächige Feuermale sollten Sie vom Hautarzt anschauen lassen. Durch Lasertherapie kann eine Verminderung erreicht werden.

Intertrigo

SYMPTOME

> Rote, zum Teil feuchte Veränderungen im Hautfaltenbereich der Achseln, Leisten und Kniekehlen, beim Baby auch hinter den Ohren und am Hals

In eng aneinander liegenden Hautpartien wie den Hautfalten kann Feuchtigkeit die Haut angreifen. Für Pilze oder Bakterien ist es dann ein Leichtes, sie zu besiedeln. Die betroffenen Partien sind gerötet und wund. Diese Krankheit nennt man Intertrigo oder auch Hautwolf.

So hilft der Arzt

Lässt die Rötung trotz entsprechender Pflegemaßnahmen nicht nach oder ist sie besonders auffällig, muss der Arzt helfen. Er verschreibt antibiotische oder antimykotische Salben gegen die Entzündung.

Was Sie selbst tun können

Weil die Haut einen eigenen Schutzmantel aus Feuchtigkeit, Talg und Fett aufbaut, kann ihr zu vieles Waschen schaden. Besonders die Haut eines Babys ist noch im Aufbau und daher sehr empfindlich. Zu viel des Guten kann hier schnell irritierend wirken.

> Baden Sie Ihr Baby nur einmal pro Woche. Normalerweise reicht es aus, die Haut (auch beim Wickeln) mit lauwarmem Wasser zu reinigen und dann sorgfältig mit einem weichen Tuch trocken zu tupfen oder an der Luft trocknen zu lassen – vor allem in den Hautfalten.
> Antientzündliche Bäder mit Gerbstoffen wie Eichenrinde beziehungsweise feuchte Kompressen mit schwarzem Tee helfen, damit die Wunde schnell abheilt. Tauchen Sie mehrmals täglich eine Kompresse in die Flüssigkeit, wringen Sie es aus und legen Sie es für ein paar Minuten auf die betroffene Partie. Trocknen nicht vergessen.

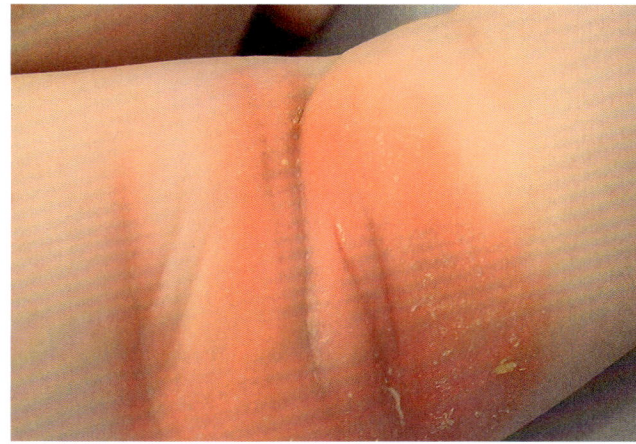

Bei Intertrigo sind die Hautfalten, wie hier unter der Achsel, stark gerötet und wund.

Kopfgneis

SYMPTOME

› Fettige, gelbliche Schuppen im Bereich der Kopfhaut

Der Kopfgneis gehört zum Krankheitsbild der seborrhoischen Säuglingsdermatitis (auch seborrhoisches Säuglingsekzem, siehe Seite 179). Er entsteht in den ersten Lebenswochen und tritt vor allem im behaarten Kopfbereich des Neugeborenen auf. Verantwortlich dafür sind möglicherweise Hormone der Mutter, die noch im Mutterleib ins Blut des Babys gelangt sind und die eine vermehrte Talgproduktion zur Folge haben.

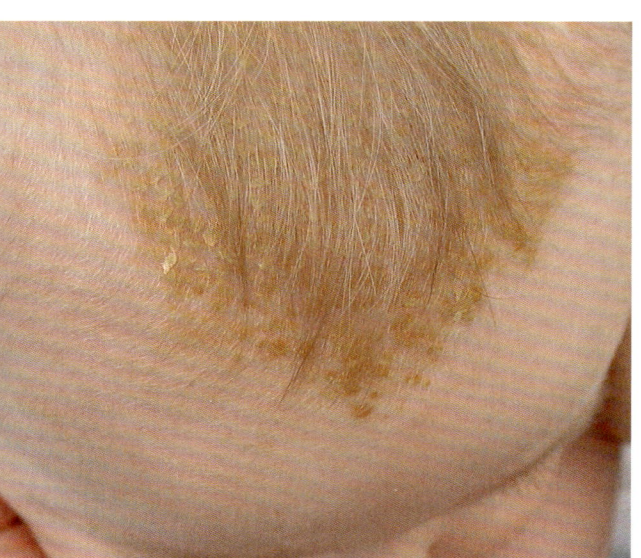

Die gelblichen Krusten an der Kopfhaut zeigen sich bereits wenige Wochen nach der Geburt.

So hilft der Arzt

Beim Kinderarzt erklärt man Ihnen, wie Sie die Kopfhaut behandeln können, damit die Veränderungen innerhalb von zwei bis vier Wochen abheilen und die Hautschuppen verschwinden. Eventuell verschreibt der Arzt dazu 1-prozentige Salicyl-Vaseline, die nur kurzzeitig anzuwenden ist und die Hautschuppen stärker aufweicht als eine einfache Olivenöl-Behandlung.

Was Sie selbst tun können

Weichen Sie die Krusten mehrere Tage über Nacht mit Olivenöl ein: vorsichtig einmassieren oder mit einem Wattebauch auftupfen. Am Morgen waschen Sie das Öl mit mildem Babyshampoo wieder aus. Anschließend kämmen Sie die gelösten Schuppen mit dem Kamm oder einer Naturborstenbürste aus.

Milchschorf

SYMPTOME

› Fettige Schuppen im Bereich der Kopfhaut, Wangenbereich
› Juckreiz

Milchschorf, der seinen Namen erhielt, weil er vom Aussehen an im Topf angebrannte Milch erinnert, bildet sich meist erst in den ersten Lebensmonaten und kann bis zum Ende des zweiten Lebensjahres anhalten. Besteht zusätzlich starker Juckreiz, kann dies ein Zeichen für eine beginnende Neurodermitis sein (siehe Seite 181).

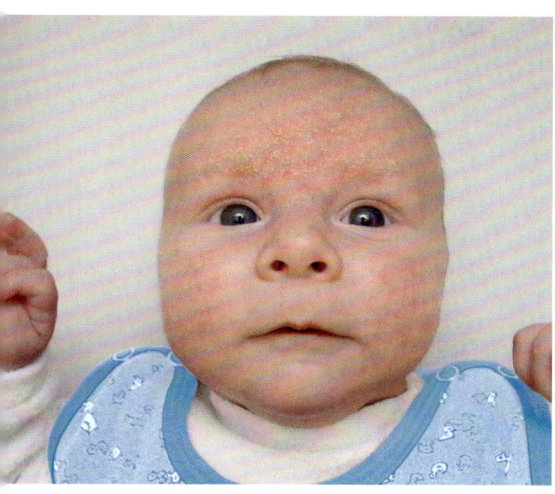

Milchschorf: beginnende Neurodermitis oder »nur« seborrhoisches Ekzem (siehe Seite 179)?

› Umschläge mit Schwarztee können nässenden Milchschorf abklingen lassen. Übergießen Sie 2 Beutel Schwarztee mit 200 ml kochendem Wasser und lassen Sie dies 15 bis 20 Minuten ziehen. Ein Baumwolltuch in den Tee tunken, auswringen und 5 bis 15 Minuten auf die betroffene Kopfhautpartie legen.

Milien

SYMPTOME

› Kleine weiße Milien (Knötchen), häufig an Nasenrücken, aber auch im Gesicht und am Rumpf

So hilft der Arzt

Die medizinische Therapie entspricht der einer Neurodermitis. Daher müssen Sie mit dem Arzt über eine gute Basispflege und den Einsatz von antientzündlichen Cremes oder Salben sprechen.

Was Sie selbst tun können

Neben dem Eincremen mit den verschriebenen Cremes helfen bei der Behandlung von Milchschorf folgende »Pflegeregeln«:

› Vermeiden Sie äußere Reize wie Wolle, weil sie die Haut stark irritieren.
› Reinigen Sie die Kopfhaut möglichst sanft und vorsichtig mit mildem Shampoo.
› Baden Sie Ihr Kind nur einmal pro Woche und auch dann nur kurz in lauwarmem Wasser. Benutzen Sie eventuell ein juckreizstillendes Ölbad aus der Apotheke als Badezusatz.

Bei den kleinen weißen Knötchen im Stirn-, Wangen- und Nasenbereich von Neugeborenen handelt es sich um Zysten an den Talgdrüsenausgängen. Sie entstehen durch eine vermehrte Talgproduktion mit folgender Talgdrüsenvergrößerung. Milien werden bereits im Mutterleib durch Hormone der Schwangeren, später auch durch die Hormone in der Muttermilch gebildet. Häufig sind sie auch im Mund im Bereich der Zahnleiste und am Übergang von hartem zum weichen Gaumen zu entdecken.

So hilft der Arzt

Eine Behandlung der Milien ist nicht erforderlich, da die kleinen, weißlichen Knötchen nach einigen Wochen von alleine verschwinden.

Neugeborenen-Akne

SYMPTOME

› Knötchenförmige Veränderungen im Bereich der Wangen, manchmal mit Rötung verbunden

Die Neugeborenen-Akne wird durch mütterliche Hormone hervorgerufen, die in der Schwangerschaft über die Nabelschnur oder später über die Muttermilch in den Blutkreislauf des Kindes gelangen. Die Pickelchen im Wangenbereich sind harmlos und bedeuten nicht, dass Ihr Kind später an einer Akne erkranken wird. Allerdings können sie sich manchmal infizieren und werden dann eitrig (pustulös).

So hilft der Arzt

In der Regel ist keine Behandlung nötig. Bilden sich Pusteln, verschreibt der Arzt manchmal eine antientzündliche Creme.

Was Sie selbst tun können

Wie bei vielen Auffälligkeiten im Neugeborenenalter müssen Sie sich als Eltern einfach ein bisschen gedulden, bis die Akne nach einigen Wochen von ganz allein wieder verschwindet.

› Gehen Sie bis dahin sehr sparsam mit Cremes um, damit die Akne austrocknen kann und der Krankheitsbefund sich nicht noch verschlechtert.
› Drücken Sie auf gar keinen Fall an den kleinen Pickelchen herum, sie entzünden sich sonst.

Neugeborenen-Exanthem

SYMPTOME

› Rote, etwas knötchenförmige, auch pustulöse Hautveränderungen am Körper und im Gesicht

Das Neugeborenen-Exanthem (Erythema toxicum neonatorum) tritt bei vielen Babys in den ersten Tagen auf. Die Ursache ist nicht klar. Man vermutet jedoch, dass entweder die Hormonumstellung nach der Geburt oder eine überschießende Reaktion auf harmlose Hautkeime für die knötchenförmigen oder pustulösen Hautveränderungen verantwortlich sind. Der Ausschlag ist harmlos, nicht ansteckend und verschwindet nach einigen Tagen von selbst.

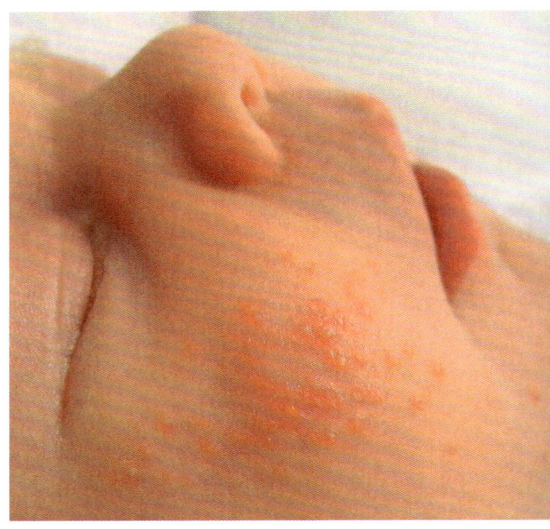

Die Knoten und Pusteln beim Neugeborenen-Exanthem verschwinden von alleine wieder.

So hilft der Arzt

Eine Therapie ist nicht notwendig. Bleiben die Hautveränderungen jedoch länger bestehen, sollten Sie sicherheitshalber mit Ihrem Baby zum Kinderarzt, damit nicht eine andere Erkrankung übersehen wird.

Was Sie selbst tun können

Bis die Pickelchen abgeklungen sind, sollten Sie sparsam mit Ölen und Salben umgehen, damit sich das Hautbild nicht verschlechtert.

Seborrhoisches Ekzem

SYMPTOME

> Rötlich entzündete Haut mit aufgelagerten fettigen Schuppen von mehreren Zentimeter Durchmesser (auch flächenhaft), vor allem in Hals- und Beugefalten, im Windelbereich und an der Kopfhaut (Kopfgneis)
> Kaum Juckreiz

Das seborrhoische Ekzem (auch seborrhoische Dermatitis) ist eine chronische Hautveränderung, die bei einigen Säuglingen in den ersten Lebenswochen auftritt und zum Ende des ersten Lebensjahres wieder abklingt. Betroffen sind vorwiegend Kopfhaut, Gesicht und Hautfalten, gelegentlich auch Rumpf, Arme, Beine und Windelbereich. Was das seborrhoische Ekzem verursacht, ist nicht eindeutig geklärt. Möglicherweise spielen eine Enzymstörung und genetische Faktoren eine Rolle.

So hilft der Arzt

Da das seborrhoische Ekzem sich nicht immer von einer Neurodermitis (siehe Seite 181) unterscheiden lässt, sollten Sie sicherheitshalber einen Arzt zu Rate ziehen. Meist heilt das Ekzem durch krustenlösende Salben und sorgfältige Hautpflege problemlos ab. Bei massivem Befall wird Ihr Arzt möglicherweise auch ein schwaches Cortisonpräparat einsetzen.

Was Sie selbst tun können

> Vermeiden Sie zu fette Salben. Benutzen Sie eher leichte Cremes und Lotionen.
> Bei vermehrtem Juckreiz können juckreizstillende Ölbäder aus der Apotheke helfen.
> Weichen Sie Krusten an der Kopfhaut über Nacht mit Olivenöl ein. Am nächsten Tag die Haare mit mildem Babyshampoo waschen und gelöste Schuppen auskämmen.

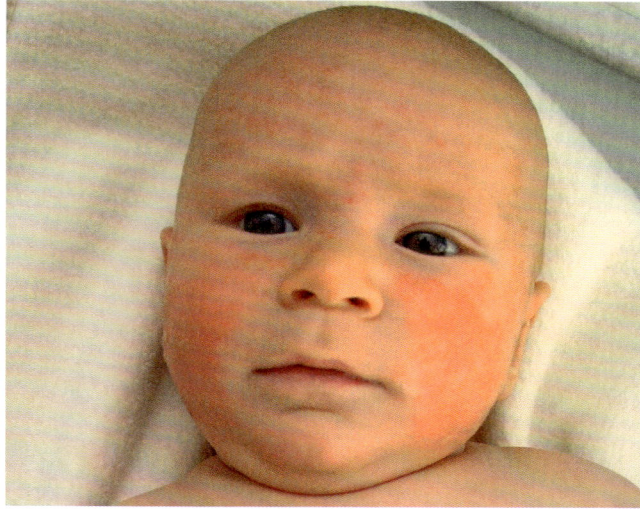

Entzündete Haut und großflächige, fettige Schuppen kennzeichnen das Ekzem.

Windeldermatitis und -soor

SYMPTOME

› Großflächige, rote, zum Teil feuchte
Hautentzündung im Windelbereich
› Bei Soor im Randbereich weißliche
Veränderungen

Bei übermäßiger Feuchtigkeit im Windelbereich etwa infolge zu seltenen Windelwechsels oder falscher Pflege leidet der Schutzmantel der Haut. Sie entzündet sich. Auch Durchfallerkrankungen, eine Nahrungsumstellung oder eine antibiotische Therapie können die Haut schädigen. Candida-Pilze können sich festsetzen (Windelsoor), die sich zuweilen durch Schmierinfektion vom Windelbereich auf den Körper ausbreiten. Manchmal besiedeln die Pilze gleichzeitig auch die Mundschleimhaut (Mundsoor, siehe Seite 114).

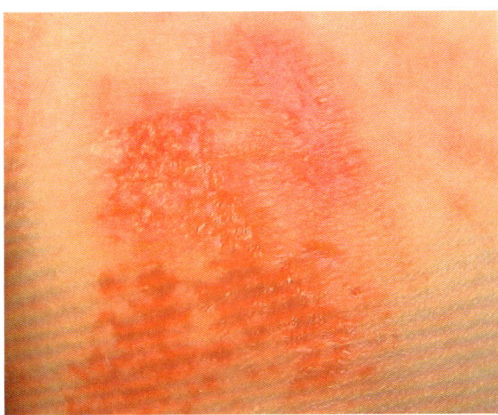

Entzündete rote Stellen im Windelbereich sind meist ein Hinweis auf falsche Pflege.

So hilft der Arzt

Wenn Selbsthilfemaßnahmen nicht innerhalb weniger Tage Wirkung zeigen oder die Entzündung besonders stark ist, sollten Sie mit Ihrem Baby zum Arzt gehen. Er verschreibt gerbende und antientzündliche Bäder, bei Soor auch antimykotische Salben. Bei gleichzeitigem Mund- und Darmbefall durch Pilze ist es sinnvoll, dem Baby zusätzlich oral ein entsprechendes Mittel zu verabreichen.

Was Sie selbst tun können

Sorgfältige Pflege ist der beste Schutz und hilft auch im konkreten Krankheitsfall:
› Wechseln Sie die Windeln etwa alle zwei Stunden. Häufig bewähren sich Stoffwindeln ohne abdichtende Windelhose. Lassen Sie möglichst oft die Windeln weg.
› Reinigen Sie die Haut möglichst nur mit klarem, lauwarmem Wasser. Feucht- und Öltücher können die Haut reizen oder legen sich wie ein luftdichter Film über sie. Tupfen Sie die Haut anschließend vorsichtig, aber gründlich trocken.
› Bei Badezusätzen und Seifenlösungen gilt der Grundsatz »Weniger ist mehr«, weil sie den empfindlichen Fettschutzmantel der Haut besonders angreifen.
› Schützen Sie die gerötete Haut mit einer weichen Zinkpaste aus der Apotheke.
› Nässt der Ausschlag, hilft eine Schwarzteekompresse: Überbrühen Sie 2 Beutel Schwarztee mit 200 ml kochendem Wasser und lassen Sie ihn 15 bis 20 Minuten ziehen. Ein Läppchen in den abgekühlten Tee tunken, auswringen und 5 bis 15 Minuten auf die betroffene Hautpartie legen.

Neurodermitis

SYMPTOME
> Rote, schuppige, zum Teil nässende
  Hautveränderungen im Gesicht,
  an den großen Gelenkbeugen,
  aber auch am ganzen Körper
> Juckreiz

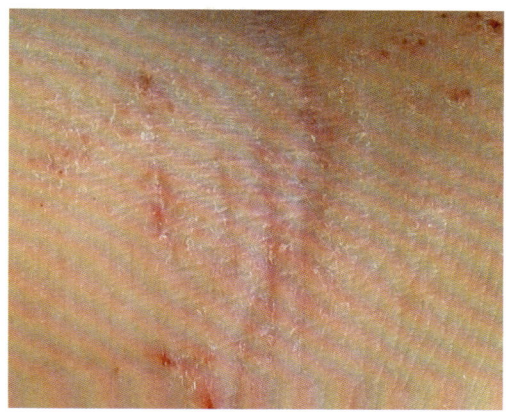

Die chronisch entzündete Neurodermitishaut ist
verdickt und ihre Oberfläche ist gröber.

Die Neurodermitis, auch atopisches Ekzem oder atopische Dermatitis genannt,
ist eine chronisch wiederkehrende Haut-
erkrankung, die mit einem starken Juckreiz einhergeht und in Schüben verläuft.
Nach neueren Erkenntnissen wird sie
durch einen komplexen, genetisch bedingten Barrieredefekt in der Haut verursacht. Weil nicht genügend wichtige Proteine (Eiweiße) gebildet werden, die für
die Stabilität der Oberhaut verantwortlich
sind, ist deren Schutzfunktion stark beeinträchtigt. Hierbei spielt neben anderen
Substanzen das Filaggrin eine große Rolle,
das beim Verhornungsprozess der Haut
gebildet wird. Insgesamt sind die Proteine
für die Stabilität der Oberhaut wichtig
sind. Sie vernetzen deren Zellen besonders gut und halten sie zusammen. Auf
diese Weise vermindern sie den Feuchtig-
keitsverlust in der Haut und schützen sie
bei Belastung, vor Infektionen und vor
dem Eindringen von allergisierenden
Substanzen. Liegt wie bei der Neurodermitis eine Störung vor, trocknet die Haut
schneller aus, Krankheitserreger und Allergene können leichter Eindringen.

Die Neurodermitis beginnt häufig in der
Säuglingszeit, tritt besonders stark in der
Kleinkindzeit auf und erreicht ihren Gip-
fel im zweiten Lebensjahr. Im weiteren
Verlauf sind die Symptome häufig rück-
läufig oder verschwinden sogar ganz. Bei
manchen Menschen bleiben sie allerdings
das ganze Leben lang bestehen.
Je nach Alter finden sich die Auffälligkeiten
an typischen Hautpartien: Häufig beginnt
die Erkrankung als Milchschorf am Kopf
und an den Wangen. Anschließend breiten sie sich mehr oder weniger über den
gesamten Körper aus. Später sind besonders Gelenkbeugen, Gesicht, Hände und
Füße betroffen.
Wie viele chronische Krankheiten verläuft
auch die Neurodermitis in unterschiedlich
starken Schüben. Sie wird beispielsweise
durch Nahrungsmittel, übertriebene Hygiene, Kontakt zu Allergenen, etwa Haus-
staubmilbe, und Infektionen provoziert.

So hilft der Arzt

Die Behandlung einer Neurodermitis ist komplex und bedarf einer äußeren Therapie und Hautpflege, die dem Hautzustand Ihres Kindes angemessen ist. Die Salbentherapie sollte dabei dem Zustand der Haut entsprechend einem Stufenplan angepasst werden (siehe unten).

Die Anwendung von antientzündlichen Salben mit Zugabe von Cortison, Tacrolimus und Pimecrolimus, antiseptische Maßnahmen (zum Beispiel Gentianaviolett 0,1 % in wässriger Lösung, Triclosan Creme 1 %) und Juckreiz mindernde Medikamente müssen mit dem behandelnden Arzt abgesprochen werden. Er weiß auch, wo in Ihrer näheren Umgebung Neurodermitisschulungen angeboten werden. Dort erfahren Sie alles über diese Krankheit und erlernen den selbstständigen Umgang mit ihr.

Was Sie selbst tun können

Das Grundprinzip der externen Therapie bei Neurodermitis lautet: »Feucht auf feucht, fett auf trocken«. Je entzündeter die Haut ist, desto weniger sollten fettende Salben und Cremes eingesetzt werden.

› Im akuten Stadium bei feuchter, entzündeter Haut helfen feuchte, kühlende Umschläge mit physiologischer Kochsalzlösung, schwarzem Tee (2 Beutel auf 200 ml Wasser, 10–15 Minuten ziehen lassen) oder gerbende Lösungen, die über einige Stunden auf der Haut bleiben. Anschließend trocken tupfen und die empfohlene Lotion, Creme oder Salbe auftragen. Hilft das nicht, sprechen Sie mit dem behandelnden Arzt.
› In der abklingenden Phase haben sich stärker rückfettende Salben bewährt.
› In der chronischen Ekzemphase wirkt eine rückfettende Salbe ohne Zusatzstoffe dem Austrocknen der Haut entgegen.

JUCKREIZ

Juckreiz tritt meist als Begleitreaktion einer Erkrankung auf. Er kann sich nur auf bestimmte Körperregionen beschränken, etwa die Kopfhaut bei Läusebefall, oder am ganzen Körper auftreten wie bei einer starken Hauttrockenheit. Wenn Sie nicht sicher sind, was den Juckreiz auslöst, sollten Sie immer zum Arzt gehen. Hat das Kind nur eine trockene Haut, wird der Arzt schnell Entwarnung geben. In diesem Fall genügt es, die Haut mit Salben oder einer Lotion zu pflegen. In allen anderen Fällen wird er schnell die ursächliche Erkrankung herausfinden und entsprechende Maßnahmen ergreifen. Vorsicht, wenn wie bei einer Nesselsucht weitere allergische Krankheitszeichen auftreten, etwa Kratzen im Hals, Luftnot, Kribbeln an Händen und Füßen oder Kreislaufprobleme. Dann sollten Sie umgehend einen Arzt oder das Krankenhaus aufsuchen, weil sich so ein Schock ankündigen kann (siehe Seite 288).

Kontaktekzem

SYMPTOME

> › Rötliche, blasen- oder knötchenbildende, manchmal nässende, später schuppige Hautveränderungen
> › Juckreiz

Kontaktekzeme werden ausgelöst, wenn die Haut durch Schadstoffe oder falsche Pflege übermäßig gereizt wurde. Sie wird rot, nässt oder schuppt sich. Manchmal bilden sich Blasen und Knötchen. Typisch ist beispielsweise ein Leckekzem am Mund. Auch Pflanzen können an der Haut ekzematöse Veränderungen hervorrufen. Besonders schwer sind Reaktionen nach dem Kontakt mit der Herkulesstaude (Riesenbärenklau). Reaktionen der Haut auf Allergene wie Nickel oder Konservierungsstoffe sind im Kindesalter eher selten.
Weil Kontaktekzeme meist erst Stunden nach dem Kontakt entstehen, lässt sich die Ursache zuweilen nur schwer finden. Das Ekzem kann dann chronisch werden, vor allem wenn immer wieder und unbewusst Kontakt zum auslösenden Allergen besteht.

So hilft der Arzt

In der Regel geht das Ekzem zurück, wenn die Haut nicht mehr mit dem auslösenden Stoff in Berührung kommt. Der Arzt kann Ihnen helfen herauszufinden, welcher Stoff die Hautreaktion auslöst. In schwereren Fällen verschreibt er eine antientzündliche Salbe oder Creme.

Arzneimittelausschlag

SYMPTOME

> › Mittel- bis großfleckiger Ausschlag an unterschiedlichen Stellen, meist symmetrisch und vor allem am Rumpf, manchmal masern-, röteln- oder scharlachähnlich, knötchenförmig
> › Kein Fieber

Als Nebenwirkung eines Medikaments kann es ebenfalls zu Hautirritationen kommen. Der Ausschlag zeigt sich dabei vor allem am Rumpf.
Am häufigsten wird im Kindesalter ein Ausschlag auf das Antibiotikum Amoxicillin beobachtet, das oft bei bakteriellen Infektion eingesetzt wird. Er tritt etwa sieben bis zehn Tage nach der ersten Einnahme des Medikaments auf, ist deutlich ausgeprägt, aber harmlos.

So hilft der Arzt

In der Regel sind zwar keine speziellen Maßnahmen erforderlich. Im Einzelfall wird der Arzt aber entscheiden, ob das Medikament abgesetzt und durch ein anderes ersetzt werden kann.

Was Sie selbst tun können

Falls der Juckreiz für Ihre Tochter oder Ihren Sohn unerträglich ist, können Sie nach Rücksprache mit dem Arzt eine juckreizstillende Lotion aus der Apotheke auf das Ekzem auftragen.

Nesselfieber, Quaddelsucht

SYMPTOME

› Rasch auftretende Quaddeln
  mit wechselnder Lokalisation
› Juckreiz

Dieser stark juckende Hautausschlag kann an unterschiedlichen und wechselnden Stellen auftreten. Teils sind die Quaddeln dabei nur wenige Stunden zu sehen, teils bleiben sie Tage und Wochen bestehen. Die Ursachen für Nesselfieber (Urticaria) sind vielfältiger Natur. Am häufigsten sind es unspezifische Virusinfekte oder andere Erreger, die eine vorübergehende Urtikaria hervorrufen. Seltener sind Reaktionen gegen Medikamente wie Amoxicillin oder Cephalosporin. Auch Nahrungsmittel wie Ei, Kuhmilch, Nüsse und Meeresfrüchte lösen gelegentlich eine Urticaria aus, genauso wie physikalische Reize (Kälte- oder Wärme-Urtikaria durch kaltes oder warmes Wasser). In vielen Fällen lässt sich auch gar nicht herausfinden, was das Nesselfieber ausgelöst hat. Eine ausführliche Diagnostik ist daher erst sinnvoll, wenn die Urticaria chronisch wird und länger als sechs Wochen anhält. Weil häufig nicht klar ist, was die Quaddelsucht auslöst, macht es in diesen Fällen Sinn, über mehrere Wochen ein Tagebuch über die individuellen Symptome, die Nahrung und möglicherweise eingenommenen Medikamente zu führen. Trotzdem wird häufig die Ursache nicht gefunden.

So hilft der Arzt

Der Kinderarzt verschreibt ein juckreizstillendes Medikament (Antihistaminikum). Bewirkt dies keine Besserung, ist kurzfristig die Anwendung von Cortison sinnvoll. Vorsicht ist immer dann geboten, wenn bei einer Nesselsucht weitere allergische Krankheitszeichen wie Kratzen im Hals, Luftnot, Kribbeln an Händen und Füßen oder Kreislaufprobleme auftreten. In diesem Fall sollten Sie umgehend den Arzt oder ein Krankenhaus aufsuchen. Denn diese Zeichen können möglicherweise einen allergischen Schock ankündigen (siehe Seite 194 und 232)

Was Sie selbst tun können

Sind die Auslöser für die Urticaria bekannt, sollte Ihre Tochter oder Ihr Sohn diese in Zukunft meiden.

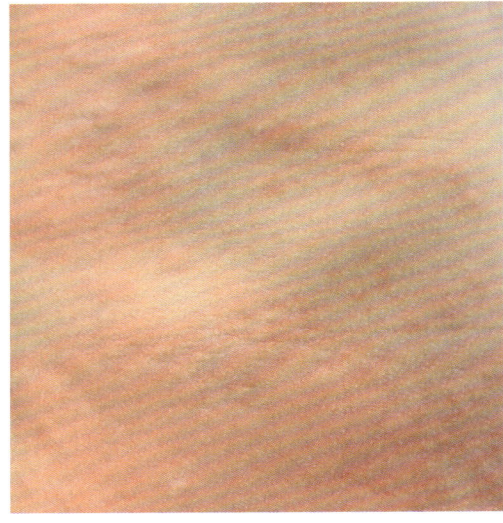

Der Nesselfieberausschlag erinnert an Bläschen, die beim Kontakt mit Brennnesseln entstehen.

Schuppenflechte

SYMPTOME

> Scharf begrenzte Hautrötung mit
> ausgeprägter Schuppenbildung

Bei der Schuppenflechte (Psoriasis) handelt
es sich um eine Verhornungsstörung, die
sich vor allem an Ellbogen und Knieschei-
ben sowie am behaarten Kopf entwickeln
kann. In Ausnahmefällen ist der gesamte
Körper betroffen.
Die Bereitschaft, eine Schuppenflechte
zu bekommen, kann vererbt werden. Im
Kindesalter sind es eher die Jugendlichen,
die davon betroffen sind. Bestimmte Faktoren, wie zum Beispiel Infekte, Stress,
Medikamente oder eine ständige Reizung

der Haut, können eine Schuppenflechte
auslösen. Die Krankheit verläuft meist in
Schüben und heilt phasenweise ganz ab.

So hilft der Arzt

Der Kinderarzt wird schuppenlösende
Bäder und Salben, gelegentlich mit anti-
entzündlichen Komponenten, verordnen.
Bei schweren Befunden wird er in der
Regel einen Hautarzt einschalten.

Was Sie selbst tun können

Führen Sie die empfohlenen Maßnahmen
regelmäßig durch. Der Aufenthalt in warmen
Regionen, zum Beispiel ein Urlaub am Toten
Meer, fördert die Abheilung.

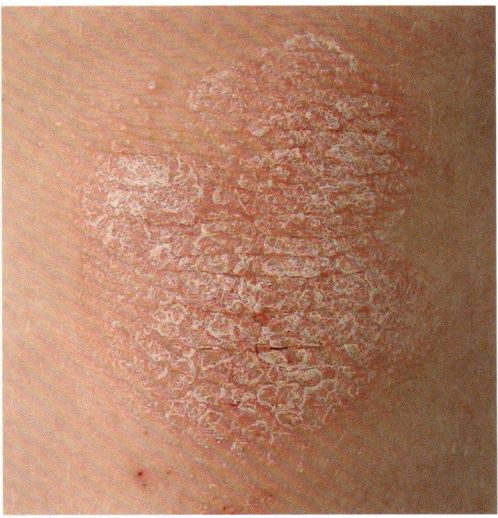

Auf der scharf begrenzten Hautrötung sind
deutlich trockene Schuppen zu sehen.

SCHUPPENRÖSCHENFLECHTE

Eine Schuppenröschenflechte (Pityriasis rosea) tritt häufig nach einem Virusinfekt auf. Vermutet wird, dass eine
kurzfristige Störung im Immunsystem
die Entstehung begünstigt. Die schup-
pigen Hautveränderungen halten über
mehrere Wochen an, sind aber nicht
ansteckend. Zur Behandlung des harmlosen Ausschlags verschreibt der Arzt
eintrocknende Lotionen und Cremes.
Cremen Sie die betroffenen Partien regelmäßig damit ein. Erfahrungsgemäß
dauert es einige Wochen, bis die Haut
wieder unauffällig ist. Ihr Kind kann
währenddessen ganz normal den Kindergarten oder die Schule besuchen.

Akne

SYMPTOME

› Mitesser
› Papeln
› Pusteln

Im Jugendalter verändert sich durch hormonelle Einflüsse die Zusammensetzung des Talgs, was eine bakterielle Besiedlung der Talgdrüsen begünstigt. Im schlimmsten Fall bilden sich dadurch im Gesicht, auf dem Rücken und am Dekolleté stark entzündete Pusteln und Mitesser – Akne entsteht und diese hält häufig die ganze Pubertät über an. Die Pusteln können außerdem zu Narbenbildung führen, was die Jugendlichen sehr belastet, vor allem dann, wenn das Interesse am anderen Geschlecht größer wird. Hier ist einfühlsames therapeutisches Vorgehen gefordert. Meist klingt diese gewöhnliche Akne zum Ende des zweiten Lebensjahrzehnts ab. Selten kommt es zur Akne conglobata, bei der sich durch Entzündungen in der Haut Knoten und Fisteln mit anschließender Vernarbung bilden können.
Von entzündlichen Mitessern zu unterscheiden sind Hitzepickel, die sich durch eine Verlegung der Schweißdrüsen-Ausführungsgänge bei Wärme besonders an Brust und Rücken zeigen. Die hirsekorngroßen Veränderungen jucken gelegentlich, sind aber harmlos und lassen sich durch luftige Kleidung vermeiden. In der Regel ist keine Behandlung erforderlich.

So hilft der Arzt

Akne ist kein rein kosmetisches Problem, sondern eine Erkrankung der Talgdrüsen. Sie sollte daher (haut-)ärztlich behandelt werden, wobei meist versucht wird, die Talgdrüsenproduktion zu verringern und bakterielle Infektionen zu bekämpfen. Bei schwerem Befall sind lokale Schälbehandlungen mit Benzoylperoxid, Antiseptika, Medikamente in Tablettenform oder andere Maßnahmen erforderlich.

Was Sie selbst tun können

Erklären Sie Ihrem Kind, dass es die betroffenen Partien regelmäßig mit alkalifreien Lösungen (pH-Wert 5,5) reinigen muss. Eventuell hilft auch ein Peeling mit entsprechenden Pasten, damit die Mitesser entfernt werden und der Talg dann ungehindert aus den Drüsen abfließen kann.

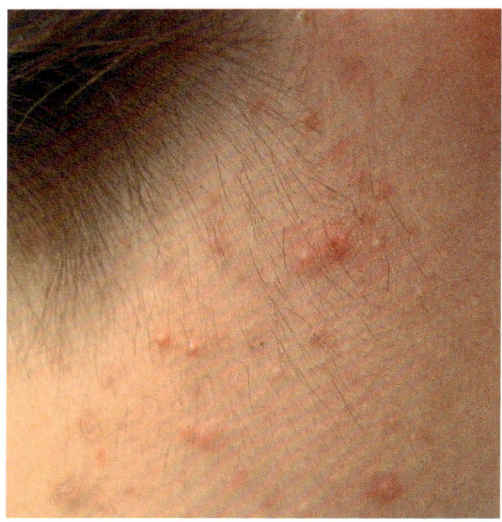

Die Aknepusteln können in Gesicht und im Nacken, am Rücken und am Dekolleté auftreten.

Abszess und Furunkel

Wenn durch die Gänge der Schweiß- und Talgdrüsen oder durch Verletzung Staphylokokken oder andere bakterielle Erreger in tiefere Hautschichten eindringen, entsteht ein Abzess. Zunächst rötet sich die Haut, die Infektionsstelle schwillt an. Eiter bildet sich und aus dem kleinen Bläschen kann sich in kurzer Zeit ein bis zu nussgroßer, schmerzhafter Knoten entwickeln. Entzünden sich Haarbälge oder Talgdrüsen, kann ein größerer Entzündungsherd entstehen, der als Furunkel bezeichnet wird. Die Hautschwellung verfärbt sich tiefrot bis bläulich und schmerzt stark. Fließen Furunkel zusammen, entsteht ein größerer Entzündungsherd (Karbunkel). Breitet sich eine Entzündung diffus im Bindegewebe aus, entsteht eine Phlegmone, verbunden mit Rötung, Fieber und Schmerzen. Vorsicht bei Furunkeln im Bereich der Nase und Oberlippe. Von hier aus kann es zu einer schweren Entzündung von Venen im Gehirn kommen.

So hilft der Arzt

Bei Abszessen genügt es meist, die Stelle regelmäßig zu desinfizieren und gegebenenfalls zu öffnen. Beim Furunkel versucht man, den Knoten durch Rotlicht, feuchtwarme Umschläge und teerhaltige Zugsalbe einzuschmelzen, um ihn dann chirurgisch zu eröffnen. Gelegentlich ist zusätzlich eine antibiotische Therapie erforderlich. Bei einem Furunkel oder Karbunkel im Nasenbereich ist dies auf jeden Fall anzuraten.

Was Sie selbst tun können

Achten Sie darauf, dass Ihr Kind sich ruhig verhält und die entzündete Körperregion schont. Nach Rücksprache können Sie kühlende und desinfizierende Umschläge anlegen. Versuchen Sie nie, einen Furunkel selbst auszudrücken. Dadurch können Bakterien und Eiter in tiefere Hautschichten gelangen.

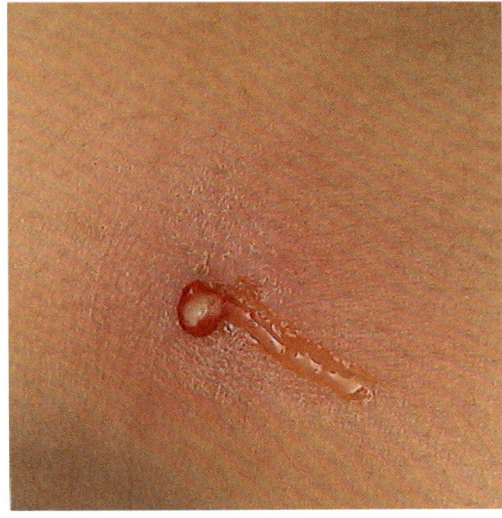

Je nach Größe des Abszesses kann es nötig sein, den Knoten zu öffnen, damit der Eiter abfließt.

Eitrige Entzündung an den Fingern und Zehen

SYMPTOME

› Rötung, Schwellung am Nagelwall
› Schmerzen

Eitrige Entzündungen am seitlichen Nagel-wall (Paronychie) können sich über den Nagelwall zur anderen Seite ausdehnen und so zu einem umlaufenden Entzün-dungsherd führen. Treten klopfende Schmerzen, eine Rötung mit Eiterbildung und Druckempfindlichkeit auf, können tiefer gelegene Areale im Finger oder Zeh mit betroffen sein (Panaritium), die eine chirurgische Eröffnung nötig machen. Manchmal wächst der Nagel seitlich in die Haut ein. Hiervon ist besonders die Groß-zehe betroffen. Verursacht wird dies meist durch zu enges Schuhwerk oder einen nicht genügend rund geschnittenen Nagel. Wächst der Großzehnagel ein, führt dies zu einem ständigen Reiz an der Haut, was eine Entzündung, bakterielle Infektion und Gewebsneubildung zur Folge hat.

So hilft der Arzt

In den meisten Fällen reichen desinfizie-rende Maßnahmen mit antiseptischen Lö-sungen, Cremes oder Salben aus, um die Entzündung abklingen zu lassen. Sind tie-fer gelegene Areale mit betroffen, wird ei-ne chirurgische Öffnung nötig. Hier kann der Kinderarzt, der Podologe oder ein Chirurg helfen.

Grind

SYMPTOME

› Blasen mit honiggelber Krusten-bildung, die sich vergrößern und auf mehrere Stellen des Körpers ausbreiten können
› Manchmal Anschwellen der umgebenden Lymphknoten

Grind, auch Borkenflechte oder Impetigo contagiosa genannt, ist eine ansteckende eitrige Entzündung der Haut, die durch Streptokokken oder Staphylokokken verur-sacht wird. Besonders oft sind die etwa ein bis zwei Zentimeter großen Herde im Gesicht lokalisiert, weil die Kinder häufig mit ihren Fingern ins Gesicht greifen und die Bakterien dorthin tragen – und von dort aus dann wieder weiter an viele ande-re Körperstellen.

So hilft der Arzt

Wegen der Ansteckungsgefahr muss Grind unbedingt behandelt werden. Neben der Desinfektion der befallenen Stellen ist häufig eine antibiotische Therapie nötig.

Was Sie selbst tun können

Achten Sie auf ausreichende Hygiene, um das Risiko einer Verbreitung zu vermindern und sich nicht selbst anzustecken.
› Waschen Sie sich und Ihrem Kind häufig die Hände.
› Wechseln Sie täglich die Bettwäsche und die Kleidung Ihres Kindes.

Warzen

SYMPTOME
› Verhornende knötchenförmige Veränderungen an der Hautoberfläche oder in der Haut
› Selten Papeln an der Schleimhaut

Warzen werden durch Papillomaviren und das Molluscum-contagiosum-Virus hervorgerufen. Diese werden über direkten Kontakt, aber auch indirekt, zum Beispiel durch gemeinsam genutzte Handtücher, von Mensch zu Mensch übertragen. Nach Ansteckung kann es Wochen bis Monate dauern, bis die Infektion an der Haut zu einer übermäßigen Verhornung mit unterschiedlichem Aussehen führt. Meist werden die Warzen nach Monaten durch körpereigene Abwehrstoffe wieder abgestoßen und verschwinden so bis zum Erwachsenenalter fast immer von allein. Je nach Typ treten die Warzen bevorzugt an bestimmten Körperregionen auf.

› Vulgäre Warzen: Sie treten besonders gern an Händen und Füßen auf, manchmal auch am Kopf und im Genitalbereich. Sie sind knötchenförmig, erheben sich über das Hautniveau und wuchern häufig blumenkohlartig. In der kräftigen Fußsohlenhaut wachsen sie in die Tiefe (Dornwarzen). Hier können sie wehtun, wenn das Kind den Fuß abrollt.

› Plane Warzen: Man findet sie häufig im Wangenbereich. Sie heilen spontan ab, sodass meist keine Therapie nötig ist.

› Dellwarzen: Die auch als Schwimmbadwarzen oder Mollusken bezeichneten Warzen werden durch das Molluscum-contagiosum-Virus verursacht. Sie treten besonders im Kleinkindalter auf und können sich am ganzen Körper ausbreiten. Die kleinen, knötchenförmigen Veränderungen, die in der Mitte einen harten Kern haben, entzünden sich manchmal, sodass eine lokale antiseptische Behandlung erforderlich ist.

› Feigwarzen: Diese Warzen manifestieren sich im Genitalbereich und können im Erwachsenenalter eine wichtige Rolle bei der Entstehung von Gebärmutterhalskrebs sowie Vulva- und Peniskarzinomen spielen. Seit 2006 wird daher eine Impfung gegen einige krebserregende Typen empfohlen (HPV-Impfung). Feigwarzen werden häufig auch als Kondylome bezeichnet.

So hilft der Arzt

Warzen sind lästig und können ein Kind stören. Gefährlich sind sie mit Ausnahme der krebserregenden jedoch nicht und sie heilen in der Regel auch spontan wieder ab. Allerdings kann dies manchmal mehrere Jahre dauern. Wenn es schneller gehen soll, stehen nach Absprache und Diagnose durch den Kinderarzt verschiedene Mittel und Methoden zu Verfügung:

› Bei vulgären Warzen wird die Hornschicht abgetragen, nachdem sie über ein bis zwei Tage durch ein salizylsäurehaltiges Pflaster und ein anschließendes warmes Bad aufgeweicht wurde. Anschließend kann über einige Wochen ein salizylhaltiges Warzenmittel aufgetragen werden. Alternativ kann die Warze mittels Kältetherapie behandelt werden.

› Dellwarzen verschwinden von alleine und müssen in der Regel nur behandelt werden, wenn sie sich entzünden. Gegebenenfalls müssen sie bei einem kleinen chirurgischen Eingriff entfernt werden.

› Feigwarzen werden mit Salbe behandelt oder vom Kinderchirurgen oder Hautarztes chirurgisch entfernt.

Was Sie selbst tun können

Nach dem Abtragen der Hornschicht bei vulgären Warzen durch den Arzt können Sie über mehrere Wochen ein Warzenmittel auftragen, wobei Sie vor dem Auftragen die Hornschicht mit einer Nagelfeile oder einem Bimsstein abreiben sollten.

Hautpilz

SYMPTOME

› Rote Herde mit randständig betonter Schuppung
› Manchmal Eiter und Bläschen

Pilzerkrankungen der Haut sind im Säuglingsalter recht häufig, bei Kindern dagegen treten sie eher selten auf. Auch die Finger- und Fußnägel sind bei Kindern seltener von Pilzinfektionen befallen. Übertragen werden die verschiedenen Pilzarten häufig durch Haustiere (Meerschweinchen, Katze, Hund, Hase, Pferd)

oder wie beim Mund- und Windelsoor (siehe Seite 114 und 180) durch den Hefepilz Candida.

So hilft der Arzt

Ein Pilzbefall sollte immer vom Arzt begutachtet werden. Er verschreibt zur Behandlung antimykotische Salben, die über einen genügend langen Zeitraum angewendet werden müssen. In selten Fällen kann es auch erforderlich werden, dass das Kind ein Medikament gegen Pilzinfektion (Antimykotikum) einnimmt.

Was Sie selbst tun können

Erklären Sie Ihrem Kind, dass es vorsichtig sein muss, wenn es fremde Tiere streichelt. Einerseits besteht Bissgefahr. Andererseits kann es sich an einem Tier anstecken, wenn dieses nicht gepflegt ist.

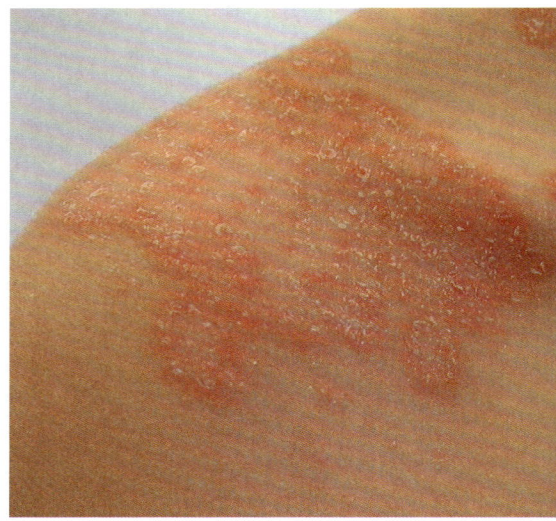

Beim Hautpilz sind die Schuppen besonders am Rand der roten, teils großen Herde zu sehen.

Kopfläuse

> Juckreiz am Kopf
> Läuse und Nissen in den Haaren
> Kratzspuren an der Kopfhaut

Läuse vermehren sich rasch von Mensch zu Mensch. Entgegen der landläufigen Meinung werden sie dagegen eher selten indirekt übertragen, zum Beispiel über Mützen oder Kissen. Denn Kopfläuse ernähren sich durch Biss an der Haut und Blutsaugen und können maximal drei Tage ohne Nahrung überleben.

Bei einem entsprechendem Verdacht ist es wichtig, dass Sie den Kopf Ihres Kindes sorgfältig untersuchen: Die Eier (Nissen) kleben fest an den Haaren und lassen sich im Gegensatz zu Schuppen nicht einfach abstreifen. Nach spätestens sieben bis zehn Tagen schlüpfen aus den Nissen »unfertige« Läuse. Sie sind innerhalb von zwei bis drei Wochen geschlechtsreif – und damit ansteckend. Am schnellsten entdeckt man die 2 bis 3,5 Millimeter langen Insekten am seitlichen Hinterkopf. Nissen, die mehr als einen Zentimeter von der Kopfhaut entfernt sind, sind meist leer und nicht mehr ansteckend.

So hilft der Arzt

Wenn Sie sich nicht sicher sind, ob Ihr Kind Läuse hat, sollten Sie mit ihm zum Arzt gehen. Er weiß genau, wonach er suchen muss. Die Mittel zu Bekämpfung von Läusen erhalten Sie dann rezeptfrei in der Apotheke. In manchen Städten und Gemeinden ist ein ärztliches Attest nötig, ehe ein Kind nach einem Lausbefall wieder in den Kindergarten oder Schule gehen darf. Diesen Nachweis bekommen Sie von Ihrem Kinderarzt.

Was Sie selbst tun können

Läuse sind kein Zeichen mangelnder Hygiene und daher kein Grund zu falscher Scham. Durch unterbliebene oder unzureichende Behandlung sorgen Sie nur dafür, dass sich die Blutsauger ungehindert immer weiter ausbreiten können. Handeln Sie daher rasch:

> Tragen Sie das Anti-Läuse-Mittel gleichmäßig und genau nach Packungsanweisung auf und lassen Sie es ausreichend lang einwirken. Andernfalls könnten einige Läuse überleben. Dasselbe kann auch geschehen, wenn das Haar bei der Behandlung zu nass ist, weil das Mittel dann weniger konzentriert ist.
> Kämmen Sie das Haar im Anschluss an die Behandlung gründlich Strähne für Strähne mit einem Nissenkamm aus.
> Wurde die erste Behandlung korrekt durchgeführt, ist Ihr Kind auch bei noch vorhandenen Nissen in der Regel nicht mehr ansteckend. Trotzdem sollten Sie die Prozedur nach acht bis zehn Tagen ein zweites Mal wiederholen, um auch die neu geschlüpften, aber noch nicht geschlechtsreifen Läuse zu entfernen.
> Enge Familienmitglieder sollten eventuell prophylaktisch mitbehandelt werden, um eine gegenseitige Wiederansteckung zu vermeiden.

Krätze

SYMPTOME

> Knötchenförmige Veränderungen mit Kratzspuren am gesamten Körper, meist aber an Händen und Füßen
> Juckreiz, besonders im Bett, weil sich die Erreger bei Wärme vermehren
> Bei Säuglingen sind besonders Fußsohlen, Handteller, Fingerzwischenräume, aber auch der gesamte Körper betroffen, bei älteren Kindern auch die Handgelenke sowie der Achsel-, Nabel- und Genitalbereich

Die Krätze (Skabies) wird durch Milben verursacht. Das begattete Weibchen bohrt sich in die Hornschicht der Haut, gräbt dort tunnelförmige Gänge und legt ihre Eier ab. Die Larven wandern zurück an die Oberfläche und bohren, sobald sie nach zwei bis drei Wochen geschlechtsreif sind, erneut Gänge in die Haut. Meist treten die ersten Symptome zwischen den Zehen und Fingern auf. Weil Milben besonders Temperatur und Feuchtigkeit bevorzugen, sind auch die Achseln, der Nabel, die Knöchel sowie die Anal- und Genitalregion betroffen. Bei Säuglingen und Kleinkindern sind besonders Fußsohlen, Handteller und auch Bereiche des behaarten Kopfes befallen. Hier ist die Haut besonders feucht und es entstehen knötchenförmige, rötliche Veränderungen, die Jucken und Kratzspuren erzeugen.

Krätze wird vor allem bei engem Hautkontakt übertragen. Außerhalb der Haut überleben die Parasiten nur zwei bis drei Tage. In dieser Zeit können sie sich aber auch durch befallene Wäsche ausbreiten. Bis die ersten Symptome auftreten, können mehrere Wochen vergehen. Mitunter wird eine »gut gepflegte« Krätze bei Menschen, die übermäßig auf Hygiene achten, sogar völlig übersehen, da ihr Befund wenig ausgeprägt ist.

So hilft der Arzt

Wie bei jedem juckenden Hautausschlag sollten Sie Ihr Kind dem Arzt vorstellen. Er verschreibt ein antiparasitäres Mittel, das Sie nach den entsprechenden Empfehlungen auftragen.

Was Sie selbst tun können

Neben der Behandlung der Haut, sollten Sie alle möglichen Vorkehrungen treffen, damit sich die Milben nicht weiter ausbreiten.

> Wechseln Sie Bettwäsche und Kleidung täglich und waschen Sie sie bei 60 °C.
> Alles, was sich nicht so heiß waschen lässt, legen Sie für zwölf Stunden in den Gefrierschrank. Auch das tötet die Milben.
> Kleidung und Plüschtiere können Sie auch circa eine Woche luftdicht verschlossen in einem Plastiksack aufbewahren.
> Saugen Sie Betten, Sofa, Sessel und Fußbodenbeläge gründlich mit einem starken Staubsauger ab.
> Behandeln Sie sich selbst und alle anderen Kontaktpersonen gleich mit, um auszuschließen, dass Sie sich gegenseitig wieder anstecken.

Zeckenbiss

SYMPTOME

› Festgebissene Zecke, anschließend Rötung der Bissstelle
› Bei Borreliose nach Wochen flächenhafte randbetonte Rötung, auch entfernt von der Bissstelle

Zecken gehören zur Ordnung der Milben. Für ihren Lebenserhalt brauchen sie Blut, das sie bei ihrem Wirtstier saugen. Einige der vielen Arten befallen bevorzugt den Menschen, hierzulande allen voran der »Holzbock«. Er sitzt an Grashalmen oder im Gebüsch und krallt sich mit seinem vorderen Beinpaar an vorbeistreifenden »Opfern« fest – besonders gerne an warmen und gut durchbluteten Hautstellen. Manche Zecken tragen Krankheitserreger in sich. So können Borrelien in den Körper gelangen und eine Borreliose auslösen, wenn eine Zecke mehrere Stunden an der Haut sitzt. Die Symptome dafür zeigen sich erst nach mehreren Wochen: Zum einen bildet sich im Bereich der Bissstelle eine flächige, randbetonte Rötung von mehreren Zentimetern (Erythema migrans). Ab und zu tritt diese auch an anderen Körperstellen auf. Zudem können sich neurologische Symptome bemerkbar machen, wie Müdigkeit, Abgeschlagenheit, Nerven-, Gehirn-, Herz- und Gelenkentzündungen.
Eine andere durch Zeckenbiss übertragene Krankheit ist FSME (siehe Seite 158).

So hilft der Arzt

Wenn Sie sich die Entfernung der Zecke nicht selbst zutrauen, sollten Sie rasch mit Ihrem Kind zum Arzt. Dies gilt auch, wenn nach einem Zeckenbiss Hautrötungen, Lymphknotenschwellungen oder Krankheitszeichen auftreten, die auf eine Borreliose hindeuten.

Was Sie selbst tun können

› Nach einem Aufenthalt im Grünen sollte Ihr Kind duschen und die Kleidung gut ausschütteln. Suchen Sie außerdem täglich den ganzen Körper nach Zecken ab.
› Hat sich eine Zecke festgesaugt, fassen Sie sie mit einer Zeckenzange oder Zeckenkarte möglichst nah am Kopf, ziehen sie heraus und desinfizieren die Stelle.
› Um eine mögliche Infektion mit Borreliose oder FSME rechtzeitig zu erkennen, notieren Sie das Datum des Zeckenbisses und beobachten die Stelle über Wochen.

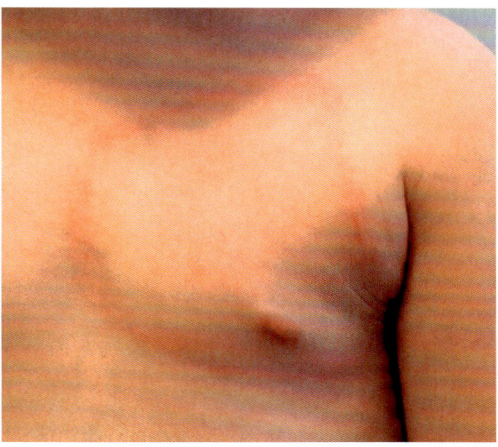

Kreisrunde, randbetonte Rötungen sind verdächtig auf Borreliose

Insektenstiche

SYMPTOME

› Schwellung, Rötung
› Juckreiz, Schmerzen
› Eventuell zentrale Einstichstelle

Insektenstiche sind in den meisten Fällen harmlos, können aber auch sehr problematisch sein, was einerseits vom stechenden Insekt, andererseits von der Reaktion des gestochenen Kindes abhängt:

› Mückenstiche: Sie sind unangenehm, weil sie jucken oder wehtun. Infolge des Einstichs kommt es zu einer lokalen Reaktion mit nachfolgender Quaddelbildung oder einer knötchenförmigen Veränderung. Verursacht wird sie durch Eiweiße im Insektenspeichel.

› Bienen oder Wespenstiche: Sie verursachen meist eine schmerzhafte Rötung und eine mehrere Zentimeter große Schwellung. Häufig bildet sich diese zwar innerhalb eines Tages wieder zurück. Sie kann aber auch deutlich größer sein, mehrere Tage bestehen, eine Entzündung der Lymphbahnen verursachen und das Allgemeinbefinden beeinträchtigen. Sehr selten werden schwerwiegende Organschäden ausgelöst. Bienen- und Wespenstiche können auch dann schnell gefährlich werden, wenn das Kind im Mund oder Rachenraum gestochen wird. Durch die Schwellung wird die Atmung teils stark behindert und es kann zu Luftnot kommen.

› Läuse, Flöhe, Bettwanzen stechen ebenfalls zu, um an das Blut ihres Wirts zu kommen. Kopf- und Kleiderläuse verursachen quaddelartige Knötchen und Hautreizungen (siehe Seite 191). Im Gegensatz dazu erkennt man die Stiche von Katzenflöhen an rötlichen Quaddeln und Knötchen (Papeln) mit teils punktförmiger Einblutung.
Bettwanzen erzeugen unterschiedliche Hauterscheinungen wie Quaddeln, Papeln, Einblutungen und Lidschwellungen.

ALLERGISCHER SCHOCK

Besonders problematisch sind Insektengiftallergien, da sie zu einer allergischen Allgemeinreaktion des Körpers führen können, die rasch gefährlich wird. Die Zeichen eines allergischen Schocks treten nach circa 10 bis 30 Minuten auf, manchmal auch früher oder später. Kinder mit einer bekannten Wespen- oder Bienenstichallergie werden vom Arzt stets mit einem Notfallset versorgt – bestehend aus Cortison, Antihistaminikum und Adrenalin-Autoinjektor. Lassen Sie sich gründlich in deren Gebrauch einweisen. Wenn Ihr Kind alt genug ist, sollten Sie ihm auch zeigen, was es selbst im Notfall tun muss. Wenn Ihr Kind allergisch auf Bienen- oder Wespenstiche reagiert, ist zudem eine Hyposensibilisierung (spezifische Immuntherapie) begründet (siehe Seite 233).

So hilft der Arzt

Treten nach einem Insektenstich Symptome wie Schwellungen der Haut, der Lippen und Zunge, Atem- oder Kreislaufprobleme auf, müssen Sie sofort den Notarzt rufen. Es könnte sich um einen Schock infolge einer Insektengiftallergie handeln. Auch Stiche in Mund oder Rachen müssen umgehend medizinisch versorgt werden. Geht eine Schwellung ein bis zwei Tage nach einem Stich nicht zurück, wird sie warm oder vergrößert sie sich, besteht die Gefahr einer Infektion. Möglicherweise muss dann ein Antibiotikum eingesetzt werden. Unter Umständen verschreibt der Arzt auch eine cortisonhaltige Salbe, um stärkere Reaktionen abzumildern.

Was Sie selbst tun können

Bei Mückenstichen können Sie meist selbst helfen. Und auch wenn eine Biene oder Wespe Ihr Kind gestochen hat, muss nicht immer das Schlimmste befürchtet werden.

› Entfernen Sie bei äußerlichen Bienenstichen den Stachel aus der Einstichstelle, sofern Sie ihn noch erkennen.
› Juckreiz und Schwellung können Sie mit kühlenden Umschlägen (mit Wasser oder unverdünntem Obstessig tränken) oder einem Kühlpad mindern; hilft auch bei juckenden Mückenstichen.
› Auch ein Stück Zwiebel auf der Stichstelle, locker durch Waschlappen, Handtuch, Verband oder Pflaster befestigt, hilft.
› Stiche in Mund oder Rachen kühlen Sie mit einem Eiswürfel, um die Schwellung in Grenzen zu halten. Gleichzeitig rufen Sie sofort den Arzt oder Notarzt.

› Vorsicht bei antihistaminhaltigen Salben oder Cremes, deren Wirkung fraglich ist. Sie haben zwar einen kühlenden Effekt, können aber Allergien auslösen. Besprechen Sie ihren Einsatz mit dem Kinderarzt.
› Bei Läusen, Flöhen und vor allem bei Bettwanzen ist eine fachgerechte Schädlingsbekämpfung erforderlich.

SO KÖNNEN SIE INSEKTEN-STICHEN VORBEUGEN

› Ziehen Sie Ihrem Kind langärmelige, nicht zu bunte Kleidung an. Bunte Kleidung kann Insekten anlocken.
› Lassen Sie es auf Wiesen nicht barfuß laufen, damit es nicht in eine Biene steigt.
› Vorsicht mit Süßigkeiten, Kuchen, Limo und Co – besonders im Freien. Sie locken Wespen an. Das Gleiche gilt für Abfallkörbe.
› Schrauben Sie Flaschen gleich nach dem Trinken wieder zu. Aus Bechern und Dosen sollte Ihr Kind mit einem Strohhalm trinken.
› Schlagen Sie nicht nach Insekten. Die Tiere fühlen sich bedroht und werden erst recht angriffslustig.
› Insektenabwehrmittel sind für Kinder unter zwei Jahren nicht geeignet, manche sogar im ganzen Kindesalter nicht. Wegen möglicher Nebenwirkungen sollten sie sehr zurückhaltend angewendet werden.

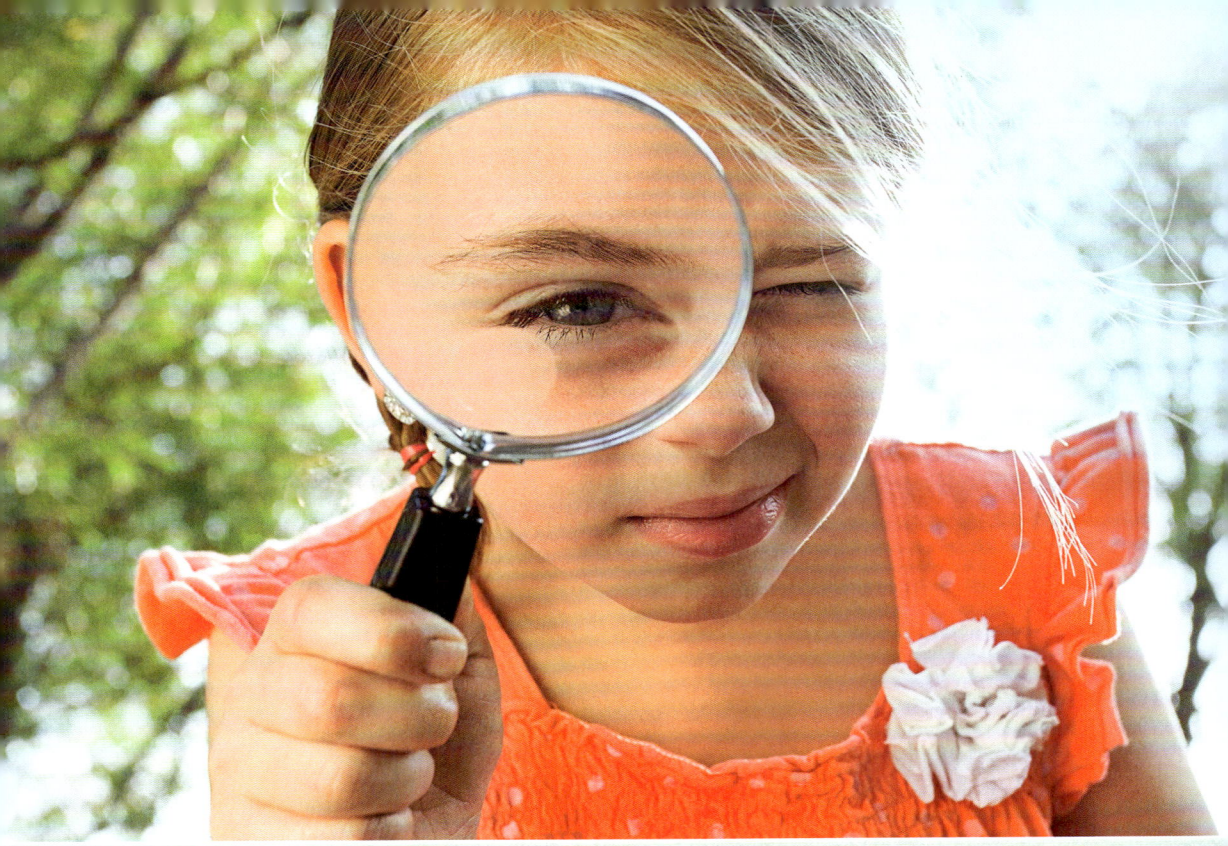

Erkrankungen des Auges

Das Sehen ist eine recht komplizierte Angelegenheit: Über das Auge nehmen wir Lichtreize wahr, die dann in Nervenimpulse umgesetzt, über Nervenbahnen zum Sehzentrum im Gehirn befördert und dort gespeichert werden. Wenn die Aufnahme und/oder Weiterleitung der optischen Reize gestört ist, schränkt dies die Sehfähigkeit deutlich ein.

Unsere Sehschärfe entwickelt sich in den ersten Lebensjahren und wird durch eine optische Reizung der Sehnerven gefördert. Im Alter von einem Jahr haben Kinder circa 50 Prozent der Sehschärfe eines Erwachsenen. Mit ungefähr fünf Jahren ist sie dann voll ausgebildet. Eine Sehschärfe von 100 Prozent bedeutet, dass das Kind zwei Gegenstände, die einen Abstand von 1,5 Millimeter zueinander haben, noch aus fünf Metern getrennt wahrnehmen kann. Um dies zu prüfen, gibt es entsprechende Sehtesttafeln.

Das gut funktionierende Zusammenspiel beider Augen ermöglicht es uns, räumlich zu sehen. Wird ein Auge in der Säuglings- und Kleinkindzeit zu wenig beansprucht, lässt seine Sehschärfe rasch nach und die Sehfähigkeit verkümmert. Ein Beispiel dafür ist das Schielen. Hier übernimmt ein Auge mit der Zeit die Führung, während das andere als Sehorgan seine Funktion mehr und mehr verliert. Es ist daher wichtig, Sehfehler wie zum Beispiel Kurz- oder Weitsichtigkeit, Hornhautverkrümmung oder Schielen rechtzeitig zu erkennen und eine entsprechende Therapie einzuleiten. Gerade bei Kindern, deren Eltern selbst unter einer Fehlsichtigkeit leiden, ist die Wahrscheinlichkeit, dass auch sie eine Beeinträchtigung beim Sehen haben könnten, erhöht. Sie sollten daher spätestens nach dem ersten Lebensjahr zum Augenarzt, auch wenn in puncto Sehkraft alles in Ordnung zu sein scheint. Bei Kindern ohne familiäre Belastung und mit augenscheinlicher Unauffälligkeit der Sehorgane ist der Termin spätestens nach dem zweiten Lebensjahr sinnvoll.

Neben den Fehlbildungen können auch akute Entzündungen im Auge, Verletzungen oder Stoffwechselerkrankungen wie Diabetes auf Dauer die Sehkraft erheblich beeinträchtigen (siehe ab Seite 236). Hier sind unbedingt regelmäßige Kontrollen durch den Augenarzt erforderlich.

Die Farbe der Iris (Regenbogenhaut) ist genetisch bestimmt. Ob sich blaue Augen noch in braune ändern, entscheidet sich bis zum Ende des ersten Lebensjahres, manchmal erst in der Pubertät.

Häufige Sehfehler

Sehstörungen und Sehfehler wie die Verminderung der Sehschärfe, die Schwachsichtigkeit bis zur Blindheit, das plötzliche Auftreten von Schielen, Doppelbildern oder Gesichtsfeldausfällen sind mögliche Zeichen ernst zu nehmender Augenerkrankungen oder Erkrankungen des Gehirns. Sie müssen daher manchmal rasch untersucht werden, um die Ursache zu finden.

Weitsichtigkeit

Bei der Weitsichtigkeit ist der Augapfel zu kurz. Daher werden Lichtstrahlen von Gegenständen, die bei einem Normalsichtigen auf der Netzhaut abgebildet werden, erst hinter der Netzhaut gebündelt. Der Weitsichtige kann daher Gegenstände in der Nähe nicht gut sehen. Liegt ein Gegenstand dagegen weit entfernt, hat er keine Schwierigkeiten ihn zu erkennen. Bei Weitsichtigkeit ist also die Weitsicht gut und die Nahsicht schlecht.

Kurzsichtigkeit

Bei der Kurzsichtigkeit ist der Augapfel zu lang, sodass sich die Lichtstrahlen nicht auf, sondern vor der Netzhaut treffen. Ist das Auge entspannt, kann das betroffene Kind Gegenstände in der Ferne daher schlecht sehen. Ist ein Gegenstand dagegen sehr nah am Auge, treffen sich die Lichtstrahlen auf der Netzhaut und die Sicht ist gut. Bei Kurzsichtigkeit ist also die Nahsicht gut und die Weitsicht schlecht.

Astigmatismus

Ist die Hornhaut unregelmäßig gekrümmt, entsteht auf der Netzhaut eine fehlerhafte, verzerrte Abbildung. Weil punktförmige Lichtquellen stabförmig (länglich) abgebildet werden, wird diese Sehstörung auch als Stabsichtigkeit bezeichnet.

Schielen (Strabismus)

Bei schielenden Kindern ist das harmonische Zusammenspiel der Augenmuskeln gestört und somit die Entwicklung der Sehkraft beeinträchtigt.

› Begleitschielen: Augen können nach innen oder außen schielen. Der Schielwinkel bleibt in allen Blickrichtungen gleich.
› Lähmungsschielen: Das Schielen nimmt in bestimmten Blickwinkeln aufgrund der Lähmung eines Augenmuskels zu.
› Scheinschielen: Wenn Kinder eine sehr breite Nasenwurzel haben, kann es aussehen als würden sie schielen, obwohl alles in Ordnung ist.
› Plötzlich auftretendes Schielen muss vom Augenarzt dringend untersucht werden. Es kann ein Zeichen für einen Hirntumor sein.

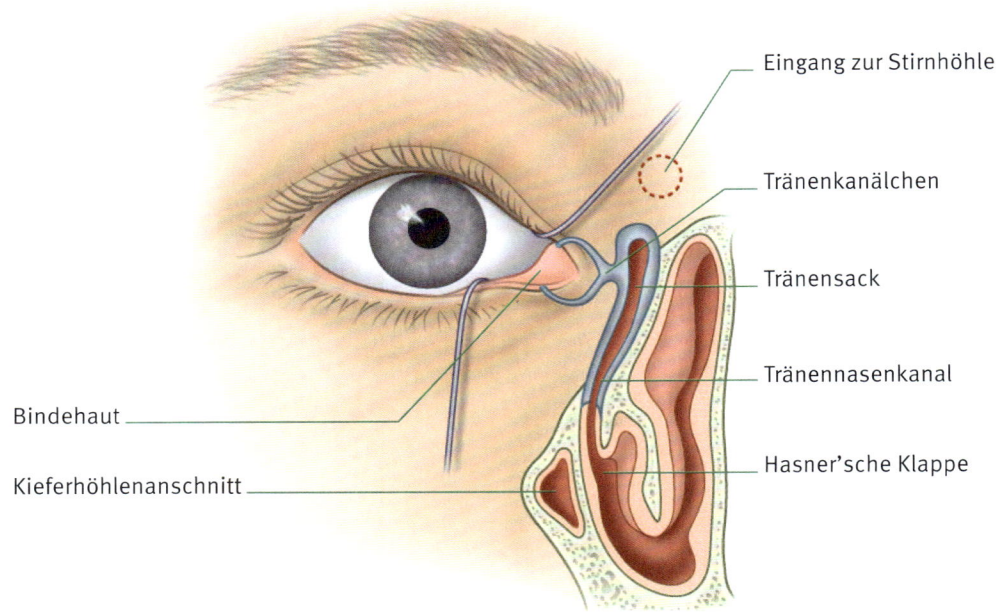

Eingang zur Stirnhöhle

Tränenkanälchen

Tränensack

Tränennasenkanal

Hasner'sche Klappe

Bindehaut

Kieferhöhlenanschnitt

Um Horn- und Bindehaut feucht zu halten, wird mit jedem Lidschlag Tränenflüssigkeit über sie verteilt. Diese fließt dann über die Tränenkanälchen in die Nase ab. Entzündungen und Verletzungen können die ableitenden Tränenwege verstopfen, sodass das Auge ständig tränt.

Amblyopie

Bei der Amblyopie handelt es sich um eine ein- oder beidseitige Sehschwäche, deren Ursache in einer Beeinträchtigung der sich im Säuglings- und Kleinkindalter entwickelnden Sehschärfe zu suchen ist. Häufige Ursache ist das Schielen.

Exophthalmus und Enophthalmus

Dass ein Auge, manchmal auch beide, aus der Augenhöhle hervortritt (Exophthalmus) oder in sie zurücktritt (Enophthalmus), kann verschiedene Ursachen haben und die Funktionsfähigkeit des Auges deutlich beeinträchtigen. Die Auffälligkeit wird zum Beispiel durch Schilddrüsenerkrankungen, Entzündungen, Gefäßfehlbildungen und Tumoren ausgelöst.

Glaukom

Ein Glaukom (grüner Star) kann infolge verschiedener Augenerkrankungen entstehen, die einen Verlust von Nervenfasern im Auge nach sich ziehen. Es kommt zu Gesichtsfeldausfällen bis zur Erblindung.

Katarakt

Beim Katarakt (grauer Star) trübt sich dagegen die Linse, wodurch die Sehkraft immer mehr schwindet. Die Ursache für den Katarakt ist häufig ungeklärt. Manchmal ist er angeboren, wird durch Stoffwechselerkrankungen, Infektionen, Verletzungen ausgelöst oder ist genetisch bedingt.

Leukokorie

Bei einfallendem Licht lassen sich auffällige weiße Veränderungen in der Pupille erkennen. Grund dafür kann eine Trübung der Linse und Glaskörper sein, aber auch ein Tumor (Retinoblastom).

Retinoblastom

Der seltene, bösartige Tumor im Auge, der bevorzugt im Kleinkindalter auftritt, zeigt sich durch Sehverschlechterung, Schielen und Leukokorie.

Retrolentale Fibroplasie

Die retrolentale Fibroplasie tritt bei Frühgeborenen auf, die wegen Atemproblemen nach der Geburt zusätzlich Sauerstoff erhalten haben. Nach wenigen Wochen entwickeln sich an ihrer Netzhaut überschießende Gefäßneubildungen. Damit sich die Sehkraft des Auges gut entwickeln kann, sind bei diesen Risikokindern für einige Monate regelmäßige Augenarztkontrollen erforderlich. Manchmal sind auch operative Maßnahmen notwendig.

Uveitis

Eine Entzündung der Uvea (mittlere Augenhaut), die aus Regenbogenhaut, Aderhaut und Ziliarkörper besteht, wird Uveitis genannt. Im Kindesalter ist sie meist Begleitreaktion einer rheumatischen Erkrankung. Daher müssen Kinder mit Rheuma regelmäßig zum Augenarzt.

Tränengangstenose

SYMPTOME

› Ständig tränendes, verklebtes Auge (ein- oder beidseitig)

Tränt das Auge im Säuglingsalter ständig und ist es oft verklebt, ist daran meist ein zu enger oder verschlossener Tränenkanal schuld. Die Verengung des Tränengangs (Tränengangsstenose) weitet sich jedoch normalerweise im Laufe der ersten Lebensmonate des Babys.

So hilft der Arzt

Zunächst wird Ihr Arzt Ihnen erklären, wie Sie durch Massage die Tränengangverengung überwinden können. Dazu massieren Sie mit der Fingerkuppe vorsichtig die Haut seitlich der Nase vom inneren Lidwinkel abwärts.
Hilft das nicht und bleiben die Beschwerden auch im zweiten Lebenshalbjahr stark bestehen, schafft eine Tränenwegspülung und Sondierung der ableitenden Tränenwege durch den Augenarzt Abhilfe.

Das können Sie selbst tun

Massieren Sie regelmäßig die Augenregion, wie es Ihnen der Kinderarzt gezeigt hat. Ist das Auge verklebt, können Sie es mit einem sauberen, weichen, angefeuchteten Waschlappen oder einer Mullkompresse reinigen, indem Sie den Schleim zum Augeninnenwinkel auswischen. Unbedingt jedes Mal ein sauberes Tuch verwenden!

Bindehautentzündung, Lidentzündung

SYMPTOME

› Gerötete Bindehaut
› Brennendes, juckendes Fremdkörpergefühl im Augenbereich
› Sekret- oder Eiterbildung

Viren, Bakterien, Allergien oder andere äußere Reize können immer wieder dafür sorgen, dass sich die Schleimhaut an der Innenseite der Augenlider (Bindehaut) entzündet. Bakterien wie Staphylokokken und Streptokokken verursachen eine starke Augenrötung mit Bindehautschwellung und eitrigem Sekret. Bei einer viralen Infektion tränen und jucken die Augen stark. Es entsteht ein schleimiges Sekret. Beson-

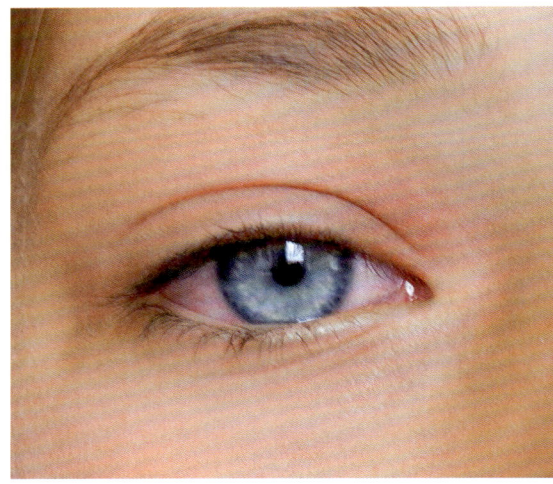

Bei einer Bindehautentzündung sind die Augen gerötet und gelbliches Sekret wird abgesondert.

ders gefürchtet ist die hoch infektiöse epidemische Keratokonjunktivitis (Horn- und Bindehautentzündung), weil sie zusätzlich die Hornhaut befällt. Tritt eine Bindehautentzündung saisonal im Frühjahr und im Sommer auf, liegt meist eine allergische Ursache vor (Baum- und Gräserpollen). In Verbindung mit einer Bindehautentzündung können sich auch das Augenlid und der Lidrand entzünden (Blepharitis). Lider und Lidränder sind dann gerötet, geschwollen, jucken oder brennen. Manchmal sind die Wimpern verklebt oder fallen sogar aus. Auch ein Gerstenkorn (siehe Seite 202) kann sich entwickeln.

So hilft der Arzt

Der Arzt verschreibt Ihrem Kind antibiotische oder antiallergische Tropfen. Bei leichten Reizungen können auch homöopathische Tropfen helfen, zum Beispiel Euphrasia Augentropfen.

Das können Sie selbst tun

Bindehautentzündungen sind ansteckend. Neben der Behandlung beider Augen spielt daher auch die Hygiene eine wichtige Rolle.

> Säubern Sie das entzündete Auge mit Wasser und einem sauberen, weichen Tuch indem Sie den Schleim vorsichtig auswischen. Stärkere Verkrustungen lassen sich oft mit einem in Olivenöl getränkten Wattepad lösen.
> Bei allergischen Entzündungen wirken kühle Umschläge reizlindernd. Besprechen Sie die weitere Therapie mit Ihrem Arzt.
> Waschen Sie sich nach Kontakt mit dem Auge gründlich die Hände.

VERLETZUNGEN, VERÄTZUNGEN, SEIFE, SHAMPOO & CO

Das Auge ist sehr empfindlich. Daher ist bei kleinen und größeren Unfällen rasches Handeln erforderlich:

> Seife, Duschgel, Shampoo oder Parfüm im Auge brennen schrecklich. Die Reizung verschwindet jedoch in der Regel schnell, wenn Sie das Auge mit klarem Wasser auswaschen.
> Verätzungen oder Verletzungen am Auge müssen rasch versorgt werden, um bleibende Schäden zu verhindern. Spülen Sie ätzende Substanzen sofort mit reichlich klarem Wasser aus. Sie können den Kopf Ihres Kindes dabei unter den sanft laufenden, lauwarmen Wasserstrahl halten und das Auge dabei mit zwei Fingern aufhalten. Achten Sie aber darauf, dass das Wasser nicht heiß ist.
> Dasselbe Vorgehen empfiehlt sich auch, wenn ein Fremdkörper ins Auge geraten ist, beispielsweise Sand. Wenn sich keine Besserung einstellt, sollten Sie mit Ihrem Kind rasch zum Augenarzt.
> Hat sich Ihr Kind mit einem Fremdkörper im Auge verletzt, versuchen Sie nicht, ihn selbst zu entfernen. Decken Sie das Auge mit einem sauberen Tuch zu und bringen Sie Ihre Tochter oder Ihren Sohn umgehend zum Augenarzt.

Gerstenkorn, Hagelkorn

SYMPTOME

Gerstenkorn:
› Geschwollenes Lid mit lokaler Rötung
› Schmerzen
› Bindehautreizung

Hagelkorn:
› Schmerzlose, leicht rötliche lokale Schwellung im Lidbereich

Ein Gerstenkorn (Hordeolum) ist eine akute Entzündung der Schweiß- oder Talgdrüsen im Augenlid, die schmerzhaft ist. Sie wird durch Bakterien (meist Staphylokokken, selten Streptokokken) ausgelöst, die durch Kontakt mit den Händen dorthin geraten und die Drüsen entzünden. Das ganze Lid ist rot und geschwollen, wobei die Schwellung rund um die entzündete Drüse am stärksten ist. Sobald sich dort ein Eiterpickel bildet, geht die Schwellung am restlichen Lid allmählich zurück. Die Entzündung verläuft oft schnell, heftig und schmerzhaft.

Im Gegensatz zum Gerstenkorn wird das Hagelkorn (Chalazion) nicht durch Bakterien verursacht. Die Entzündung entsteht, weil sich Sekret in einer Talgdrüse des Lids staut, und ist nach außen durch eine rötlichen Schwellung zu erkennen. Das Hagelkorn bereitet häufig keine Schmerzen und ist nicht infektiös. Es kann sich, wie auch ein Gerstenkorn, von alleine zurückbilden.

So hilft der Arzt

Der Kinderarzt verordnet bei einem Gerstenkorn, meistens auch beim Hagelkorn, antibiotische Salben oder Augentropfen. In manchen Fällen muss der Augenarzt das Gersten- oder Hagelkorn durch einen kleinen Eingriff eröffnen.

Das können Sie selbst tun

So können Sie Ihrem Kind noch helfen:
› Nach Rücksprache mit dem Arzt kann vorsichtig angewandte trockene Wärme mit Rotlicht die Beschwerden lindern.
› Achten Sie besonders beim Gerstenkorn auf genügende Hygiene: Nach jedem Augenkontakt Hände waschen, weil die Erreger übertragbar sind.

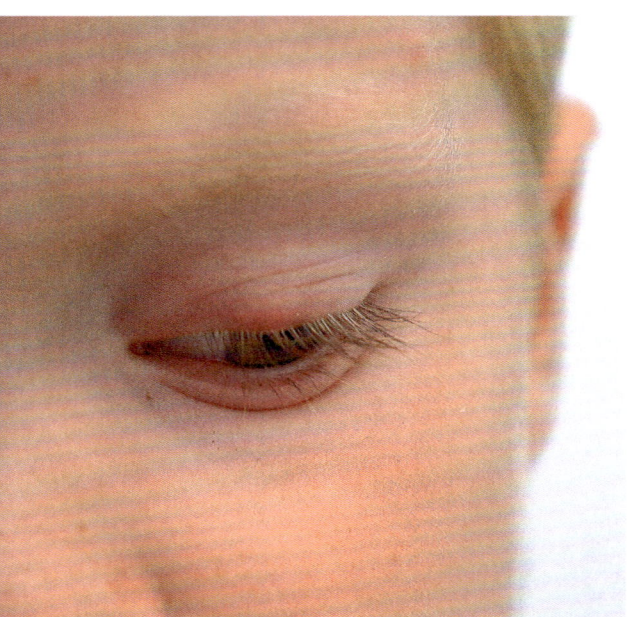

Weil ein Gerstenkorn die Bindehaut reizen kann, ist oft das ganze Auge gerötet.

Lidschwellungen

SYMPTOME

› Einseitige oder beidseitige Schwellung der Lider, manchmal gerötet

Das Lidgewebe des Auges ist sehr locker. Daher können das Ober- und Unterlid bei Reizungen rasch anschwellen. Die Lidschwellung kann je nach Ursache gerötet oder nicht gerötet sein.

Sehr oft werden die Schwellungen durch eine Bindehaut- oder Nasennebenhöhlenentzündung verursacht oder treten als Begleitreaktionen bei einem Virusinfekt auf (etwa Pfeiffersches Drüsenfieber, siehe Seite 161) oder bei Nierenerkrankungen. Lidschwellungen können aber auch allergisch bedingt sein, als Reaktion auf einen Insektenstich oder Fremdkörper. Und manchmal sind sie ganz einfach die Folge einer Verletzung (Prellung). Weil sich hinter Lidschwellungen auch einige seltene Erkrankungen verbergen können, etwa eine bakterielle Entzündung der Augenhöhle oder eine Nierenerkrankung, ist eine Untersuchung unumgänglich.

So hilft der Arzt

Ist »nur« eine Entzündungen oder Allergie für die Schwellung verantwortlich, verordnet der Arzt antiallergische oder antibakterielle Augentropfen. Befindet sich ein Fremdkörper im Auge, wird er versuchen, ihn herauszuspülen oder Ihr Kind zum Augenarzt überweisen.

Das können Sie selbst tun

Manchmal genügen schon kleine Maßnahmen, um die Beschwerden zu mildern, bis Sie mit Ihrem Kind zum Arzt gehen können. Auch bei allergischen Reaktionen können Sie Ihrem Kind helfen.

› Ist das Lid aufgrund einer Prellung oder eines Insektenstichs geschwollen, können Sie Ihrem Kind durch kühlende Umschläge Linderung verschaffen. Vorsicht bei Insektengiftallergie: Hier muss das Kind sofort behandelt werden (siehe Seite 194).

› Lässt eine Pollenallergie die Lider anschwellen, sollten Sie Ihrem Kind während des Pollenflugs jeden Abend die Haare waschen und das Fenster nachts schließen. Besprechen Sie alles Weitere mit dem Arzt.

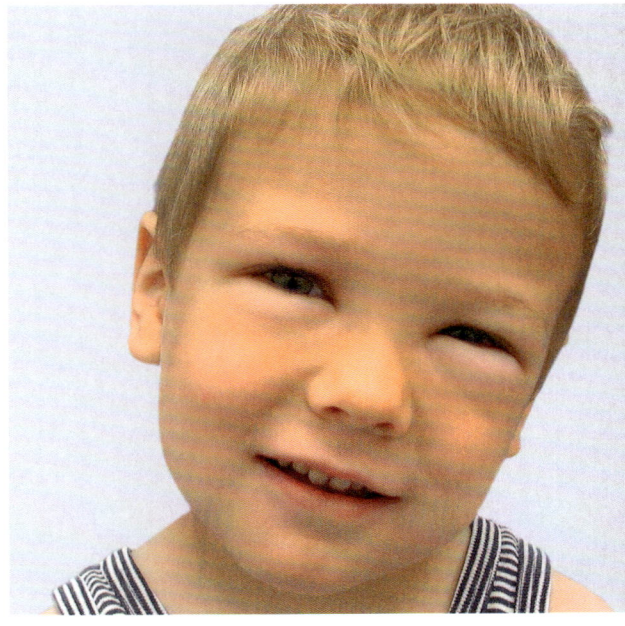

Durch die Lidschwellung hat das Kind ein mehr oder weniger stark ausgeprägtes »Schlitzauge«.

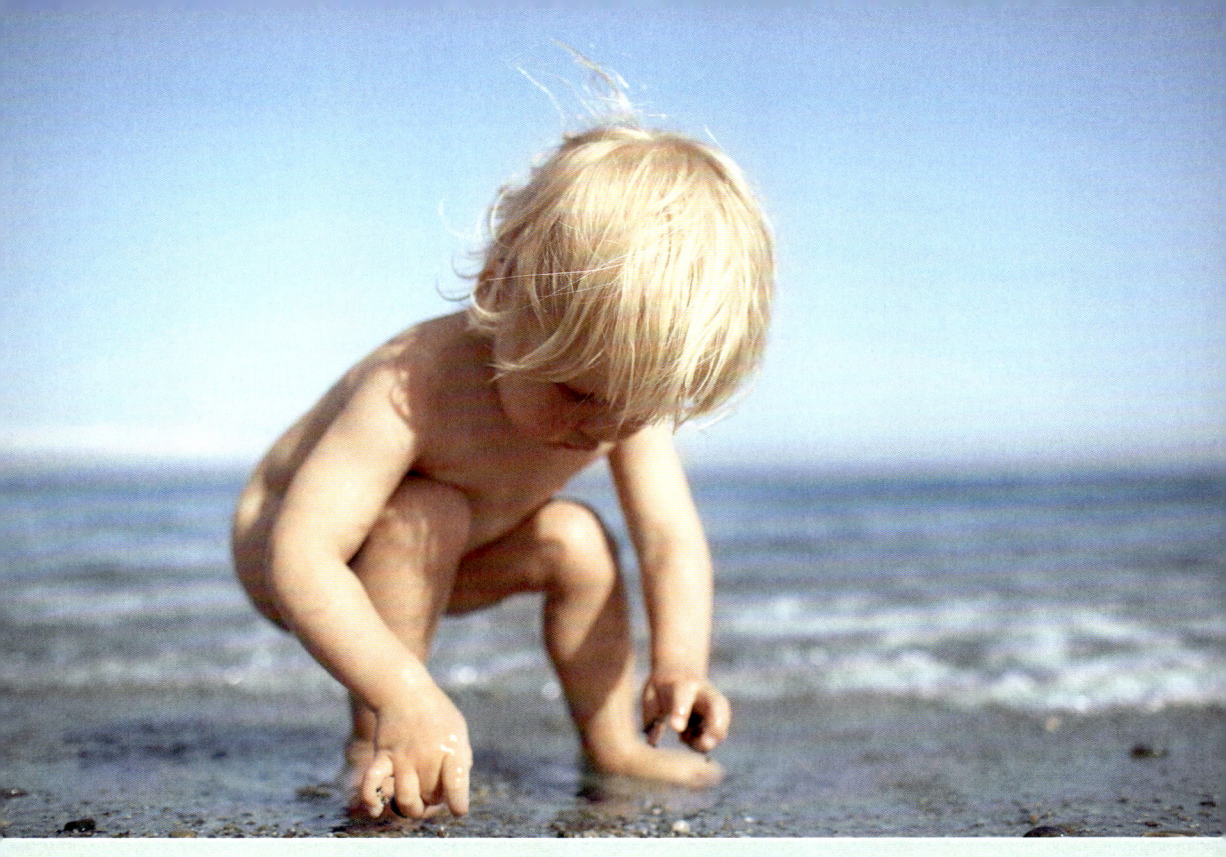

Beschwerden an Nieren, Harn-wegen und Geschlechtsorganen

Die Nieren sind ein wichtiges Entgiftungsorgan. Sie filtern Stoffwechselendprodukte aus dem Blut und bilden mehr oder weniger konzentrierten Harn, mit welchem diese ausgeschieden werden. Ein gesundes Kind hat zwei Nieren, Sie sitzen auf Höhe der unteren Rippen links und rechts der Wirbelsäule. Jede Niere besteht aus dem innen liegenden, pyramidenartig aufgebauten Nierenmark und der Nierenrinde. Umfasst werden sie beide von einer festen Nierenkapsel. In »Untereinheiten« der Niere (Nephrone) werden dem Blut in einem komplizierten Vorgang Schadstoffe wie Harnstoff und Kreatinin entzogen und Harn gebildet. Ohne die Nieren würden sich diese Stoffe im Körper ansammeln und ihn in kurzer Zeit vergiften. Gleichzeitig können, wenn das »Filterorgan« nicht richtig funktioniert, viele lebensnotwendige Partikel wie Eiweiße und Salze verloren gehen.

Die Nieren regulieren neben der Harnbildung auch den Säure-Basen-Haushalt und den Salzgehalt im Blut. Dies wiederum hat Einfluss auf den Wasserhaushalt und somit auf den Blutdruck.

Die Funktionen der Niere werden durch Hormone gesteuert. Aber die Nieren produzieren auch selbst Hormone, die etwa für die Blutbildung und den Kalziumstoffwechsel wichtig sind. Die an den oberen Nierenpolen liegenden Nebennieren gehören zu den endokrinen Drüsen und bilden die Hormone Aldosteron, Cortisol, Androgene, Adrenalin und Noradrenalin (siehe auch ab Seite 234).

Über das Nierenbecken verlässt der Urin die Nieren und gelangt über die Harnleiter in die Blase. Sie ist das Auffangbecken für den anfallenden Urin, der anschließend über die Harnröhre ausgeschieden wird. Bei Mädchen liegt der Ausgang der Harnröhre dicht vor der Öffnung zur Scheide zwischen den Schamlippen. Bei Jungen münden die Geschlechtsorgane im Bereich der Prostata in die Harnröhre (Harn-Samen-Röhre), die von dort durch den Penis verläuft und an der Eichel endet.

Fehlbildungen an Nieren und Harnwegen

Kleinere oder größere Fehlbildungen an den Nieren und den Harnwegen werden häufig zufällig bei einem Harnwegsinfekt oder bei einer Routine-Sonografie der Nieren entdeckt. Am häufigsten treten sie an den Übergängen von der Niere zum Harnleiter und vom Harnleiter zur Blase

auf. Weil dadurch der Abfluss des Harns behindert wird, kann dies zu Blasen- und Niereninfektionen führen. Fehlbildungen an den männlichen und weiblichen Genitalien (siehe ab Seite 210) fallen bei den Vorsorgeuntersuchungen auf.

Zu den wichtigsten Fehlbildungen an den Nieren und Harnwegen zählen:

> Vesico-ureteraler Reflux: Normalerweise verschließt sich der Übergang von der Blase zum Harnleiter wie ein Ventil, wenn das Kind Wasser lässt. Fließt Urin aus der Blase zurück in den Harnleiter

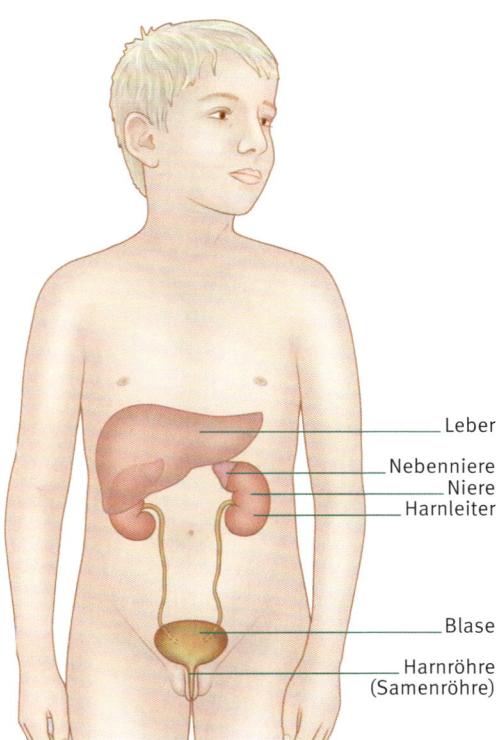

Leber

Nebenniere
Niere
Harnleiter

Blase
Harnröhre
(Samenröhre)

In den Nieren wird der Harn gebildet, der dann über die Harnleiter ausgescheiden wird.

oder in die Nieren, spricht man von einem vesico-ureteralen Reflux (VUR) oder Blasen-Harnleiter-Rückfluss. Der »pendelnde« Urin im Harntrakt kann zu Harnwegsinfekten führen und auf Dauer die Nieren schädigen. In den ersten Lebensjahren kommt ein VUR häufiger vor, bildet sich aber mit der Zeit zurück. Um in dieser Zeit Entzündungen zu vermeiden, wird häufig für einige Zeit eine antibiotische Dauertherapie in sehr geringer Dosierung empfohlen. Bleibt der VUR bestehen, kann eine operative Korrektur notwendig werden.

› Ostiumstenose: Bei der Ostiumstenose ist der Übergang vom Harnleiter zur Blase zu eng (Stenose). Urin kann sich im Harnleiter und weiter in die Nieren stauen, was wiederum Nierenschädigungen zur Folge haben kann. Eine Operation ist meist unumgänglich.

› Ureterabgangsstenose: Zu einer Ureterabgangsstenose kommt es, wenn der Bereich zwischen Nierenbecken und Harnleiter zu eng ist, wodurch der Urinabfluss behindert wird. Je nach Ausprägung ist eine operative Korrektur nötig.

› Harnröhrenfehlbildungen: Während der Schwangerschaft kann es bei der Entwicklung der Organe immer wieder zu Fehlbildungen kommen. Ein Beispiel dafür ist die Fehlmündung des Harnröhrenausgangs bei Jungen. Bei einer Hypospadie liegt die Mündung der Harnröhre unterhalb der gewöhnlichen Öffnung, bei der Epispadie oberhalb davon. Eine operative Korrektur erfolgt meist ab Ende des ersten Lebensjahres.

Blutiger Urin

SYMPTOME
› Blutiger Urin
› Brennen beim Wasserlassen

Blutiger Urin (Hämaturie) entsteht in den Nieren, in der Blase oder in der Harnröhre. Häufige Ursache ist eine Blasenentzündung (Zystitis), die mit Beschwerden im Unterbauch einhergeht wie zum Beispiel häufiges Harnlassen und Brennen beim Wasserlassen. Beim Mädchen kann es eine Entzündung im Genitalbereich sein. Auch Verletzungen, Prellungen im Nierenbereich oder Nierensteine können eine Hämaturie verursachen. Nierenerkrankungen, wie zum Beispiel eine Entzündung des Filterapparates (Glomerulonephritis) oder des Nierenbeckens (Pyelonephritis), können ebenfalls für die Blutungen verantwortlich sein. In sehr seltenen Fällen verbergen sich hinter einem blutigen Urin Fehlbildungen der Nieren und Harnwege (siehe ab Seite 205) oder ein Nierentumor (siehe Seite 213).

So hilft der Arzt

Blutbeimengungen im Urin oder eine rötliche Verfärbung desselben müssen immer vom Arzt untersucht werden. Urinanalysen, Blutuntersuchungen sowie Nieren- und Blasensonographie geben meist Aufschluss. In manchen Fällen müssen noch weitere Untersuchungen in Spezialambulanzen erfolgen.

Brennen beim Wasserlassen

SYMPTOME

> Schmerzen beim Wasserlassen
> Harnverhalten
> Wundsein im Genitalbereich

Brennen beim Wasserlassen (Dysurie) kann verschiedene Gründe haben, etwa eine Harnröhren-, Blasen- oder Nierenentzündung. Bei Mädchen kann auch eine Entzündung im Genitalbereich (Vulvitis) neben leichten Schmerzen und Juckreiz Brennen beim Wasserlassen verursachen. Manchmal haben die Kinder einfach zu wenig getrunken und daher einen sehr konzentrierten Harn, was zu den brennenden Schmerzen führen kann.

So hilft der Arzt

Wenn Ihre Tochter oder Ihr Sohn beim Wasserlassen ein Brennen verspürt, ist dies ein Hinweis auf eine Infektion der Harnwege oder des Genitalbereichs. Das Kind sollte daher immer zum Arzt. Er wird den Urin untersuchen, Ihnen Verhaltensmaßregeln aufzeigen und gegebenenfalls ein Antibiotikum verschreiben, wenn beispielsweise ein bakterieller Harnwegsinfekt vorliegt.

Was Sie selbst tun können

Bemerken Sie eine Rötung im Genitalbereich Ihres Kindes, kann ein Sitzbad mit gerbstoffhaltigen Zusätzen aus der Apotheke schon im Anfangsstadium helfen.

> Für ein Sitzbad füllen Sie die Badewanne so weit mit warmem Wasser, bis der entzündete Bereich gut umspült wird. Geben Sie dann nach Packungsbeilage von dem Mittel hinzu. Auch Kamille aus der Apotheke eignet sich durch ihre antientzündliche Wirkung als Badezusatz, wenn keine Allergie vorliegt.
> Trocknen Sie den Genitalbereich des Kindes nach dem Sitzbad vorsichtig ab.
> Fangen Sie den Mittelstrahlurin auf (siehe Kasten) und lassen Sie ihn beim Kinderarzt untersuchen.
> Achten Sie darauf, dass Ihr Kind genug trinkt, um Nieren und Blase durchzuspülen.

URINPROBEN

Um den Urin untersuchen zu können, braucht der Arzt eine Probe. Helfen Sie Ihrem Kind, diese auf der Toilette in einem sterilen Becher aufzufangen. Bei älteren Kindern sollte zunächst ein wenig Urin in die Toilette abgehen, um Keime am Harnröhreneingang »wegzuspülen«. Wenn nur der anschließende Mittelstrahlurin in den Becher gelangt, ist die Analyse aussagekräftiger. Bei Säuglingen und Kleinkindern geht das natürlich schlecht. Für Urinproben gibt es daher Klebebeutel in der Apotheke oder beim Arzt. Entfernen Sie zuvor sämtliche Cremes von der Haut im Genitalbereich, damit der Beutel gut an der Haut kleben kann.

Harnwegsinfekt

SYMPTOME

Beim Neugeborenen und jungen Säugling:
› Trinkschwäche, Erbrechen
› Teilnahmslosigkeit
› Graue Hautfarbe

Beim älteren Säugling und Kleinkind:
› Fieber
› Trinkverweigerung
› Erbrechen, Durchfall

Beim Kind und Jugendlichen:
› Brennen beim Wasserlassen
› Häufiges Wasserlassen
› Rotfärbung des Urins
› Bauch- und Flankenschmerz
› Fieber
› Erbrechen
› Erneutes Einnässen

Harnwegsinfekte entstehen durch eine bakterielle Besiedlung der Blase, eventuell auch des Nierenbeckens. Sie gehen meist von außen über die Harnröhre, manchmal entwickeln sie sich über das Blut. Der Nachweis erfolgt durch eine Untersuchung des Urins auf Leukozyten, Erythrozyten, Nitrit und Bakterien.

Je jünger ein Kind ist, desto unspezifischer sind die Symptome. Daher muss man bei unklaren Krankheitsbildern immer an einen Harnwegsinfekt denken. Gehäufte Harnwegsinfekte mit Nierenbeteiligung können bleibende Nierenschäden zur Folge haben. Eine Fehlbildung im Bereich der Harnwege (siehe ab Seite 205) sollte durch Ultraschalluntersuchungen von Nieren und Blase ausgeschlossen werden. Bei der einfachen Blasenentzündung infolge einer bakteriellen Besiedelung der Blase (Zystitis) müssen die Kinder häufig zur Toilette. Sie haben Schmerzen beim Wasserlassen, aber selten Fieber. Betroffen sind besonders Mädchen, da ihre Harnröhre wesentlich kürzer ist.

Bei einer Nierenbeckenentzündung (Pyelonephritis) lassen sich neben den unter dem Harnwegsinfekt aufgeführten Symptomen und dem auffälligen Urin auch Entzündungszeichen im Blut nachweisen.

So hilft der Arzt

Klagt Ihr Kind über Schmerzen beim Wasserlassen oder bemerken Sie, dass es ungewöhnlich oft aufs Klo muss, sollten Sie dies untersuchen lassen. Liegt eine Blasenentzündung vor, wird er raten, genügend zu trinken und gegebenenfalls ein Antibiotikum verschreiben. Bestätigen die Befunde den Verdacht einer Nierenbeckenentzündung, wird ein entsprechendes Antibiotikum verordnet. Ist das Kind noch sehr klein oder geht es ihm nicht gut, kann eine intravenöse Therapie im Krankenhaus erforderlich sein.

Was Sie selbst tun können

Geben Sie eventuell vom Arzt verordnete Medikamente regelmäßig. Außerdem hilft:
› Viel trinken, um die Harnwege zu »spülen«.
› Warme Bauchwickel können zusätzliche Linderung verschaffen.
› Ruhe tut Ihrem Kind jetzt gut.

Glomerulonephritis und nephrotisches Syndrom

SYMPTOME

Glomerulonephritis:
› Flüssigkeitseinlagerung an den Schienbeinen und Augenlidern
› Kopfschmerzen, Übelkeit, Erbrechen, Bluthochdruck
› Blutiger Urin
› Verminderte Urinproduktion

Nephrotisches Syndrom:
› Ausgeprägte Wassereinlagerungen (Ödeme) im Gesicht und an den Unterschenkeln
› Verminderte Harnmenge
› Durst, Müdigkeit
› Viel Eiweiß im Urin

Ein bis drei Wochen nach einem entzündlichen Prozess im Körper kann es an den kleinen Gefäßen der Niere (Glomeruli) zu einer in der Regel vorübergehenden Funktionseinschränkung kommen (Glomerulonephritis). Häufig wird die Glomerulonephritis durch Streptokokkeninfekte, selten durch andere Ursachen wie die Schönlein-Henoch-Erkrankung (siehe ab Seite 244) verursacht.

Der Körper scheidet dann vermehrt rote Blutkörperchen und Eiweiß aus, während sich die Urinmenge gleichzeitig vermindert. Dies kann Kopfschmerzen, Bluthochdruck mit all seinen Symptomen (siehe Seite 247) und eine allmähliche Vergiftung des Körpers nach sich ziehen.

Auch ein nephrotisches Syndrom wird meist durch eine immunologisch bedingte Funktionsstörung der Niere ausgelöst. Die Filter der Niere sind dann aus verschiedenen Gründen »zu weit« eingestellt, sodass vermehrt Eiweiß den Körper über den Harn verlässt. Die Folge ist ein allmähliches Absinken des Eiweißspiegels im Blut, der wiederum mit ausgeprägten Ödemen einhergeht – Eiweiß bindet Wasser in den Blutgefäßen, bei Eiweißmangel wird Wasser in das Gewebe verschoben.

So hilft der Arzt

Bei entsprechender Symptomatik sollten Sie Ihre Tochter oder Ihren Sohn rasch dem Kinderarzt vorstellen. Bei einer Glomerulonephritis ist eine ursächliche Behandlung zwar nicht möglich, Bluthochdruck und Flüssigkeitseinlagerungen werden im Krankenhaus jedoch therapiert und normalisieren sich häufig wieder. Beim nephrotischen Syndrom erhält das Kind in der Regel zunächst Cortison nach Plan. Spricht es auf diese Behandlung nicht an, kommen in Zusammenarbeit mit der Kindernephrologie (Teilgebiet der inneren Medizin, das sich mit Erkrankungen der Nieren beschäftigt) gegebenenfalls andere entzündungshemmende Medikamente ins Spiel, um die Beschwerden in den Griff zu bekommen.

Was Sie selbst tun können

Für das kranke Kind ist Bettruhe sehr wichtig. Achten Sie außerdem auf eine salzarme Ernährung, damit der Blutdruck Ihres Kind nicht noch mehr belastet wird.

Hodenerkrankungen

Erkrankungen der Hoden sind häufig mit Schmerzen und Schwellungen verbunden. Eltern von Jungen sollten daher immer auch an diese Beschwerden denken, wenn ihr Sohn aus unerklärlichem Grund schreit, Bauchschmerzen oder Hodenschmerzen hat. Hodenerkrankungen müssen sofort ärztlich abgeklärt und falls nötig umgehend operiert werden.

› Hodentorsion: Bei der Hodentorsion dreht sich der Hoden um seine eigene Achse (Hodenstielverdrehung) und unterbindet damit seine Blutzufuhr. Der Hodensack wird rot und rasch druckempfindlich. Eine Hodentorsion muss innerhalb von wenigen Stunden operiert werden, weil der Hoden sonst abstirbt.

› Hydatidentorsion: Dreht sich ein Anhängsel am Hoden, spricht man von einer Hydatidentorsion. Sie ist weniger gefährlich als eine Hodentorsion. Weil sie dieser ähneln kann, ist sie jedoch oft nicht sofort eindeutig zu erkennen und muss gelegentlich operiert werden.

› Hodenentzündung: Eine Entzündung der Hoden (Orchitis) infolge einer Infektion, zum Beispiel nach einer Mumpserkrankung (siehe ab Seite 153), verursacht Schmerzen und eine Rötung und Schwellung des Hodens und kann zu Unfruchtbarkeit führen. Bei einer Hodenentzündung ist Bettruhe erforderlich, wobei die Hoden mithilfe eines kleinen Polsters (kleines Handtuch, Waschlappen), das unterhalb des Hodensacks positioniert wird, etwas hochgelagert und leicht gekühlt werden sollte. Zusätzlich sind schmerzstillende und manchmal auch antibiotische Medikamente erforderlich.

› Hodenprellungen: Diese Verletzung ist äußerst schmerzhaft und entsteht häufig durch Sportunfälle. Eine starke Prellung kann gegebenenfalls sogar eine Operation erforderlich machen.

› Krampfader am Hoden: Gelegentlich tritt beim Jungen in der Pubertät durch eine atypisch gelegene Vene eine Krampfader (Varikozele) um den linken Hoden auf. Diese kann den Hoden in seiner Entwicklung beeinträchtigen und muss bei stärker Ausprägung operativ korrigiert werden. Meist fällt eine Varikozele bei den Vorsorgeuntersuchungen auf.

› Hodenschwellungen: Eventuell mit Schmerzen verbundene Schwellungen treten meist bei einem Wasserbruch (Hydrozele) oder Leistenbruch auf. Bei einem Wasserbruch besteht noch eine direkte Verbindung zwischen Hoden und Bauchraum, sodass sich die Umgebung des Hodens mit Flüssigkeit aus dem Bauchraum füllt. Beim Leistenbruch schiebt sich das Bauchfell in den Leistenkanal und möglicherweise bis in den Hodensack. Dadurch kann sich auch einmal eine Darmschlinge dorthin drücken, was ein schnelles Eingreifen erfordert (Zurückdrängen der Darmschlinge oder Operation).

So hilft der Arzt

Je nach Diagnose wird der Arzt die entsprechenden Schritte einleiten.

Hodenhochstand

SYMPTOME

› Hoden nicht im Hodensack
› Hoden in der Leiste tastbar
› Hoden nicht tastbar

Im Laufe der Entwicklung des Kindes im Mutterleib »wandern« beim Jungen die Hoden aus dem Bauchraum in den Hodensack. Denn der Hoden braucht für seine Entwicklung und später zur Spermienproduktion eine etwas kühlere Temperatur, als der Bauchraum sie ihm bietet. Die »Wanderung« (Descensus) sollte bis zum Ende des ersten Lebenshalbjahres abgeschlossen sein. Liegt der Hoden nicht im Hodensack liegt ein Hodenhochstand vor. Zu unterscheiden sind generell folgende Lagen des Hodens:

› Bauchhoden: Der Hoden befindet sich im Bauchraum (Kryptorchismus).
› Leistenhoden: Der Hoden befindet sich in der Leiste.
› Gleithoden: Der Hoden kann nur durch Ziehen in den Hodensack bewegt werden und rutscht dann sofort in den Leistenbereich zurück.
› Pendelhoden: Der Hoden befindet sich mal in der Leiste, mal im Hodensack, und kann ohne Ziehen in den Hodensack bewegt werden. Sehr selten kann sich im Laufe der Jahre aus einem Pendel- ein Gleithoden entwickeln. Achten Sie daher regelmäßig bis zur Pubertät auf die Lage der Hoden Ihres Sohnes.

So hilft der Arzt

Bauch-, Leisten- und Gleithoden sollten möglichst bis zum Ende des ersten Lebensjahres korrigiert werden. Dies geschieht mittels Hormontherapie oder eines operativen Eingriffs, bei dem der Hoden in den Hodensack verlagert wird.

Entzündung der Eichel und Vorhaut

SYMPTOME

› Schwierigkeiten beim Wasserlassen
› Rötung und Schwellung des Penis
› Schmerzen
› Eiterbildung an der Vorhaut
› Eingeschränkte Beweglichkeit der Vorhaut

Bei einer Vorhautverengung kann es durch Bakterien oder Pilze zu einer Entzündung der Eichel (Balanitis) und gegebenenfalls zusätzlich der Vorhaut selbst (Balanoposthitis) kommen. Dabei ist der Penis meist angeschwollen und gerötet. Er schmerzt und die Jungen können nur erschwert Wasser lassen.

So hilft der Arzt

Zeigt Ihr Sohn die oben genannten Auffälligkeiten, sollten Sie mit ihm zum Arzt gehen. Dieser empfiehlt in der Regel Sitzbäder mit Kamille oder desinfizierende Umschläge, mit deren Hilfe die Entzündung meist rasch wieder abklingen.

Vorhautverengung

SYMPTOME

› Die Vorhaut lässt sich nicht über die Eichel zurückschieben.

In den ersten beiden Lebensjahren ist die Vorhaut mit der Eichel verklebt. Sie sollte daher nur vorsichtig zurückgeschoben werden. Denn erst allmählich beginnt sich die Vorhaut von der Eichel zu lösen. Geschieht dies nicht vollständig, spricht man von Vorhautverklebungen.
Bei einer Vorhautverengung (Phimose) lässt sich die Vorhaut nicht über die Eichel zurückschieben, weil die Vorhaut narbig wie ein Ring verengt ist. Dies kann angeboren sein, aber auch durch Entzündungen an der Vorhaut entstehen.

So hilft der Arzt

Ist die Vorhaut Ihres Sohnes zu eng, sollten Sie dies gelegentlich vom Kinderarzt untersuchen lassen. Vermutlich wird er Sie auch bei den empfohlenen Vorsorgeuntersuchungen auf dieses Problem hinweisen. Hat Ihr Sohn keine starken Schwierigkeiten beim Wasserlassen und leidet er nicht häufig an Vorhautentzündungen, ist im frühen Kleinkindalter keine Operation erforderlich.
In manchen Fällen genügt es, über mehrere Wochen eine corticoidhaltige Salbe aufzutragen, um die Phimose zu beheben. Falls dies nicht klappt, ist jedoch eine Operation notwendig.

Was Sie selbst tun können

Reinigen Sie das Genital Ihres Kindes regelmäßig, damit keine Entzündungen im Bereich der Vorhaut entstehen. Schieben Sie dabei in den ersten Lebensjahren die Vorhaut nur so weit zurück, wie es die Verklebung zulässt. Sonst können sich Narben bilden, die eine Vorhautverengung begünstigen.

Schamlippenverklebung

SYMPTOME

› Vollständige oder partielle Verklebung der kleinen Schamlippen

Bei kleinen Mädchen sind manchmal die kleinen Schamlippen (Labien) verklebt (Labiensynechie). Weil die Harnröhrenöffnung dahinter liegt, kann der Urin eventuell nicht richtig abfließen.

So hilft der Arzt

Wenn Sie bei Ihrer Tochter eine Schamlippenverklebung bemerken, sollten Sie diese dem Arzt zeigen. Um die Verklebung zu lösen, wird er für einige Tage eine östrogenhaltige Salbe verschreiben, die Sie dünn auf die Verklebung auftragen. Fast immer führt die Behandlung zum Erfolg. Wenn nicht, kann die Verklebung durch einen kleinen Eingriff gelöst werden.

Was Sie selbst tun können

Achten Sie auf entsprechende Pflege im Genitalbereich, um Entzündungen vorzubeugen.

Vulvitis und Vaginitis

SYMPTOME

› Ausfluss, Rötung, übler Geruch

› Juckreiz

Durch die Nähe zum Anus können sich im Bereich des äußeren weiblichen Geschlechtsorgans und der Scheide Darmbakterien ansiedeln, die dann wiederum Entzündungen hervorrufen.
Entzündungen des äußeren weiblichen Geschlechtsorgans (Vulvitis) und der Scheide (Vaginitis) bilden zusammen die Vulvovaginitis. Bei Mädchen vor der Geschlechtsreife ist meist eine fehlerhafte Hygiene dafür verantwortlich.

So hilft der Arzt

Stellen Sie Ihre Tochter beim Kinderarzt vor, wenn oben genannte Auffälligkeiten auftreten. Er wird Sie über die entsprechende Hygiene aufklären. Sitzbäder mit Kamille beziehungsweise gerbenden oder desinfizierenden Substanzen können die Entzündung zum Abheilen bringen. Liegt eine Pilzinfektion vor, wird man Ihnen entsprechende Salben verordnen. Gegebenenfalls ist auch eine antibiotische Therapie erforderlich.

Was Sie selbst tun können

Zeigen Sie Ihrer Tochter, wie sie sich nach dem Toilettengang richtig säubert – immer von der Scheide weg Richtung Anus –, bis sie es alleine kann.

.

NIERENTUMOR

Das Nephroblastom, auch Wilms-Tumor genannt, ist nicht nur der am weitest verbreitete Nierentumor, er kommt besonders gehäuft auch im Kleinkindalter vor. Typische Symptome sind:

› Schmerzlose Schwellung im Bauchraum

› Bauchschmerzen

› Blut im Urin

› Bluthochdruck

› Schlappheit

In zehn Prozent der Fälle haben die Kinder überhaupt keine Beschwerden und der Tumor fällt bei einer Untersuchung nur zufällig als Tastbefund auf. Er kann jedoch rasch wachsen und sich innerhalb sehr kurzer Zeit sehr stark vergrößern.
Die Diagnose wird in der Regel durch bildgebende Verfahren wie Ultraschall-, Röntgen- und Kernspin-Untersuchungen (MRT) gestellt. Dabei wird der Nierentumor je nach Ausdehnung in fünf verschiedene Stadien eingeteilt.

Therapie

Je nach Stadium der Erkrankung werden zur Behandlung operative Maßnahmen, Chemotherapie und Strahlentherapie eingesetzt. Sie erfolgen in einem dafür eingerichteten onkologischen Zentrum und sind heutzutage häufig erfolgreich.

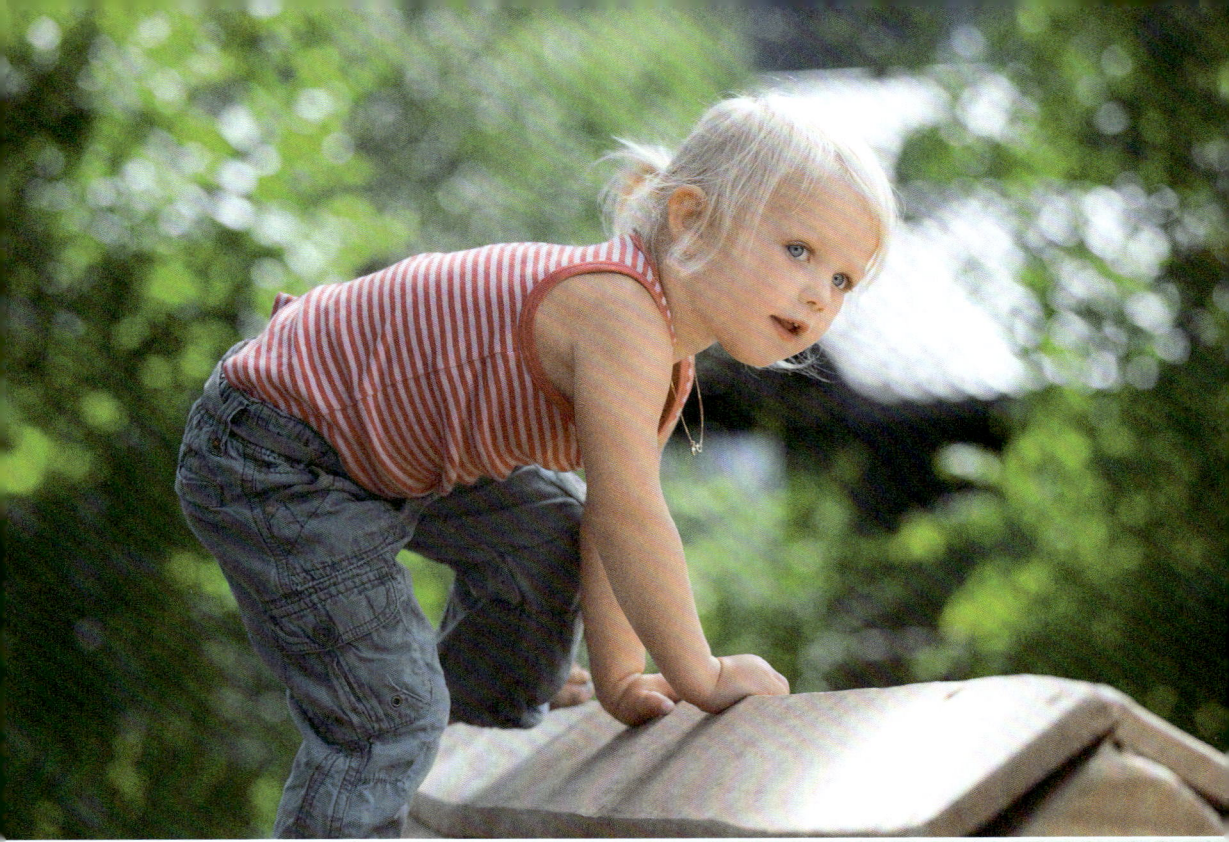

Störungen und Erkrankungen des Skelettsystems

Unser Bewegungsapparat ist ständig verschiedenen Anforderungen und Belastungen ausgesetzt, an die er sich fortlaufend anpasst. Damit dies reibungslos funktioniert, müssen Knochen, Gelenke, Bänder und Muskeln optimal zusammenspielen. Bis dies gelingt, verstreichen jedoch einige Jahre: Beim Säugling sind die Bewegungen anfänglich noch sehr unkoordiniert. Erst im Laufe der Zeit verfeinert sich das Zusammenspiel der verschiedenen Muskelgruppen und Gelenke zunehmend. Mit etwa einem Jahr können viele Babys, wenn auch oft nur mit Festhalten, stehen und kurze Zeit später auch laufen. Dann geht es weiter: Hüpfen, Auf-einem-Bein-Stehen, Auf-einem-Bein-Hüpfen … Erst wenn Funktionen ausfallen oder wir durch eine Verletzung beeinträchtigt sind, merken wir wie problemlos und automatisch unser Bewegungsapparat normalerweise funktioniert und wie wichtig er ist.

Kleine Anatomiekunde

Unser Skelettsystem besteht aus verschiedenen Knochentypen. Die Struktur (Architektur) des Knochens hängt dabei stark von den Belastungen ab, denen er ausgesetzt ist. Es gibt:

› Röhrenknochen wie in Arm und Bein
› platte Knochen wie Schädel, Schulterblatt und Becken
› kurze Knochen wie die Hand- und Fußwurzelknochen
› luftgefüllte Knochen wie die Nasennebenhöhlen
› Sesamknochen wie die Kniescheibe
› unregelmäßiger Knochen wie die Wirbel

Jeder Knochen ist von einer Knochenhaut umgeben, die ihn schützt und Nerven sowie Gefäße enthält. Im Inneren der Knochen liegt das Knochenmark. Dort wird das Blut gebildet.

Während viele Teile des Skeletts von Geburt an aus Knochen bestehen, sind andere zunächst knorpelig angelegt und verknöchern erst später. Knochen können auch an Dicke und Länge zunehmen. Wie groß wir sind, hängt zum Beispiel vom Wachstum der Röhrenknochen ab: Zwischen den beiden Knochenenden (Epiphyse) und dem Knochenschaft (Diaphyse) befindet sich im Kindes- und Jugendalter die sogenannte Wachstumsfuge (Epiphysenfuge). Hier wird aus Knorpel neuer Knochen gebildet. Erst wenn das Wachstum abgeschlossen ist, verknöchert die Fuge. Der Röhrenknochen wächst dann nicht mehr in die Länge. Einige Zeit nach der Pubertät hat der Mensch seine Endgröße erreicht.

Damit Knochen fest werden, benötigen sie Kalzium und Phosphat. Die Hormone Parathormon, Calcitonin sowie Vitamin D sorgen dafür, dass diese Mineralstoffe eingelagert werden. Doch auch wenn die Knochen sehr hart und unflexibel erscheinen, befindet sich ihr Gewebe in einem ständigen Umbau und passt sich den jeweiligen körperlichen Belastungen an. Dadurch wird ein ideales Verhältnis zwischen Belastbarkeit und leichtem Gewicht erzeugt.

Gelenke und Bänder

Damit die starren Knochen durch Muskelkraft beweglich werden, sind sie durch Gelenke verschiedenen Typs miteinander verbunden: Scharniergelenke, wie zum Beispiel in den Fingern oder am Knie, ermöglichen Beugung und Streckung. Andere wie das Schultergelenk sind Kugelgelenke und sorgen dafür, dass wir ein Körperteil, in diesem Fall den Arm, nicht nur heben und senken, sondern auch drehen können.

Damit in den Gelenken keine Reibung entsteht und die Bewegungsfähigkeit möglichst wenig eingeschränkt ist, sind die Gelenkflächen mit Knorpel umgeben und von einer Gelenkflüssigkeit benetzt. Gelenkkapseln umschließen die Gelenke und halten sie zusammen. Bänder aus festen Bindegewebe stabilisieren die Gelenke oder andere Knochenverbindungen zusätzlich. Durch unglückliche Belastungen könne die Bänder jedoch reißen – Sprunggelenksverletzungen sind ein typisches Beispiel dafür.

Die Skelettmuskulatur

Muskeln sind so aufgebaut, dass sie sich zusammenziehen und entspannen können. Dabei lässt sich die quergestreifte Skelettmuskulatur aktiv steuern, anders als zum Beispiel die glatte Muskulatur im Darm, die sich nicht willentlich beeinflussen lässt. Die Skelettmuskeln verjüngen sich an den Enden zu Sehnen, die ober- und unterhalb eines Gelenks mit dem Knochen an der Knochenhaut verbunden sind. Da auf der anderen Seite des Gelenks in gleicher Weise ein muskulärer »Gegenspieler« angebracht ist, wird beim Zusammenziehen des einen Muskels und Entspannen des Gegenspielers eine fein abgestimmte Bewegung im Gelenk möglich.

Die Wirbelsäule

Auch unsere Wirbelsäule ist nicht starr, sondern verfügt mit ihren sieben Halswirbeln, zwölf Brustwirbeln und fünf Lendenwirbeln sowie dem Kreuz- und Steißbein über eine gewisse Beweglichkeit. Zwischen den einzelnen Wirbelkörpern liegen die elastischen Bandscheiben. Einseitige körperliche Belastungen, aber auch eine genetische Bereitschaft kann im Erwachsenenalter zu Problemen bis hin zum Bandscheibenvorfall führen.
Hinter den Wirbelkörpern befinden sich die Wirbelbögen. Sie bilden zusammen mit den Wirbelkörpern den Wirbelkanal, in dem sich das Rückenmark mit den abgehenden und zuführenden Nerven befindet. Wie die restlichen Knochen werden auch die Wirbelkörper von Bändern umgeben, welche die Wirbelsäule im Gesamten zusammenhalten.

Die typische doppelte S-Form
Die Wirbelsäule ist keine gerade Säule, sondern bildet, wenn man sie von der Seite betrachtet, zwei sanft geschwungene S: Halswirbelsäulen- und Lendenwirbelsäulenbereich sind etwas nach vorne gekrümmt (Lordose). Die dazwischen liegende Brustwirbelsäule krümmt sich dagegen leicht, das Kreuz- und Steißbein stärker nach hinten (Kyphose). Hierdurch werden beim Gehen und Laufen Bewegungen elastisch abgefedert und die Erschütterungen im Körper gedämpft.

KNOCHENTUMOR

An allen Knochen können Tumoren auftreten. Gehäuft kommen diese aber am Becken und an den Extremitäten vor. Die Symptome reichen von schmerzlosen Schwellungen am Knochen und Schmerzen in der Region des Tumors sowie in benachbarten Gelenken über Bewegungsbeeinträchtigung des benachbarten Gelenks bis hin zu überraschendem Knochenbruch ohne große Krafteinwirkung. Weil Knochentumoren sich meist spät bemerkbar machen, werden sie häufig erst im fortgeschrittenen Stadium entdeckt. Die Therapie erfolgt in einem onkologischen Zentrum.

Rückenschmerzen

Rückenschmerzen treten besonders im Jugendalter auf und können sowohl von der Wirbelsäule als auch von der umgebenden Muskulatur ausgehen. Nachdem sich mitunter trotz intensiver Diagnostik keine organische Ursache für den Schmerz findet, nimmt man zudem an, dass gelegentlich auch psychosomatische Gründe vorliegen können. In den allermeisten Fällen sind jedoch Zerrungen, Prellungen, Muskelverspannungen, Nervenreizungen, Haltungsstörungen, Fehlstellungen, Schonhaltungen oder Beinlängen-Differenzen, mitunter auch Nierenerkrankungen und grippale Infekte für die schmerzhaften Muskeln verantwortlich.

Ein Bandscheibenvorfall ist bei Kindern und Jugendlichen dagegen äußerst selten. Er tritt eher im Erwachsenenalter durch übermäßige einseitige Belastung oder bei einer Veranlagung dazu auf. Kinder mit Bandscheibenproblemen halten die Wirbelsäule im Lendenwirbelbereich überstreckt und können sich nicht vorbeugen (Lendenstrecksteife). Nicht immer haben sie dabei Schmerzen.

Entzündliche Erkrankungen wie Rheuma sind ebenfalls selten. Allerdings hat auch ein Wirbelgleiten eine Instabilität der Wirbelsäule zur Folge. Wenn sich ein oberer Wirbel über einen unteren Wirbel leicht nach vorne verschiebt, können unter Belastung lokale Rückenschmerzen hervorgerufen werden.

So hilft der Arzt

Anhaltende Rückenschmerzen sollten immer untersucht werden. Möglicherweise sind dabei auch Blut- und Urinanalysen erforderlich, wenn der Verdacht einer Nierenerkrankung, eines Infekt oder einer anderen Erkrankung besteht. Bei unklaren Befunden wird der Kinderarzt zu zusätzlichen fachärztlichen Untersuchungen raten. Erforderliche Maßnahmen wie Krankengymnastik, manuelle Therapien oder eine apparative Versorgung richten sich nach der jeweiligen Ursache und Ausprägung der Erkrankung.

Was Sie selbst tun können

Fragen Sie Ihr Kind, ob es sich gestoßen hat, und untersuchen Sie es eventuell nach Anzeichen einer Prellung. War es übermäßigen einseitigen Belastungen beim Spiel oder Sport ausgesetzt? Vielleicht lässt sich dadurch die Ursache für den Schmerz finden.

> Vorbeugend sollten Sie darauf achten, dass Ihr Kind in der Schule und zu Hause beim Lernen die richtige Stuhlhöhe hat. Sorgen Sie für genügend ausgleichende Bewegung und regelmäßigen Sport.
> Bei Rückenschmerzen kann Wärme guttun (Wannenbad, Wärmflasche).

Glieder-, Gelenk- und Knochenschmerzen

SYMPTOME

› Schmerzen in den Gelenken
› Manchmal Schwellungszustände
› Überwärmung
› Nächtliche Beinschmerzen

Grippale Infekte sind häufig mit Gliederschmerzen verbunden. Dass dem Kind dann oft alles wehtut, ist in diesem Zustand normal. Wenn jedoch ein an sich gesundes Kind über Glieder-, Gelenk- und Knochenschmerzen klagt, sollten Sie dies immer ernst nehmen. Meist sind es zwar nur relativ banale Ursachen, wie zum Beispiel Überlastungen, Bänderdehnungen und Prellungen, welche die Beschwerden verursachen. Aber hinter den Beschwerden können sich auch schwere Krankheiten verbergen. Sehr selten können Knochenschmerzen sogar ein Frühsymptom einer Tumorerkrankung (Leukämie, Knochentumor) sein.

Infolge von Verletzungen, Prellungen, Blutergüssen, Fehl- und Überbelastung können die Gelenke zwischen den Knochen auch anschwellen und sich entzünden. Beim sogenannten Hüftschnupfen beispielsweise (siehe Seite 227) handelt es sich um eine meist vorübergehende schmerzhafte Entzündung des Hüftgelenks mit Bewegungseinschränkung, mitunter nach einem bereits abgelaufenen Virusinfekt. Eher selten sind dagegen Gelenkentzündungen als

Begleit- oder Folgereaktion anderer Infekte im Körper. Sie können zum Beispiel bei viralen Infekten, bei bakteriellen Darmentzündungen, nach einem Zeckenbiss durch Borrelien und nach Streptokokken-Infekten der Gruppe A auftreten (Poststreptokokken-Arthritis und rheumatisches Fieber). Auch Immun- und Bluterkrankungen können durch Einblutungen in die Gelenke Schmerzen und Schwellungen verursachen. Dasselbe gilt für Gerinnungsstörungen.

Das gefürchtete rheumatische Fieber als Folge einer nicht behandelten eitrigen Mandelentzündung tritt zum Glück extrem selten auf. Auch eine eitrige Gelenkentzündung (bakterielle Arthritis) ist überaus selten. Sie entsteht meist über das Blut oder im Rahmen einer Knochen-

MORBUS SCHEUERMANN

Im Jugendalter kann in seltenen Fällen Morbus Scheuermann Rückenschmerzen verursachen, eine Krankheit, die vor allem bei 11- bis 13-jährigen Jungen auftritt. Eine Wachstumsstörung der Wirbelsäule führt zu Veränderungen an den Wirbelkörpern mit Keilwirbelbildung und Bandscheibenverschmälerung. Weil sich dadurch die Wirbelsäule zum Rücken krümmt (Kyphose), kommt es im betroffenen Bereich zu Bewegungseinschränkungen und manchmal zu Rückenschmerzen.

entzündung. Das Gelenk ist überwärmt, geschwollen und stark schmerzhaft.

› Kindliches Rheuma: Diese Gelenkschwellung oder schmerzhafte Bewegungseinschränkung beginnt vor dem 16. Geburtstag und dauert über mindestens sechs Wochen an. Ursachen sind autoimmunologische Prozesse, bei denen der Körper sein Immunsystem gegen sich selbst richtet. Je nach Verlaufsform sind wenige (maximal vier) oder auch mehr Gelenke betroffen. Zuweilen sind auch die Augen (Uveitis) und das Herz beteiligt.

› Knochenentzündung: Eine Knochenentzündung ist selten. Am ehesten tritt sie in den Beinen auf, von wo sie sich auf die benachbarten Gelenke ausdehnen kann. Beim Säugling oder Kleinkind kann sich eine Knochenentzündung anfänglich nur durch Fieber ohne eindeutige Ursache äußern. Erst später ist die Körperstelle berührungsempfindlich, gerötet und geschwollen. Ältere Kinder zeigen die Beschwerden früher.

› Morbus Perthes, Morbus Osgood-Schlatter, aseptische Fersenbeinnekrose: Durchblutungsstörungen im Hüftgelenk (Morbus Perthes), Schienbein unterhalb Kniescheibe (Morbus Osgood-Schlatter) und Fersenbein können vorübergehend zu Abbauprozessen führen, was eine Zerstörung und einen Umbau des Knochengewebes zur Folge haben kann. Besonders das Hüftgelenk ist gefährdet. Vorwiegend betroffen sind Jungen im Alter von drei bis acht Jahren. Kinder mit Morbus Perthes fallen auf

WACHSTUMSSCHMERZEN

Treten vor dem Einschlafen oder im Schlaf immer wieder einmal Beinschmerzen auf, von denen am nächsten Morgen nichts mehr zu spüren ist, handelt es sich meist um sogenannte Wachstumsschmerzen. Doch Vorsicht: Die Diagnose »Wachstumsschmerzen« ist eine Ausschlussdiagnose. Das heißt, dass zuerst alle anderen möglichen, ernsten Ursachen für die Schmerzen ausgeschlossen werden müssen. Dies gilt insbesondere, wenn die Beschwerden länger anhalten, ständig wiederkehren oder einseitig sind.

durch Schonhinken und klagen über Schmerzen in der Hüfte sowie im Kniebereich. Therapeutisch ist eine Entlastung und manchmal die Ruhigstellung des Gelenks wichtig. Denn Kinder neigen dazu, sich bei Schmerzfreiheit unkontrolliert zu belasten. Dies gefährdet ein gutes Ausheilen der Erkrankung. Sorgen Sie daher unbedingt für ausreichend lange Ruhephasen.
Morbus Osgood-Schlatter und die aseptische Fersenbeinnekrose treten meist im Schulalter und während der Pubertät auf und sind eher harmlos. Die Therapie besteht in Schonung, Kühlung und gegebenenfalls dem Einsatz entzündungshemmender Medikamente. So klingen die Beschwerden nach einiger Zeit ab.

So hilft der Arzt

Gelenkschwellungen nach einer Verletzung, Überlastung oder Überdehnung sollten immer ärztlich versorgt werden. Auch Schmerzen im Knochen beziehungsweise in einem oder mehreren Gelenken, möglicherweise verbunden mit Symptomen wie Schwellung, Fieber oder Bewegungseinschränkung, besonders wenn sie wiederkehrend auftreten, sollten Sie dringend untersuchen lassen. Zur Klärung der Ursache sind neben einer gründlichen Anamnese, einer allgemeinen Untersuchung sowie der Erhebung von Laborwerten häufig radiologische Untersuchungen (Röntgen, Szintigramm, CT, MRT) und manchmal auch eine Gelenkspunktion erforderlich. Meist ist dazu die Hilfe weiterer Fachärzte erforderlich, beispielsweise des Kinderrheumatologen, Kinderchirurgen oder Kinderorthopäden. Nach der Diagnosestellung wird dann über das weitere therapeutische Vorgehen sowie den Einsatz einer antientzündlichen oder antibiotischen Therapie entschieden.

Was Sie selbst tun können

Verstauchungen und Bänderdehnungen, besonders im Bereich des Fußgelenks (beispielsweise Schmerzen, Schwellung und/oder Rötung nach Umknicken) sollten bis zur ärztlichen Versorgung gekühlt werden. So lässt sich die Ausdehnung eines entstehenden Blutergusses vermindern. Auch einem entzündeten Gelenk tun Hochlagern, Nichtbelasten und kühlende Umschläge gut. Falls Sie eine Bandage haben, stabilisieren Sie das Gelenk damit bis zur Versorgung.

Muskelschmerzen und Muskelschwäche

SYMPTOME
› Schmerzen in Beinen, Armen oder Rücken
› Bei Muskelschwäche: verringerte Muskelspannung

Kinder und Jugendliche klagen immer wieder einmal über Muskelschmerzen. Häufig sind diese Zeichen eines Muskelkaters oder einer Muskelzerrung nach übermäßiger, ungewohnter körperlicher Belastung. Ein Muskelkater entsteht wahrscheinlich durch Mikrotraumen bei Belastung. Bei einer Muskelzerrung wird ein Muskel punktuell überlastet.

Muskel- und Gliederschmerzen können aber auch Begleitsymptom eines grippalen Infekts sein. In diesem Fall hat das Kind meist Fieber. Sehr selten können Entzündungen der Muskeln, Gelenke und Knochen die schmerzenden Muskeln verursachen (siehe ab Seite 218).

Eine Muskelschwäche tritt sehr selten auf, sollte dann aber äußerst ernst genommen werden. Häufig verursachen genetisch bedingte neuromuskuläre Erkrankungen, die sich im Übergangsbereich von Nerv und Muskel oder im Muskel abspielen und die Muskelfunktion einschränken, die zunehmende Muskelschwäche. Je nach Typ der Erkrankung fallen die betroffenen Kinder bereits in der Neugeborenen- oder Säuglingszeit auf. Ein erkranktes Neugeborenes kann schon bei der Geburt eine sehr schwache Muskelkraft haben oder im Laufe der Zeit eine zunehmende Muskelschwäche entwickeln. Infolgedessen lernt es möglicherweise später laufen oder verliert motorische Fähigkeiten wieder, die es schon einmal besessen hat.

So hilft der Arzt

Anhaltende oder wiederkehrende Glieder- und Muskelschmerzen sollten immer von ärztlicher Seite geklärt werden. Das gilt natürlich auch bei dem Verdacht auf eine sich entwickelnde Muskelschwäche. Bei Muskelschmerzen führt der Arzt möglicherweise Laboruntersuchungen durch, um eine Muskelentzündung auszuschließen, und wird zu Ruhe raten. Vermutet er eine Muskelschwäche, wird er Kontakt zu einem Kinderneurologen aufnehmen. Blut- und Urinuntersuchung, Ultraschall der Muskulatur, Messung der Nervenleitgeschwindigkeit und eine Muskelbiopsie können dort bei der Diagnosefindung weiterhelfen. Je nach Ursache können Physiotherapie und Ergotherapie den Zustand stabilisieren oder verbessern.

Was Sie selbst tun können

Muskelkater und -zerrung vergehen nach ein paar Tagen von allein. Sie können den anfangs teils heftigen Schmerz aber lindern:

› Bei Muskelkater hilft ein warmes Vollbad. Bis der Schmerz abgeklungen ist, sollte Ihr Kind keinen Sport treiben.

› Auch bei einer Zerrung sollte Ihr Kind bis auf leichte Dehnübungen einige Tage auf sportliche Aktivitäten verzichten.

› Erklären Sie Ihrem Kind, dass sich Muskelkater und -zerrungen vermeiden lassen, wenn man sich vor dem Sport richtig aufwärmt beziehungsweise beim Einstieg in eine neue Sportart nicht gleich »in die Vollen« geht, sondern das Training langsam und dosiert aufbaut.

› Leidet Ihre Tochter oder Ihr Sohn an einer Muskelschwäche, können Sie die Beweglichkeit und Kraft des Kindes durch gezielte Übungen unter der Anleitung eines Physio- oder Ergotherapeuten fördern.

ZEICHEN, DIE AUF EINE MUSKELSCHWÄCHE HINWEISEN

› Saug- und Schluckschwäche beim Neugeborenen

› Bewegungsarmut und schlaffe Muskelspannung beim Neugeborenen oder Säugling

› Sehr verspätetes freies Sitzen oder kein freies Sitzen, Gehen oder Laufen

› Auffälliges Gehen, wie zum Beispiel Watschelgang oder Zehenspitzengang, sowie abstehende Schulterblätter beim älteren Kind

› Rückentwicklung der motorischen Fähigkeiten und der Muskelkraft bei Kindern oder Jugendlichen

› Auffällige Tagesschwankungen in der Muskelkraft – morgens ist die Kraft noch normal, abends kann das Kind die Arme kaum mehr heben (Myasthenie)

Haltungsschwächen und Haltungsstörungen

SYMPTOME

> Rundrücken
> Flachrücken
> Hohlrundrücken
> Wirbelsäulenverkrümmung
> Auffällige Form des Brustbeins

Haltungsschwächen treten meist erst im jugendlichen Alter auf und entstehen vor allem durch Bewegungsarmut und infolge einer schlecht trainierten Rumpfmuskulatur. Sie können jedoch meist aktiv, also aus eigener Kraft, und passiv, mithilfe von außen, korrigiert werden. Typische Beispiele dafür sind der Rundrücken, der Flachrücken und der Hohlrundrücken. Fixierte Haltungsstörungen und auffällige Brustkorbformen sind dagegen weder aktiv noch passiv korrigierbar. Daher ist manchmal ein Korsett oder eine Operation nötig. Zu den fixierten Störungen zählen:

> Skoliosen: seitliche Verkrümmungen der Wirbelsäule. Unter ihnen leiden fünf Prozent der Normalbevölkerung, überwiegend Mädchen und Frauen.
> Kyphosen: Krümmungen der Wirbelsäule zum Rücken (Buckel).
> Trichterbrust: Gelegentliche, angeborene Brustkorbveränderung, bei der sich das Brustbein nach innen wölbt. Sehr selten ist die Trichterbrust ein Hinweis auf eine schwere Bindegewebserkrankung (Marfan-Syndrom).

> Kielbrust: Das Brustbein wölbt sich nach vorne. Sofern beim Kind keine weiteren Symptome bestehen, ist keine Behandlung erforderlich.

So hilft der Arzt

Bei Haltungsschwächen helfen Sportarten, die den ganzen Körper fordern. Auch eine gezielte Rückenschulung ist sinnvoll. Eine fixierte Fehlhaltung kann in vielen Fällen durch gezielte Krankengymnastik, bisweilen auch durch vorübergehendes Tragen eines Korsetts, die Verschlechterung aufgehalten werden. Trotzdem können sich fixierte Fehlhaltungen besonders in der Pubertät verschlechtern, sodass eine operative Korrektur notwendig wird. Bei Kiel- und Trichterbrust bedarf es in der Regel

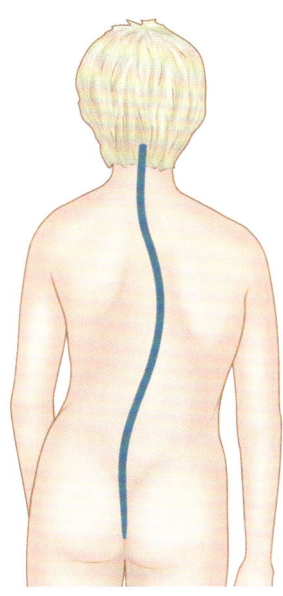

Bei der Skoliose, einer fixierten Haltungsstörung, ist die Wirbelsäule zur Seite verkrümmt.

keiner Korrektur. Dennoch ist es bei ausgeprägten Befunden sinnvoll, das Kind in einer kinderchirurgischen oder kinderorthopädischen Ambulanz vorzustellen.

Was Sie selbst tun können

Als Eltern sollten Sie immer einen Blick auf die Haltung Ihres Kindes haben. Besonders in der Pubertät können sich rasch Wirbelsäulenverkrümmungen entwickeln.

› Animieren Sie Ihr Kind, Sport zu treiben und die unterschiedlichsten Sportarten kennenzulernen. Das unterstützt den Bewegungsapparat und stärkt das muskuläre »Korsett« der Wirbelsäule. Besonders geeignet sind Schwimmen, Leichtathletik und Ballsportarten wegen der Bewegungsvielfalt. Achten Sie aber auch auf mögliche Schädigungen der Wirbelsäule durch übermäßige Belastung, wie zum Beispiel beim Hochleistungssport. Kinder, die Hochleistungssport treiben, brauchen regelmäßige ärztliche Betreuung.

› Um unsportlichen Kindern nicht die Motivation zu nehmen, sollten sie ohne erhöhten Leistungsdruck Sport treiben dürfen. Hier ist auch ein gezieltes Muskelaufbautraining unter Anleitung sinnvoll.

› Um Haltungsschäden durch falsches Sitzen vorzubeugen, sollten Sie auf die richtige Tisch- und Sitzhöhe achten. Beide Möbelstücke sollten so aufeinander abgestimmt sein, dass das Kind mit geradem Rücken sitzen kann.

› Tauschen Sie immer wieder einmal den Stuhl gegen einen Sitzball aus. Um stabil zu sitzen, müssen dort ständig neue Muskelgruppen aktiviert werden.

Schiefhals

SYMPTOME

› Kopfschiefhaltung
› Schmerzen beim Drehen des Kopfes, aber kein Fieber

Im Kindes- und Jugendalter kann es zu einer plötzlich auftretenden Verspannung der seitlichen Nackenmuskulatur kommen. Das Kind kann den Kopf dann nur noch zu einer Seite drehen. Beugen und Strecken der Halswirbelsäule sind ebenfalls beeinträchtigt. Im Gegensatz zur Hirnhautentzündung (siehe Seite 258) hat das Kind aber kein Fieber.

Häufig werden die Beschwerden durch leichte Reizungen der Halswirbelgelenke infolge einer Fehlbelastung oder einer unglücklichen Bewegung ausgelöst. Beim Säugling ist der Schiefhals durch die Verkürzung eines seitlichen Muskels am Hals während der Schwangerschaft oder durch die Geburt bedingt.

So hilft der Arzt

Stellen Sie Ihr Kind rasch dem Arzt vor, wenn es über Schmerzen im Nacken- oder Halsbereich, besonders verbunden mit Fieber, klagt. Kann dieser eine Ohren- oder Hirnhautentzündung ausschließen, wird er schmerzstillende Medikamente verschreiben und wärmende Wickel empfehlen. Die Beschwerden verschwinden dann innerhalb einiger Stunden bis weniger Tage. Ein Einrenken der Wirbel ist nicht erforderlich. Erst wenn sich die Schmerzattacken wiederholen, sollten weitere diagnostische Schritte eingeleitet werden. Beim Säugling reichen Lagerungen und Physiotherapie aus, um den Muskel zu verlängern und eine Gesichtsasymmetrie zu verhindern. Operative Maßnahmen sind nur selten erforderlich.

Was Sie selbst tun können

Wärme tut gut, nimmt den Schmerz etwas und fördert die Beweglichkeit. Vermeiden Sie aber zu starke Hitze. Legen Sie Ihrem Kind am besten einen wärmenden Schal aus Wolle oder Seide an. Auch ein angenehm warmes Kirschkernkissen tut gut.

Schädelverformungen im Säuglingsalter

SYMPTOME

› Abgeflachter Hinterkopf (auch seitlich durch Vorzugshaltung)
› Gelegentlich vermehrtes Schreien

Seit der Empfehlung, dass Babys immer auf dem Rücken schlafen sollten, um das Risiko des plötzlichen Kindstods (siehe Seite 25) zu verringern, sieht man in den Praxen gehäuft Säuglinge mit verformtem Kopf. Manche haben einen sehr platten Hinterkopf (Kurzkopf, Brachyzephalus). Bei anderen ist der Hinterkopf seitlich abgeflacht (Schiefkopf, Plagiozephalus), weil sie zusätzlich eine Vorzugshaltung haben,

oder Blockaden im Halswirbelsäulenbereich vermutet werden (»Kiss-Syndrom«, siehe Seite 91).

So hilft der Arzt

Bemerken Sie, dass Ihr Baby eine bestimmte Haltung besonders bevorzugt, sollten Sie dies beim Arzt ansprechen. Er wird Ihnen Tipps geben, wie Sie Ihr Baby lagern und seine Motorik fördern können. Gegebenenfalls sind auch krankengymnastische und manualtherapeutische Maßnahmen erforderlich. In ausgeprägten Fällen können zusätzliche Lagerungshilfen oder eine vorübergehende Kopforthesen-Therapie (»Helm-Therapie«) eingesetzt werden.

Was Sie selbst tun können

› Legen Sie den Säugling mehrmals täglich im wachen (!) Zustand und in Ihrem Beisein für kurze Phasen auf den Bauch. Sie können ihn durch Ihre Ansprache von vorne zusätzlich motivieren, die Lage länger zu halten. Die kurzzeitige Bauchlage entlastet den Hinterkopf und beugt Schädelverformungen vor. Babys drehen sich erst von selbst auf den Bauch, wenn sie genug Kraft haben, in der Bauchlage zu spielen.
› Legen Sie Ihr Kind nicht zu lange unter ein Babytrapez, dort liegt es meist nur auf dem Hinterkopf.
› Wenn Sie tagsüber links und rechts vom Baby Spielzeug auf die Krabbeldecke legen, animieren Sie es, sich zur Seite zu drehen.
› Bieten Sie vermehrt Reize von der nicht bevorzugten Seite an. Kinder schauen zum Beispiel lieber zum Licht, zum Raum oder zu einem Spielzeug als gegen die Wand.

Bein- und Fußfehlstellungen

SYMPTOME

› O-Beine
› X-Beine
› Innendrehgang
› Sichelfuß, Hackenfuß und Knick-Senkfuß
› Angeborener Klump- und Plattfuß

Babys haben in der Regel bis zum Ende des ersten Lebensjahres eine beidseitige O-Beinstellung. Diese verändert sich im Lauf des zweiten Jahres in eine X-Bein-stellung, die sich allerdings bis zum sechsten Lebensjahr zurückbildet und nur in einigen Fällen bestehen bleibt; dabei kann auch familiäre Veranlagung eine Rolle spielen. Bei ausgeprägten Befunden kann dies im Erwachsenenalter durch Fehlbelastung zu einem stärkeren Gelenksverschleiß führen, der möglicherweise einen operativen Eingriff notwendig macht. Dem sogenannten Innendrehgang liegt meist eine vorübergehende Fehlstellung durch eine zu starke Einwärtsdrehung des Oberschenkels zugrunde. Die Kinder laufen daher mit nach innen gedrehten Füßen und stolpern entsprechend häufig. Besonders auffällig wird die Fehlstellung, wenn sie ihre ersten Schuhe tragen und ihre Füße beim Gehen nicht genügend heben. In der Regel bildet sich ein Innendrehgang im Laufe der Jahre ohne medizinische Maßnahmen zurück. Natürlich sollte eine Hüftfehlstellung ausgeschlossen werden.

Sichelfuß, Hackenfuß und Knick-Senkfuß sind Fehlstellungen des Fußgewölbes. Alle drei können später Beschwerden machen. Beim Sichelfuß ist der vordere Teil nach innen gedreht. Beim Hackenfuß kann der Fuß nicht genügend in Richtung Fußsohle bewegt werden. Bei Knick-Senkfüßen ist das Fußgewölbe abgeflacht und die Fußgelenke stehen X-förmig zueinander. Angeborene Klump- und Plattfüße sind selten. Sie müssen rasch therapiert werden, um eine größtmögliche Funktionsfähigkeit zu erreichen.

So hilft der Arzt

Stellen Sie Ihr Kind dem Arzt vor, wenn es eine der genannten Fehlstellungen hat, auffällig läuft oder verspätet laufen lernt. Er wird die entsprechende Therapie einleiten oder Kontakt zum Orthopäden aufnehmen. Bei übermäßigen Beinfehlstellungen kann eine Röntgenaufnahme nötig werden, um den Grad der Fehlstellung genau festzustellen. Operative Korrekturen sind normalerweise nicht erforderlich. Zusätzlich können Laboruntersuchungen eine Stoffwechselerkrankung ausschließen.

Bei einem angeborenen Klumpfuß und Plattfuß wird der Arzt sofort eine krankengymnastische Behandlung einleiten und Ihr Kind an einen Orthopäden überweisen. Dort wird dann über weitere Maßnahmen wie eine Gips- oder Schienenbehandlung entschieden.

Bleibt in späten Kleinkindalter oder im Schulalter ein Knickfuß noch sehr ausgeprägt bestehen, kann der Einsatz von Einlagen erwogen werden.

Was Sie selbst tun können

› Babyfüße entwickeln sich am besten ohne Schuhe. Die sind erst nötig, wenn Ihr Kind selbstständig laufen kann.

› Sichel- und Hackenfüße verbessern sich durch die Spontanbewegungen des Kindes normalerweise in den ersten Lebensmonaten. Durch eine Fußmassage können Sie diese Entwicklung fördern. Ihr Arzt wird Ihnen die entsprechende Technik zeigen.

› Beim Knick-Senkfuß können Sie durch »Fußgymnastik« eine Verbesserung der Stellung erreichen. Gehen im Zehen- oder Fersengang sowie Greifspiele mit den Zehen sind leicht durchzuführen: »Wer kann am schnellsten mit einem Fuß Socken greifen und in die Kiste werfen?«

Beinlängendifferenz

SYMPTOME

› Beckenschiefstand

Sind die Beine unterschiedlich lang, steht das Becken schief und die untere Wirbelsäule verbiegt sich leicht zur Seite. Infolgedessen stehen häufig auch die Schulterblätter verschieden hoch.

Viele Menschen weisen solch eine leichte Beinlängendifferenz auf. Manchmal können auch Erkrankungen dazu führen, zum Beispiel wenn die Wachstumsfuge (siehe Seite 215) durch Verletzungen und Knochenbrüche Schaden nimmt oder die Hüfte erkrankt.

So hilft der Arzt

Bemerken Sie bei Ihrem Kind eine Beinlängendifferenz, sollte dies untersucht werden. Der Arzt wird zudem je nach Ausprägung Kontakt zum Orthopäden aufnehmen. Ein Schuhausgleich kann dann die Wirbelsäule wieder geradestellen. Lassen Sie die unterschiedliche Beinlänge im Halbjahres- oder Jahresrhythmus kontrollieren. Möglicherweise gleicht sich das Wachstum der Beine an.

HÜFTDYSPLASIE

Schon in den ersten Lebenswochen werden Säuglinge bei der U3 (siehe ab Seite 26) mittels Sonografie auf Hüftfehlstellungen untersucht. Denn angeborene Fehlstellungen können später zu Schmerzen, frühzeitigen Verschleißerscheinungen und einer Hüftersatzoperation führen. Bei der Sonografie der Hüften wird überprüft, wie gut das Hüftgelenk ausgebildet ist, das heißt, wie gut der Hüftkopf des Oberschenkels in der Hüftpfanne des Beckens liegt. Ist die Stellung nicht optimal oder liegt bereits eine Fehlstellung vor (Hüftdysplasie), kann diese durch spezielle Wickeltechniken oder eine Spreizhose innerhalb einiger Wochen normalisiert werden. Ganz selten liegt der Hüftkopf gar nicht in der Hüftpfanne (Luxation). In einem solchen Fall sind intensivere Maßnahmen bis zur Operation nötig.

Hüftschnupfen

SYMPTOME

> Schonhinken
> Humpeln
> Schmerzen in der Hüfte

Einige Tage oder Wochen nach einem Virusinfekt entwickeln Kinder manchmal einen Erguss im Hüftgelenk, der Schmerzen bereitet und somit die Beweglichkeit einschränkt. Dieser sogenannte Hüftschnupfen (Coxitis fugax) verschwindet aber spätestens nach zwei Wochen, oft schon nach einigen Tagen wieder von alleine. Allerdings kann sich hinter dem Humpeln auch eine Verdrehung oder Verletzung des Gelenks verbergen.

So hilft der Arzt

Schmerzen in den Hüften sollten immer untersucht werden. Kann der Arzt nach einem Ultraschall und entsprechenden Laboruntersuchungen andere Ursachen ausschließen, wird er Ihrem Kind Ruhe und eventuell entzündungshemmende Medikamente verordnen und bei Nichtbesserung erneut einbestellen.

Was Sie selbst tun können

Achten Sie darauf, dass Ihre Tochter oder Ihr Sohn genug Ruhe hat und sich schont. Sollte das Humpeln trotz vorausgegangener Klärung nicht innerhalb einiger Tage von alleine zurückgehen, dann nehmen Sie erneut Kontakt mit Ihrem Kinderarzt auf.

Chassaignac-Lähmung

SYMPTOME

> Schmerzen
> Schonhaltung
> Kein fester Griff

Zieht man kleine Kinder beim Spielen oder Hochheben am Arm, kann im Ellbogengelenk die Verbindung zwischen Unter- und Oberarm gelockert werden. Das Ende der Speiche (Radiusköpfchen) rutscht dann aus seiner Verbindung mit dem Oberarm. Dieses Ausrenken bezeichnet man als Chassaignac-Lähmung, Luxation des Ellbogengelenks oder Radiusköpfchen-Subluxation. Das Kind hat ganz plötzlich Armschmerzen, welche die Bewegung so stark einschränken, dass es kaum greifen oder den Arm heben kann.

So hilft der Arzt

Ist Ihr Arzt mit der Einrenktechnik vertraut, lassen sich die Beschwerden schnell beheben. Schon nach wenigen Minuten kann Ihr Kind dann seinen Arm wieder schmerzfrei bewegen und verhält sich, als wäre nichts geschehen. Bei einem unklaren Unfallhergang wird Ihr Arzt eventuell zuerst ein Röntgenbild machen.

Was Sie selbst tun können

Vermeiden Sie, Ihr Kind an den Händen oder Unterarmen hochzuheben oder plötzlich an den Armen zu ziehen. Heben Sie es stets unter den Armen und greifen Sie um die Brust.

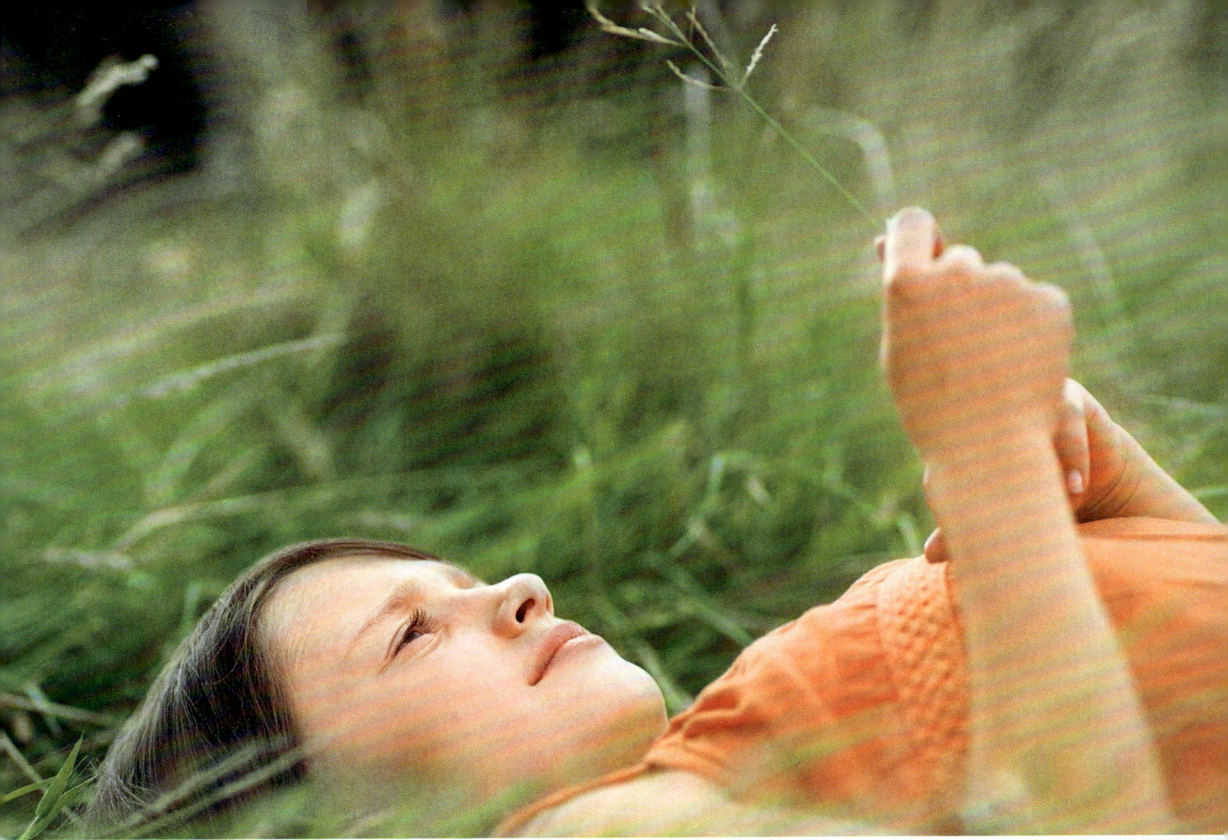

Störungen des Immunsystems

Immer mehr Kinder und Jugendliche erkranken heute an Allergien. Ihre Haut, Schleimhäute, Atemwege oder Verdauungsorgane reagieren auf bestimmte, eigentlich völlig harmlose Reize wie Pollen, Staub oder Nahrungsmittel. Neurodermitis, Asthma, Heuschnupfen und Nahrungsmittelallergien sind die Folgen. Aber wie kommt es dazu?

Wie bereits an anderer Stelle erwähnt (siehe ab Seite 40), ist das körpereigene Immunsystem immer in Bereitschaft, um sich bestmöglich vor schädigenden Substanzen oder Krankheitserregern zu schützen. Dabei bildet es durch Kontakt mit Fremdeiweiß spezifische Abwehrstoffe, die sogenannte Antikörper (Immunglobuline, kurz Ig genannt) bilden. Diese Immunglobuline werden je nach Zusammensetzung in Typ IgA, IgD, IgG, IgM und IgE unterteilt. Innerhalb kurzer Zeit entwickelt unser Körper so einen Schutz gegen Eindringlinge von außen wie Viren, Bakterien und Pilze. Auf viele Fremdeiweiße reagieren wir dagegen gar nicht und akzeptieren sie. Bei einer Allergie kommt es aufgrund einer genetischen Bereitschaft zu einer durch IgE vermittelten, überschießenden Abwehrreaktion des Immunsystems auf diese sonst harmlosen Eiweiße. Immunstörungen treten dann auf, wenn bestimmte Immunglobuline oder Untergruppen nicht gebildet werden oder nur in geringer Zahl vorhanden sind. Wirkliche Immunstörungen sind selten und müssen gründlich abgeklärt werden.

Infektanfälligkeit

Zu unterscheiden von einer Immunstörung ist die häufige Infektanfälligkeit im Kindesalter. Das Abwehrsystem von Säuglingen und Kleinkindern ist anfangs noch nicht ausgereift. Sie haben daher gegen viele Erreger noch keinen spezifischen Schutz – ganz einfach weil sie mit diesen Erregern noch nicht in Kontakt gekommen sind. Erst wenn das geschehen ist, bilden sich entsprechende Abwehrstoffe, die das Kind dann vor einer erneuten Infektion mit diesen Erreger schützen. Aber nicht gegen jeden Erreger bauen wir einen lebenslangen Schutz auf. Hinzu kommt, dass die Anzahl an verschiedenen Virus-Typen sehr groß ist, sodass auch Jugendliche und Erwachsene, wenn auch seltener als Kinder, an Infekten erkranken können. Eine erhöhte Infektanfälligkeit kann lokale Ursachen haben, beispielsweise eine Ab-

wehrschwäche an den Mandeln oder Erkrankungen der Lunge. Sie kann aber auch durch systemische Ursachen krankhaft sein, wie durch angeborene oder erworbene Immundefekte.

Ob eine Häufung von Infekten noch »normal« oder schon besorgniserregend ist, lässt sich nicht leicht entscheiden. Als grobe Richtlinie gilt: Bei Kleinkindern sind bis zu acht, bei Schulkindern bis zu sechs Infekte pro Jahr normal. Allerdings können diese gerade in der Kindergartenzeit durch die intensive Ansteckungsmöglichkeit vorübergehend gehäuft auftreten. Wenn Ihr Kind trotzdem gut gedeiht, die Infekte nicht schwer verlaufen und es zwischendurch kurze infektfreie Intervalle gibt, spricht das gegen eine Immunstörung.

So hilft der Arzt

Wenn Sie den Eindruck haben, dass Ihr Kind zu oft angeschlagen oder krank ist, sollten Sie Ihren Arzt um Rat fragen. Er kann durch eine genaue Erhebung der Krankengeschichte und eine gründliche körperliche Untersuchung eine altersbedingte Häufung von Infekten meistens von einer krankhaften Infektanfälligkeit unterscheiden. Dazu wird er dem Kind möglicherweise Blut abnehmen und weiterführende Untersuchungen veranlassen. Gegebenenfalls wird er sich auch mit einer Spezialambulanz in Verbindung setzen.

Was Sie selbst tun können

Sie können die Abwehrkräfte Ihres Kindes zwar nicht durch Medikamente stärken. Trotzdem lässt sich das Infektrisiko mindern:

> Stillen kann vor Darminfektionen und Mittelohrentzündungen schützen.
> Rauchen Sie nicht. Passivrauchen steigert die Infekthäufigkeit Ihres Kindes.
> Bewegung an der frischen Luft, sportliche Betätigung, Klimawechsel, eine gesunde Ernährung, Kalt- und Warmbäder oder Wechselduschen sowie Saunagänge haben einen gesundheitsfördernden Effekt und sind schon im Kindesalter zu empfehlen.
> Impfungen gehören zu den wichtigsten und sichersten Maßnahmen zum Schutz vor Infektionskrankheiten (siehe ab Seite 40 und 146). Nutzen Sie diese Möglichkeit – Ihrem Kind zu liebe.

Lymphknotenschwellungen

Neben den Blutgefäßen ist das Lymphsystem das größte Transportsystem im Körper. Es beginnt in den Lymphkapillaren, die sich zu größeren Lymphgefäßen zusammenschließen und in der oberen Hohlvene in das Venensystem münden. Die im Lymphsystem fließende milchigwässrige Lymphe enthält unter anderem zahlreiche Lymphozyten, die für die Infektabwehr wichtig sind. Zwischengeschaltet im Lymphsystem sind Lymphknoten, die als Filterstellen für bestimmte Regionen des Körpers zuständig sind und

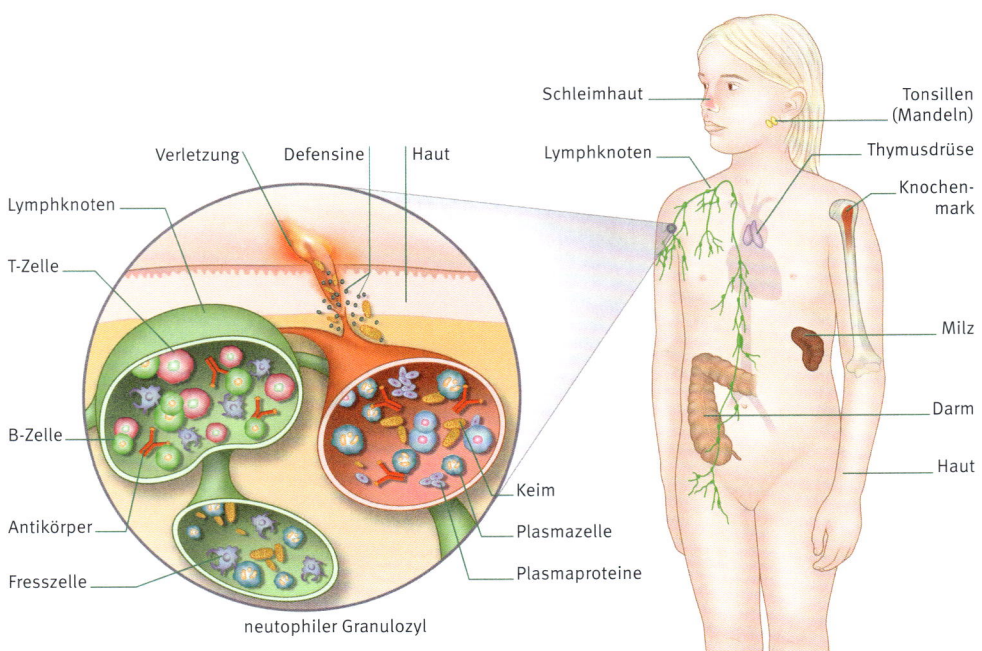

Mit den Jahren entwickelt sich beim gesunden Menschen ein gut funktionierendes körpereigenes Abwehrsystem, das viele Krankheitserreger erkennen und unschädlich machen kann.

deren Größe sich verändert, wenn in ihnen stärkere Abwehrreaktion stattfinden. So schwellen zum Beispiel bei einer Rachenentzündung die Lymphknoten im Kieferwinkel an, bei Verletzungen im Beinbereich die Leistenlymphknoten. Weitere Beispiele für durch Entzündungen hervorgerufene akute Lymphknotenschwellungen sind:

› Schwellungen beidseits im Halsbereich: Infekt der oberen Luftwege (siehe ab Seite 106), Mundentzündungen (siehe ab Seite 114) oder Pfeiffersches Drüsenfieber, auch generalisiert (siehe Seite 161)

› Schwellungen im Nackenbereich: Röteln (siehe ab Seite 154), Racheninfekt (siehe ab Seite 108), Zeckenbiss am Kopf (siehe Seite 193) oder Verletzung an der Kopfhaut

› Schwellungen im Halsbereich: Abszess (siehe Seite 187)

› Schwellungen im Achselbereich: Wunde am Arm oder Hand

Manche Erkrankungen können auch dazu führen, dass die Lymphknoten am ganzen Körper anschwellen. Meist sind Viruserkrankungen die Ursache. Auch Entzündungen an der Haut können zu leichten, gelegentlich schmerzhaften Lymphknotenschwellungen führen.

Die im Kleinkind- und frühen Schulalter oft zu entdeckenden typischen, schmerzlosen gut verschiebbaren, weichen, kleinen Lymphknoten in der Leiste und die etwas größeren in beiden Kieferwinkeln sind normalerweise harmlos.

Bösartige Schwellungen, etwa maligne Lymphome, Hodgkin-Lymphome, sind selten. Möglicherweise bösartig sind:

› Lymphknotenschwellungen über zwei Zentimeter, die länger bestehen und allmählich größer werden.

› schmerzlose, »verbackene«, nicht verschiebbare Lymphknotenschwellungen und -pakete, besonders am Halsbereich.

› Lymphknotenschwellungen mit besonderer Lage, zum Beispiel unterhalb und oberhalb des Schlüsselbeins.

So hilft der Arzt

Lassen Sie Lymphknotenschwellungen immer abklären, auch wenn sie meist eine harmlose Ursache haben. Gehen Sie mit Ihrem Kind vor allem zum Arzt, wenn

› eine Wunde stark entzündet ist,

› ein Lymphknoten stark anschwillt, sich rötet und schmerzt,

› mehrere Lymphknoten miteinander »verbacken« sind,

› die Lymphknotenschwellung keinen eindeutigen Grund hat,

› das Kind krank wirkt.

Um die Ursache für die geschwollenen Lymphknoten herauszufinden, wird der Arzt Ihre Tochter oder Ihren Sohn gründlich untersuchen. Sind die Lymphknoten »nur« infolge eines Infekts geschwollen, muss in den meisten Fällen nur diese Erkrankung behandelt werden. Bei Unklarheiten sind weitere diagnostische Maßnahmen notwendig, wie die Bestimmung von Laborwerten oder bildgebende Verfahren. Wenn sich der Arzt nicht sicher ist oder der Verdacht auf eine schwerwiegende Erkrankung besteht, überweist er das Kind in der Regel in eine Spezialsprechstunde in der Kinderklinik.

Allergien

SYMPTOME

> Bauchschmerzen, Erbrechen
> Durchfall
> Akute und chronische Hautveränderungen
> Asthmatische Beschwerden (Husten, erschwerte Atmung)
> Schnupfen, Bindehautentzündung

Krankhafte Überempfindlichkeitsreaktionen des Körpers auf Fremdstoffe bezeichnet man als Allergien. Sie führen zu verschiedenen Symptomen an der Haut oder der Schleimhaut, in den Atemwegen und im Darm. Die Überreaktionen werden durch Allergene verursacht, die über die Atemwege, die Haut oder den Magen-Darm-Kanal in den Körper gelangen. Sie regen das Immunsystem an, Antikörper vom Typ E zu bilden, die schnell überschießende Reaktionen im Körper zur Folge haben können.

Die Veranlagung, an einer Allergie zu erkranken, wird häufig vererbt. Wenn Sie oder Ihr Partner also an Allergien leiden, erhöht sich auch bei Ihrem Kind die Wahrscheinlichkeit, eine Allergie zu bekommen. Diese kann auftreten als:

> Nahrungsmittelallergie (siehe Seite 143)
> Neurodermitis (siehe Seite 181)
> Obstruktive Bronchitis oder Asthma (siehe Seite 101 und ab Seite 104)
> Heuschnupfen oder Bindehautentzündung (siehe ab Seite 200)

> Nesselfieber (siehe Seite 184)
> Insektengiftallergie (siehe Seite 194)
> Arzneimittelunverträglichkeit (siehe Seite 183)

Wie sich Allergien im Kindesalter äußern, ist dabei stark vom Alter abhängig: Im Säuglingsalter überwiegen die Nahrungsmittelallergien. Sie bewirken Durchfälle, krampfartige Bauchschmerzen, Erbrechen und chronische Hautveränderungen sowie Quaddelbildung. Am häufigsten reagieren Säuglinge auf Milch, Hühnerei, Weizen und Soja.

Im Baby- und Kleinkindalter tritt besonders die Neurodermitis auf. Sie ist gekennzeichnet durch rote, schuppige, zum Teil nässende Hautveränderungen im Gesicht und den großen Gelenkbeugen, aber auch am Hals und am Rumpf. Sie löst einen starken Juckreiz aus.

Ab dem vierten Lebensjahr häufen sich die asthmatischen Beschwerden. Bei dieser chronischen Entzündung der Bronchien besteht eine Überempfindlichkeit gegenüber inneren und äußeren Reizen, die eine vorübergehende oder dauernde Verengung (Obstruktion) der Atemwege nach sich zieht und das Ausatmen erschwert (siehe Seite 104). Typische Zeichen verengter Bronchien sind Husten, erschwerte Ausatmung mit hörbaren Atemgeräuschen (Pfeifen, »Giemen«), besonders bei Anstrengung, Kurzatmigkeit und ein Engegefühl in der Brust.

Im Jugendalter macht häufig Heuschnupfen Probleme. Das Kind hat dann ständig Schnupfen und gereizte Augen – vor allem zur Pollenflugzeit (Gräser-, Baumpollen).

ALLERGISCHER SCHOCK

Allergien können schwächer und stärker auftreten, am gefährlichsten ist der allergische Schock, weil er lebensgefährlich sein kann. Daher ist es wichtig, die Anzeichen rechtzeitig zu erkennen. Diese sind bei zunehmender Schwere:

> An der Haut: Juckreiz, Rötung, Quaddelbildung, Lidschwellung
> Im Bauchbereich: Übelkeit, Krämpfe, Erbrechen, Stuhlentleerung
> An den Atemwegen: Heiserkeit, Kurzatmigkeit, Verengung von Kehlkopf und Bronchien, Atemstillstand
> Im Herz-Kreislauf-System: Erhöhung der Herzfrequenz, Blutdruckabfall, Rhythmusstörung, Kreislaufstillstand

So hilft der Arzt

Gehen Sie bei den genannten Symptomen mit Ihrem Kind zum Arzt – besonders, wenn sie neu auftreten oder Ihr Kind medikamentös nicht entsprechend versorgt ist. Er wird weiterführende Untersuchungen einleiten, etwa Blut- oder Allergietests. Gegen manche Allergien kann eine über mehrere Jahre dauernde Hyposensibilisierungsbehandlung sinnvoll sein, um die Schwere der Symptome zu vermindern oder sie ganz zu elimenieren. Dabei wird der Körper durch die regelmäßige, wiederholte Zufuhr des Allergens an dieses gewöhnt. Er erkennt es als ungefährlich und toleriert es nach einiger Zeit.

Was Sie selbst tun können

Um den Ausbruch einer Allergie oder einer allergischen Reaktion zu vermindern, beachten Sie bitte folgende Ratschläge:

> Stillen kann die Häufigkeit von allergischen Reaktionen vermindern.
> Belasten Sie die Haut Ihres Kindes nicht durch zu häufiges Waschen mit seifenhaltigen Lösungen.
> Überbehüten Sie Ihr Kind nicht und vermeiden Sie nicht den Kontakt zu anderen Kindern. Zum Aufbau einer gesunden Körperabwehr braucht Ihr Kind Reize für sein Immunsystem.
> Stärken Sie die Abwehr durch sportliche Aktivitäten, die dem Alter Ihres Kindes angemessen sind.
> Rauchen Sie nicht. Zigarettenrauch macht die Schleimhäute angreifbar und kann Asthma auslösen.
> Achten Sie auf gute raumklimatische Verhältnisse, indem Sie regelmäßig lüften und die Staubbelastung minimieren.
> Führen Sie ein Beschwerde-Tagebuch. Es kann genauso wie ein Pollenflugkalender dabei helfen, die Ursache für die Beschwerden herauszufinden.
> Falls eine Allergie vorliegt, meiden Sie so gut es geht den Kontakt mit dem Allergen.
> Sprechen Sie offen mit Ihrem Arzt. Denn das Angebot an alternativen Heilmethoden ist heute groß und für den Patienten allein oft nicht zu überblicken.
> Lernen Sie den richtigen Umgang mit der Erkrankung, zum Beispiel durch spezielle Asthma- oder Neurodermitis-Schulungsprogramme. Machen Sie die Allergie Ihres Kindes nicht zu Ihrem Lebensmittelpunkt.

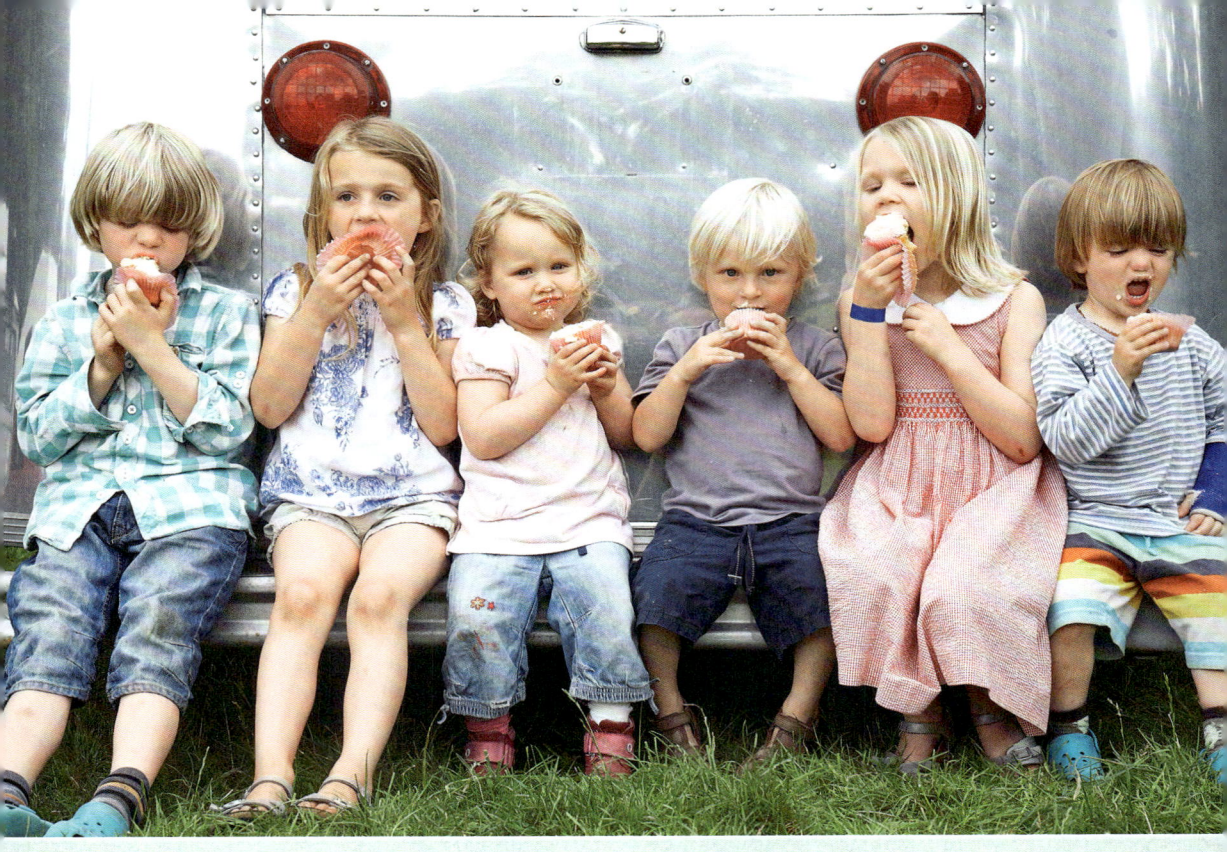

Stoffwechsel-, Hormon-, Blut- und Kreislaufstörungen

Unser Körper nimmt ständig Substanzen auf, entschlüsselt sie, verarbeitet sie und baut sie zu neuen, für ihn notwendigen Stoffen um. Diesen komplexen Vorgang bezeichnet man als Stoffwechsel.

Damit in unserem Körper ein größtmögliches Gleichgewicht herrscht, sind fein abgestimmte Regelkreise nötig, die den Stoffwechsel steuern. In viele davon sind neben dem Gehirn und seinen Nerven sogenannte endokrine Drüsen einbezogen.

In ihnen werden Hormone (biochemische Botenstoffe) produziert, die dann über das Blut zu denjenigen Organen oder Zellen transportiert werden, wo sie benötigt werden und Stoffwechselabläufe beeinflussen. Zu den endokrinen Drüsen zählen:

› Hirnanhangdrüse (Hypophyse)
› Schilddrüse und Nebenschilddrüse
› Bauchspeicheldrüse
› Nebennieren
› Hoden und Eierstöcke

Erkrankungen der endokrinen Drüsen können genauso wie eine fehlende oder fehlerhafte Bildung von Hormonen unter anderem die Entwicklung, das Wachstum und den Blutdruck beeinträchtigen und somit die verschiedensten Symptome hervorrufen. Stoffwechselerkrankungen werden vom Kinderarzt meist zusammen mit entsprechenden Fachambulanzen betreut.

Auch der fehlerhafte Um-, Ab- oder Einbau von Aminosäuren, Fett- oder Zuckerbestandteilen kann zu Störungen im Stoffwechsel führen, weil dabei verschiedene Produkte entstehen können, die den Körper schädigen. Um das Risiko einer Stoffwechselerkrankung zu reduzieren, erfolgt bereits bei der U2 eine entsprechende Untersuchung (siehe ab Seite 24) .

Endokrine Drüse	Hormon	Besondere Wirkung auf ...
Hirnanhangsdrüse	Somatomedin	Körperwachstum
	Prolaktin	Wachstum der Brustdrüse, Förderung der Milchproduktion in der Schwangerschaft
	FSH	Weibliche Geschlechtsdrüsen
	LH	Weibliche Geschlechtsdrüsen
	ACTH	Nebennierenrinde
	TSH	Schilddrüse
	Oxytocin	Geburtsprozess
	ADH	Harnkonzentration
Schilddrüse	Tijodthyronin (T3), Thyroxin (T4)	Energiestoffwechsel
	Calcitonin	Senkt den Kalziumspiegel im Blut
Nebenschilddrüse	Parathormon	Erhöht den Kalziumspiegel im Blut
Bauchspeicheldrüse	Insulin	Senkt den Blutzuckerspiegel
	Glucagon	Erhöht den Blutzuckerspiegel
Nebennierenrinde	Aldosteron	Niere und Salzhaushalt
	Cortisol	Immunsystem, Zucker- und Fettstoffwechsel
	Androgene	Männliche Geschlechtsentwicklung, Sexualität und Fortpflanzung
Nebennierenmark	Adrenalin, Noradrenalin	Herz und Kreislauf, Stoffwechsel, »Stresshormon«
Hoden	Testosteron	Männliche Geschlechtsentwicklung, Sexualität und Fortpflanzung
Eierstöcke	Östrogene	Weibliche Geschlechtsentwicklung und Fortpflanzung

Diabetes mellitus

SYMPTOME

Diabetes Typ 1:
› Vermehrter Harnfluss, auch nachts (erneutes Einnässen)
› Vermehrtes Trinken und Essen
› Gewichtsabnahme
› Kopf- und Bauchschmerzen
› Müdigkeit, Leistungsminderung
› Eventuell Koma

Diabetes Typ 2:
› Erhöhte Blutzuckerwerte als »Nebenbefund« bei starkem Übergewicht
› Braungraue, schmutzig aussehende Verdickung der Haut besonders im Nackenbereich

Unsere Zellen müssen ständig mit Energie versorgt werden. Diese stammt in erster Linie aus Zucker (Glukose), den wir mit der Nahrung aufnehmen. Damit die Glukose rasch dorthin gelangen kann, wo sie gebraucht wird, scheidet die Bauchspeicheldrüse besonders nach jeder zuckerhaltigen Mahlzeiten das Hormon Insulin aus. Dieses öffnet die Zellen wie ein Schlüssel und sorgt so dafür, dass der Zucker zügig verwertet werden kann und sich der Blutzuckerspiegel wieder normalisiert.
Dieser fein abgestimmte Kreislauf kann aus verschiedenen Gründen aus dem Gleichgewicht geraten. Die Zellen reagieren dann zum Beispiel nicht mehr auf das Insulin und bleiben »verschlossen« oder der Körper bildet das Hormon gar nicht

mehr. Die Folge: Der Blutzuckerspiegel ist ununterbrochen deutlich erhöht, während die Zellen nicht mehr ausreichend mit Energie versorgt werden. Ein Diabetes (Zuckerkrankheit) hat sich entwickelt.
Je nach der Art der Störung wird Diabetes mellitus in zwei Typen unterteilt: Diabetes vom Typ 1 und vom Typ 2. Im Kindesalter überwiegt der Typ-1-Diabetes, allein in Deutschland sind 25.000 Kinder unter 20 Jahren daran erkrankt; das entspricht etwa einem von 800 Kindern. Typ-1-Diabetes ist eine Autoimmunerkrankung, die bei genetisch dafür empfänglichen Personen auftritt. Weil sie zur Zerstörung der insulinproduzierenden Zellen in der Bauchspeicheldrüse führt, ist der Blutzucker ständig erhöht, was dazu führt, dass der Körper künstliches Insulin braucht.
Der Typ-2-Diabetes (lange auch als Altersdiabetes bezeichnet) dagegen ist durch eine relative Verminderung der Insulinausschüttung und der Insulinwirksamkeit bedingt. Diese wird neben der familiären Veranlagung vor allem durch Übergewicht und Bewegungsmangel gefördert. Weil heute viele Kinder und Jugendliche zu dick sind, rechnet man damit, dass die Anzahl der Typ-2-Diabetiker im Kindesalter immer mehr zunimmt.

So hilft der Arzt

Bemerken Sie eines der genannten Symptome bei Ihrem Kind, müssen Sie es rasch dem Arzt vorstellen. Entdeckt er einen Typ-1-Diabetes, ist die enge Zusammenarbeit von Kinderarzt und Diabetes-Ambulanz nötig. Denn in diesem Fall muss

Ihrem Kind abgestimmt auf die Ernährung und den Blutzuckerspiegel Insulin verabreicht werden. Häufig werden dabei inzwischen Insulinpumpen eingesetzt. Ein gutes Schulungsprogramm ist nötig, ebenso wie die regelmäßige Kontrolle von Blutwerten, Nieren, Augen und Haut, um mögliche Spätschäden zu vermeiden. Beim Typ-2-Diabetes wird der Arzt als Erstes zu einer Gewichtsabnahme, einer gesunden Ernährung und mehr Bewegung raten. Häufig reichen diese sanften Maßnahmen bereits aus, um den Blutzuckerspiegel wieder dauerhaft zu normalisieren. Darüber hinaus gibt es beim Typ-2-Diabetes die Möglichkeit, den erhöhten Blutzucker durch Medikamente zu senken. Erst im Spätstadium wird auch hier die Einstellung durch die Gabe von künstlichem Insulin ergänzt.

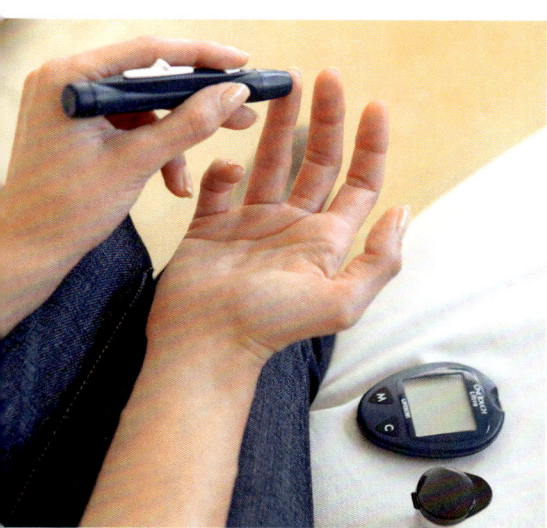

Mit einem entsprechenden Instrument lässt sich der Blutzucker auch zu Hause kontrollieren.

Schilddrüsenüberfunktion

SYMPTOME (eine Auswahl)

> Unruhe, Schlafstörungen, Leistungsabfall
> Vermehrtes Schwitzen, erhöhter Herzschlag
> Gewichtsabnahme trotz gutem Appetit
> Vergrößerte Schilddrüse

Schilddrüsenhormone sind für unseren Energiestoffwechsel sehr wichtig. Von daher muss eine Vergrößerung (Struma) dieses kleinen, schmetterlingsförmigen Organs unterhalb des Kehlkopfs immer untersucht werden. Eine Schilddrüsenüberfunktion (Hyperthyreose) tritt im Kindesalter allerdings selten auf. Ursache für die vermehrte Hormonproduktion ist meist eine durch Antikörper bedingte Überstimulierung der Schilddrüse. Sie wird als Morbus Basedow bezeichnet.

So hilft der Arzt

Der Arzt wird zunächst in Zusammenarbeit mit einem Spezialisten für Schilddrüsenerkrankungen eingehende Untersuchung durchführen. Denn zur genauen Klärung sind Laborwerte und bildgebende Verfahren (Sonographie, Szintigrafie) erforderlich. Bei entsprechender Diagnose verordnet er Medikamente, welche die vermehrte Hormonproduktion einschränken. In seltenen Fällen ist eine Operation oder Radiojodtherapie erforderlich.

Schilddrüsenunterfunktion

SYMPTOME (eine Auswahl)

Angeborene Unterfunktion:

> Beim Säugling: Verlängerte Gelbsucht, Trinkfaulheit, verzögerte Entwicklung, verminderte Muskelspannung
> Später (unbehandelt): Entwicklungsverzögerung, Kleinwuchs

Hashimoto-Thyreoiditis:

> Müdigkeit, Verstopfung, Antriebsarmut, Gewichtszunahme, Haarausfall, Abnahme schulischer Leistungen

Bei einem von 4000 neugeborenen Babys fehlt die Schilddrüse oder sie arbeitet von Geburt an fehlerhaft. Diese Fehlfunktion wird jedoch durch die Neugeborenen-Stoffwechseluntersuchung bei der U2 (siehe ab Seite 24) erfasst und kann somit frühzeitig behandelt werden.
Durch Autoimmunprozesse (Hashimoto-Thyreoiditis) oder eine Unterversorgung mit Jod kann allerdings auch später noch eine Schilddrüsenunterfunktion (Hypothyreose) entstehen.

So hilft der Arzt

Bei einer angeborenen und einer später auftretenden Schilddrüsenunterfunktion ist nach Diagnosestellung durch den Kinderarzt und eventuell einen Spezialisten für Schilddrüsenerkrankungen die wohl dosierte Gabe von Schilddrüsenhormonen notwendig.

Wachstumsstörungen

SYMPTOME

> Körperlänge des Kindes in Bezug auf Alter, Geschlecht und ethnische Herkunft unterhalb der 3. Perzentile oder oberhalb der 97. Perzentile

Das regelmäßige Messen von Länge und Gewicht, nicht nur im Kleinkindalter, ist wichtig, um Wachstumsstörungen herauszufinden. Mithilfe sogenannter Perzentilenkurven kann der Arzt das Wachstum Ihres Kindes genau einschätzen. Er trägt dazu die ermittelte Körpergröße in eine Kurve ein und vergleicht sie so statistisch mit den Werten gleichaltriger Kinder. Beträgt die Perzentile zum Beispiel 30, bedeutet dies, dass 30 Prozent aller Altergenossen kleiner und 70 Prozent größer sind als Ihr Kind. Liegt ein Kind auf der 50. Perzentile, entspricht seine Größe genau der Norm. Kinder deren Messwert unter der 3. Perzentile liegt, gehören zu den drei Prozent der Kleinsten in ihrer Altersgruppe. Erst hier spricht man von Kleinwuchs. Liegt ein Kind dagegen über der 97. Perzentile, zählt es zu den drei Prozent der Größten in seiner Altersgruppe (Großwuchs).
In den ersten Lebensjahren wachsen Kinder besonders stark. Bis zur Pubertät nimmt die Wachstumsgeschwindigkeit jedoch kontinuierlich ab, um dann noch einmal kräftig zuzulegen. Jedes Kind hat eine zu erwartende Endgröße, die durch die Größe der Eltern beeinflusst wird.

Auch ein normal großes Kind kann eine Wachstumsstörung entwickeln, wenn es unter seiner genetisch festgelegten »Zielgröße« bleibt. Wächst ein Kind nicht entlang seiner zu erwartenden Wachstumskurve, sondern ist es kleiner oder wird sein Wachstum langsamer, so können krankhafte Ursachen bestehen. Hier muss geklärt werden, ob beispielsweise ein Wachstumshormonmangel vorliegt oder das Kind nur entwicklungsverzögert ist. Dazu sind die Ermittlung des Knochenalters und der Wachstumsgeschwindigkeit

sowie Laboruntersuchungen inklusive Wachstumshormonbestimmung erforderlich. Möglicherweise müssen auch andere Erkrankungen ausgeschlossen werden. Meist liegt jedoch nur eine konstitutionelle Entwicklungsverzögerung vor. Das bedeutet, dass das Knochenalter gegenüber dem wirklichen Alter zurückliegt. Die Kinder kommen dann erst später in die pubertäre Phase und wachsen lange »vor sich hin«, bis sie einen Wachstumsschub bekommen und ihre ungefähre Zielgröße erreichen. Das Gegenteil des Kleinwuchses, der Hochwuchs, kann ebenfalls durch die Bestimmung der Zielgröße und Endgröße des Kindes geklärt werden. Bei Auffälligkeiten ist eine weiterführende Diagnostik nötig.

ZIELGRÖSSE, ENDGRÖSSE UND KNOCHENALTER

> Zielgröße: zu erwartende Endgröße eines Kindes. Sie wird nach folgender Formel ermittelt: Größe der Mutter plus Größe des Vaters (in Zentimeter) geteilt durch zwei. Bei Jungen addiert man zu diesem Wert 6,5 Zentimeter, bei Mädchen zieht man diese ab.
> Endgröße: Um sie zu ermitteln, ist neben der Zielgröße die Bestimmung des Knochenalters erforderlich.
> Knochenalter: lässt sich durch eine radiologische Untersuchung der Handwurzel bestimmen. Der Reifegrad der Handwurzelknochen gibt Auskunft darüber, ob ein Kind früher, rechtzeitig oder später in die Pubertät eintritt und somit früher, rechtzeitig oder später aufhören wird zu wachsen.

So hilft der Arzt

Bei Verdacht auf Groß- oder Kleinwuchs wird der Arzt die erforderlichen Untersuchungen durchführen oder sich mit den entsprechenden Fachleuten in Verbindung setzen. Bei einem nachgewiesenen Mangel an Wachstumshormon kann eine Hormontherapie erforderlich werden. Beim Hochwuchs, vor allem bei Mädchen, kann unter besonderen Umständen vorzeitig die Pubertät eingeleitet werden. So lässt sich ein Verschluss der Knochenwachstumsfugen auslösen und das Wachstum vorzeitig stoppen.

Was Sie selbst tun können

Kinder, die besonders groß sind, wirken älter und werden daher oft falsch eingeschätzt und überfordert. Weisen Sie wenn nötig auf das Alter Ihres Kindes hin, um es zu schützen.

Brustdrüsenschwellungen

SYMPTOME

› Beidseitige oder einseitige Schwellung des Brust mit tastbarem Brustdrüsenkörper

Brustdrüsenschwellungen im Kindesalter sind nichts Ungewöhnliches. Sie werden durch eine Vergrößerung des Brustdrüsenkörpers oder durch vermehrte Fettansammlung bei Übergewicht verursacht. Schon bei kleineren Kindern kann es zu einer – fast immer harmlosen und vorübergehenden – Schwellung der Brustdrüsen kommen. Ursache ist in der Regel eine übermäßige Empfindlichkeit des Brustdrüsenkörpers auf weibliche Hormone. Die Brustdrüsenschwellung beim Neugeborenen (Neugeborenen-Gynäkomastie) bildet sich innerhalb von Monaten zurück. Gelegentlich tritt bei diesen Kindern nach der Entbindung anfänglich ein harmloses Sekret aus (»Hexenmilch«).
Bei Mädchen können die Brustdrüsen vor dem achten Lebensjahr ohne weitere Zeichen einer Pubertätsentwicklung schwellen (prämature Thelarche). Der Prozess beginnt häufig schon im ersten bis zweiten Lebensjahr und bleibt meist bestehen. Wenn keine anderen Auffälligkeiten wie schnelles Wachstum oder Genitalbehaarung auftreten, ist die prämature Thelarche in der Regel harmlos.
Die Entwicklung der Brust während der Pubertät wird in fünf Stadien unterteilt:

› B1: Fehlende Brustentwicklung, keine tastbare Drüse.
› B2: Brustknospung, Brustdrüse und Warzenhof sind leicht erhaben.
› B3: Brustdrüse ist stärker vergrößert als der Warzenhof. Die Form entspricht der einer erwachsenen Brust.
› B4: Die Drüse im Warzenhofbereich hebt sich mit einer eigenen Kontur vom übrigen Anteil der Brust ab.
› B5: Die Vorwölbung im Warzenhofbereich weicht in die abgerundete Kontur der erwachsenen Brust zurück.

Während der Pubertät reagiert auch die männliche Brustdrüse sehr sensibel auf Hormone. So kann sie über Monate leicht anschwellen (Pubertätsgynäkomastie). In der Regel verschwindet die Schwellung nach ein bis zwei Jahren wieder. Trotzdem verunsichert sie den Jugendlichen, weil er Angst hat, sich nicht normal zu entwickeln.

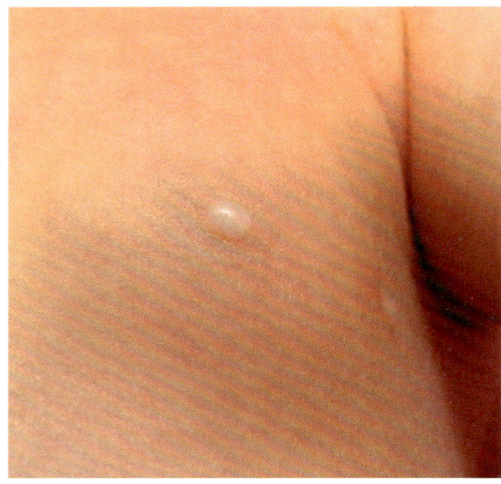

Manchmal tritt aus der geschwollenen Brustdrüse weißlich gelbe Flüssigkeit aus. Dies ist harmlos.

So hilft der Arzt

Rötet sich die Brust des Neugeborenen kann sich eine Brustdrüsenentzündung entwickelt haben. Diese muss untersucht und behandelt werden. Überhaupt sollte eine vorzeitige Brustdrüsenschwellung immer ärztlich untersucht werden. Schließlich kann sie auch ein Hinweis auf eine hormonelle Störung sein, besonders wenn zusätzlich weitere Merkmale der Geschlechtsentwicklung auftreten, wie Schambehaarung, die dann behandelt werden müsste.

Auch wenn die Schwellung zunimmt, mit Schmerzen verbunden ist, sich die Haut um die Brustwarze rötet beziehungsweise verfärbt oder andere Symptome wie Kopf- oder Bauchschmerzen hinzukommen, sollten Sie mit Ihrem Kind unbedingt zum Arzt gehen. Er wird gegebenenfalls weitere Untersuchungen (Labor, Ultraschall, MRT) veranlassen oder Sie über die Harmlosigkeit aufklären.

Was Sie selbst tun können

› Hat Ihr Baby eine Brustdrüsenschwellung, sollten Sie ihm keine zu enge Kleidung anziehen. Sie vermeiden so, dass sich die Brust entzündet.
› Legen Sie, bevor Sie das Kind anziehen, etwas Mull oder Watte auf die geschwollene Brust, da diese druckempfindlich ist.
› Falls bei Ihrem Neugeborenen sogenannte Hexenmilch aus der Brustwarze austritt, versuchen Sie diese nicht auszudrücken. Der Milchfluss hört von alleine auf. Rötet sich die Brustwarze, stellen Sie Ihr Kind dem Arzt vor.

Adrenogenitales Syndrom (AGS)

SYMPTOME

Beim Neugeborenen:
› Vergrößerte bis penisartig veränderte Klitoris bei Mädchen
› Trinkschwäche, Lethargie, Erbrechen und zunehmendes Austrocknen in den ersten Lebenswochen

Später:
› Vorzeitige Pubertät mit Schambehaarung, Penis- und Klitorisvergrößerung
› Anfänglich Normalwuchs, später infolge vorzeitigen Wachstumsstopps Kleinwuchs

Die Nebennierenrinde ist für die Produktion der Hormone Kortisol, Aldosteron und Testosteron verantwortlich. Störungen in der Bildung eines dieser Hormone haben gravierende Folgen, da die Unterproduktion eines Hormons eine Überproduktion der anderen nach sich ziehen kann. Beim Adrenogenitalen Syndrom kommt es zu einer verminderten Kortisol-Synthese und eventuell auch Aldosteron-Synthese, was zu Störungen im Salzhaushalt sowie zu einer stärkeren Vermännlichung bei Mädchen und Frauen führen kann.

So hilft der Arzt

Der frühzeitige und lebenslange Ersatz der fehlenden Hormone ermöglicht eine weitgehend normale Entwicklung.

Bluterkrankungen

Unser Blut transportiert neben den Hormonen auch all das, was die Zellen zum Leben brauchen, zum Beispiel Nährstoffe, Sauerstoff, Abwehrstoffe.

Vereinfacht gesagt besteht Blut aus festen und flüssigen Anteilen. Die festen Anteile werden Hämatokrit genannt, die flüssigen als Serum bezeichnet.

Die festen Bestandteile bestehen aus drei Zellreihen: Erythrozyten, Leukozyten und Thrombozyten.

› Die Erythrozyten werden auch rote Blutkörperchen genannt, weil sie den sauerstofftragenden roten Blutfarbstoff Hämoglobin beinhalten. Sie machen den größten Teil der festen Bestandteile im Blut aus. Sie werden im Knochenmark gebildet und nach circa 120 Tagen in Milz und Leber abgebaut. Dabei entsteht der gelbe Blutfarbstoff Bilirubin, der über die Leber und die Galle ausgeschieden wird. Für die Bildung von rotem Blutfarbstoff werden Eisen, Vitamin B_{12} und Folsäure benötigt. Erkrankungen der Erythrozyten haben in sehr vielen Fällen eine Blutarmut zur Folge (siehe Seite 243).

› Die Leukozyten (weiße Blutkörperchen) sind ein wichtiger Teil des Immunsystems und zuständig für Abwehrvorgänge im Körper. Eine Verminderung der Leukozyten (Leukopenie) ist meist durch Virusinfekte bedingt. Ist die Zahl der Leukozyten im Blut dagegen vermehrt, spricht man von einer Leukozytose. Sie wird meist durch bakterielle

Infekte verursacht, manchmal jedoch auch durch eine krankhafte übermäßige Neubildung von Zellen wie bei der Leukämie (siehe Seite 243).

› Thrombozyten und Gerinnungsfaktoren steuern die Blutgerinnung. Das komplizierte und fein abgestimmte System verhindert zum einen, dass wir bei Verletzungen verbluten, zum anderen, dass unsere Gefäße durch eine übermäßige Gerinnung verstopfen.

Im Anschluss an einen Infekt ist die Zahl der Thrombozyten oft erhöht (Thrombozytose). Eine Verminderung von Thrombozyten (Thrombozytopenie) kann durch eine verringerte Produktion, durch eine Knochenmarkserkrankung oder den vermehrten Verbrauch verursacht sein, zum Beispiel im Rahmen eines Infektes oder einer immunologischen Erkrankung. Sie führt zu Blutungsneigung, wie bei der Idiopathischen thombozytopenischen Purpura und Purpura Schönlein Henoch (siehe ab Seite 244).

Vermehrte Blutungsneigungen werden auch verursacht durch Störungen bei der Bildung von Gerinnungsfaktoren.

Normwerte für Erythrozyten, Leukozyten, Thrombozyten			
	Säugling	Kind	Erwachsener
Erythrozyten Mio./µl	4,2–5,5	4,3–5,5	4,3–5,5
Leukozyten/ µl	9000– 15.000	8000– 12.000	4000– 12.000
Thrombozyten/mm³		140.000–444.000	

Blutarmut

SYMPTOME

> Blässe
> Müdigkeit

Wenn die Zahl der roten Blutkörperchen (siehe Siete 242) gegenüber der Altersnorm vermindert ist und/oder nicht genug Hämoglobin in ihnen enthalten ist, liegt eine Blutarmut (Anämie) vor. Dies führt dazu, dass weniger Hämoglobin als Transportträger für den Sauerstoff vorhanden ist. Die häufigsten Ursachen für eine Blutarmut im Kindesalter sind die Eisenmangel- und die Infektanämie. Im Schulalter kommt bei Mädchen durch die Menstruation die chronische Blutungsanämie hinzu.

So hilft der Arzt

Ist Ihr Kind auffallend blass, sollten Sie es untersuchen lassen. Diagnostiziert der Arzt eine Anämie, muss er zunächst klären, warum Erythrozyten und/oder Hämoglobin vermindert sind. Dann wird er Maßnahmen ergreifen und bei Eisenmangel zum Beispiel Eisensaft verschreiben.

Was Sie selbst tun können

Achten Sie auf eine ausgewogene Ernährung, um eine ausreichende Eisenzufur zu gewährleisten. Besonders wichtig ist dies, wenn sich Ihr Kind rein vegetarisch ernährt. Sprechen Sie sich unbedingt mit Ihrem Kinderarzt oder einer Ernährungsberaterin ab.

LEUKÄMIE

Leukämie (Blutkrebs) ist die häufigste Krebsart bei Kindern. Von den verschiedenen Formen kommt die akute lymphatische Leukämie (ALL) am öftesten vor. Bei Leukämie werden im Knochenmark viel zu viele weiße Blutkörperchen gebildet, die aber nicht funktionstüchtig sind. Gleichzeitig wird verhindert, dass sich andere Blutzellen (rote Blutkörperchen, Gerinnungsplättchen) bilden.Die »kranken« Blutzellen werden in die Organe geschwemmt, wo sie Beschwerden verursachen.

Typische Symptome

Wirkt Ihr Kind über einen längeren Zeitraum krank und schlapp und zeigt es dabei Symptome wie Kopfschmerzen, Blutungsneigung, Infekte, Blässe, Erbrechen, Hirnnervenausfälle, vergrößerte Leber, Milz und Lymphknoten, Knochen- und Gelenkschmerzen oder einseitige Hodenschwellung, muss dies untersucht werden. Bei Verdacht auf eine Leukämie wird der Arzt das Kind zu einem Spezialisten schicken, um durch ein Blutbild, eine Knochenmarkpunktion und chemische Untersuchungen der Zellen (Cytochemie) die Diagnose zu sichern. Falls eine Leukämie nachgewiesen wird, erfolgt die Behandlung in dafür eingerichteten Zentren. Leukämie ist in vielen Fällen heute heilbar.

Idiopathische thombozytopenische Purpura

SYMPTOME

› Punktförmige Hauteinblutungen (Petechien) und Blutergüsse (Hämatome) am gesamten Körper, besonders an den Beinen
› Vermehrtes Nasenbluten
› Manchmal Teerstühle

Die Idiopathische thombozytopenische Purpura (kurz ITP) wird verursacht durch eine immunologisch verursachte Zerstörung der Thrombozyten (siehe Seite 242). Sie ist immunolgisch bedingt, tritt meist etwa ein bis vier Wochen nach einem Virusinfekt auf und heilt normalerweise nach Wochen oder Monaten von selbst ab. Wegen der krankheitstypischen Verminderung der Thrombozyten neigt das Kind in dieser Zeit zu starken Blutungen.

So hilft der Arzt

Je nach Schwere der Erkrankung wird der Arzt Ihr Kind stationär einweisen oder es an einen Kollegen überweisen, der mit dieser Krankheit Erfahrung hat. Möglicherweise ist die Gabe von Cortison oder Immunglobulin erforderlich.

Was Sie selbst tun können

› Solange die Thrombozytenzahl vermindert ist, sollten sportliche Aktivitäten vermieden werden, vor allem wenn sie besonders verletzungsintensiv sind.

› Falls Ihr Kind Medikamente aus anderen Gründen einnehmen soll, zum Beispiel Schmerzmittel, fragen Sie nach, ob diese die Blutgerinnung beeinflussen können.
› Informieren Sie den Kindergarten oder die Schule über das Krankheitsbild, damit man besonders auf Ihr Kind achtet, solange seine Blutwerte noch nicht wieder normal sind.

Purpura Schönlein-Henoch

SYMPTOME

› Schmerzhafte Gelenkschwellungen (Sprung-, Knie-, Ellbogengelenk)
› Symmetrische Einblutungen in die Haut, besonders an den Streckseiten von Armen und Beinen
› Krampfartige Bauchschmerzen, manchmal Blut- oder Teerstühle
› Blutiger Urin (bei Nierenbeteiligung)

Bei Purpura Schönlein-Henoch werden kleine Blutgefäße im Anschluss an einen Infekt durch immunologische Phänomene brüchig. Dies wiederum führt zu kleineren Einblutungen ins Gewebe. Anders als bei ITP (siehe links) sind dabei aber die Thrombozytenwerte normal.
Meist sind die unteren Extremitäten von den Einblutungen befallen, weil dort die Gefäße normalerweise stärker belastet werden. Durch Einblutungen an Gelenken, Darm und Nieren können zusätzliche Probleme auftreten.

So hilft der Arzt

Bemerken Sie die typischen Einblutungen oder zeigt Ihr Kind andere der genannten Symptome, sollten Sie mit ihm zum Arzt gehen. Neben der körperlichen Untersuchung sind Labor-, Urin- und Stuhltest sowie eine Sonografie des Bauchs wichtig, um die Schwere der Erkrankung einzugrenzen. In der Regel genügt es aber, wenn das Kind bis zum Abklingen der Symptome Bettruhe hält.

Was Sie selbst tun können

> Nehmen Sie sich viel Zeit für Ihr Kind und motivieren Sie es, sich an die vom Arzt empfohlenen Maßnahmen zu halten, allen voran die Bettruhe. Lesen Sie ihm zum Beispiel vor oder erzählen Sie ihm Geschichten. Größere Kinder freuen sich über neue Hörspiele oder Bücher.

> Falls Ihre Tochter oder Ihr Sohn Bauchschmerzen hat, helfen die auf Seite 129 beschriebenen Maßnahmen.

GENETISCHE ERKRANKUNGEN

Störungen (Mutationen) in Aufbau und Anzahl unserer Chromosomen (Trägern des Erbguts) können mannigfaltige körperliche und geistige Veränderungen zur Folge haben, die eine Vielzahl seltener Erkrankungen verusachen.

Eine bekannte chromosomale Erkrankung ist das Down-Syndrom (Häufigkeit 1:700), das auch als Mongolismus oder Trisomie 21 bezeichnet wird. Ein auffälliges Gesicht mit seitlich ansteigender Lidachse, flacher Nasenwurzel und großer Zunge, kurze Finger und eine geistige Behinderung verschieden starker Ausprägung sind nur einige charakteristische Zeichen.

Andere Beispiele für chromosomale Störungen sind das Ullrich-Turner-Syndrom und das Klinefelter-Syndrom.

Das erste kommt nur bei Mädchen vor (Häufigkeit 1:2500). Hier fehlt ein Geschlechtschromosom. Charakteristische

Symptome sind Ödembildungen an Händen und Füßen beim Neugeborenen, Kleinwuchs, eine typische Hautfalte am seitlichen Halsrand und ein Ausbleiben der Periode in der Pubertät.

Beim Klinefelter-Syndrom besteht ein zusätzliches X-Chromosom. Es kommt nur bei Jungen vor (Häufigkeit 1:1000) und ist durch einen Hochwuchs mit langen Armen und Beinen und durch eine verzögerte und schwach verlaufende Pubertät mit relativ kleinen Hoden charakterisiert. Das Turner- und Klinefelter-Syndrom werden häufig erst später entdeckt.

All diese genetischen Krankheiten verbindet, dass eine ursächliche Therapie nicht möglich ist. Die betroffenen Kinder brauchen daher die Unterstützung der Gesellschaft und müssen gut mit entsprechenden Hilfsmitteln versorgt werden, um ihre Selbstständigkeit bestmöglich zu fördern.

Herz-Kreislauf-Probleme

Das Herz ist das mechanische Kraftwerk unseres Körpers. Sein komplizierter Aufbau kann während der Schwangerschaft in seiner Entwicklung gestört werden. Daher überwiegen bei Herzerkrankungen im Kindesalter die angeborenen Herzfehler (circa 0,8 Prozent aller Neugeborenen). Meist fallen diese durch Geräusche beim Abhören durch den Arzt auf. Symptome, die auf einen Herzfehler hinweisen können, sind:

› Gedeihstörungen
› Vermehrtes Schwitzen
› Trinkschwäche
› Kurzatmigkeit
› Rasche Ermüdbarkeit
› Blaufärbung der Haut (Zyanose) rasch nach der Geburt

Auch später können noch Erkrankungen auftreten, die sich möglicherweise auf die Funktionsfähigkeit des Herzens auswirken und therapiert werden müssen, wie Entzündungen des Herzens (Endokarditis, Myokarditis) und manche Störungen der Herzschlagfolge (Rhythmusstörungen).

Herzschmerzen, Herzstiche, Schmerzen in der Brust

Vor allem ältere Kinder oder Jugendliche verspüren häufig für Sekunden bis Minuten stechende Schmerzen in der Nähe des Brustbeins. Sie können auch plötzlich beim Ein- oder Ausatmen auftreten und verschwinden nach einigen Atemzügen, spätestens nach einigen Minuten von ganz allein. Derartige Herzschmerzen sind im Kindesalter jedoch meist harmlos. In der Regel gehen sie von der Brustmuskulatur und den Rippen aus und werden durch eine Reizung im Knorpel-Knochen-Übergang der Rippen, durch Husten, Prellungen oder übermäßige Belastungen verursacht. Nur sehr selten sind Erkrankungen im Bereich der Wirbelsäule, des Herzens, der Speiseröhre, des Magen-Darm-Trakts und der Lunge für sie verantwortlich.

Klagt Ihr Kind über Schmerzen in der Brust, sollten Sie diese vom Arzt abklären lassen. Bei gleichzeitiger Atemnot muss dies sehr rasch geschehen.

Unregelmäßiger Puls

Kinder haben mehr als Erwachsene eine atemabhängige Herzfrequenz. Ihr Puls beschleunigt nach tiefem Einatmen und verlangsamt sich beim Ausatmen spürbar. Störungen des Herzrhythmus treten im

---

HERZFREQUENZ

Die normalen Herzfrequenzen sind bei Säuglingen und Kindern höher als bei Erwachsenen.

Alter	ca. Schläge/Minute
Neugeborenes	140
Säuglinge	120
Kleinkinder	100–120
Schulkinder	80–100
Jugendliche	80
Erwachsene	60–80

Kindesalter dagegen selten auf. Meist fallen nur Extrasystolen (Extraschläge), die aber in der Regel harmlos sind.

Ist der Puls Ihrer Tochter oder Ihres Sohn sehr schnell oder unregelmäßig, halten die Beschwerden an oder werden sie unter Belastung stärker, sollten Sie möglichst rasch zum Arzt gehen – vor allem wenn es Ihrem Kind nicht gut geht. In der Praxis wird man es untersuchen und möglicherweise ein EKG und Blutuntersuchungen durchführen. Bestehen Unklarheiten bei der Diagnose, wird der Arzt das Kind an einen Kinderkardiologen oder an eine Kinderklinik überweisen.

Puls messen

Das Pulsmessen gelingt beim Säugling am besten an der Innenseite der Oberarme, bei älteren Kindern im Kieferwinkel oder am Handgelenk.

Bluthochdruck

Der Blutdruck in unserem Körper wird durch die Pumpwirkung des Herzens und durch den Widerstand in den Blutgefäßen reguliert. Werden unsere Gefäße weit gestellt, dann sinkt der Blutdruck, sind sie eng gestellt, steigt er. Bluthochdruck ist im Kindesalter jedoch selten. Er wird meist zufällig bei einer Routineuntersuchung diagnostiziert, denn in der Regel haben die Betroffenen keinerlei Beschwerden. Nur selten weisen Symptome wie Unruhe, Kopfschmerzen, Erbrechen, Schwindel, Sehstörungen, Nasenbluten und Gedeihstörung auf einen zu hohen Blutdruck hin.

Blutdrucksenkende Medikamente sind in diesem Alter nur selten erforderlich. Meist helfen bereits eine ausgewogene Ernährung, eine gesunde Lebensführung mit genug Schlaf und sportlicher Betätigung, das Vermeiden von Übergewicht sowie Entspannungsübungen.

Orthostase-Syndrom

Fehlregulationen des Kreislaufs treten besonders im jugendlichen Alter auf. Dabei sackt bei einer Lageänderung, etwa vom Liegen zum Stehen, das Blut in die Beine, was mit Schwindel, Blässe, Schweiß auf der Stirn, Flimmern vor den Augen oder sogar mit einer kurzen Ohnmacht (siehe Seite 286) verbunden sein kann. Lassen sich andere Ursachen wie Herzrhythmusstörungen oder Anfallsleiden ausschließen, wird der Arzt Verhaltensweisen empfehlen, damit die »Schwächeanfälle« abnehmen. So schaffen etwa regelmäßige sportliche Betätigung oder warm-kalte Wechselduschen Abhilfe bei Kreislauflabilität.

BLUTDRUCK

Im Kindesalter sind die durchschnittlichen Werte tiefer als bei Erwachsenen:

Alter	Durchschnitts- werte
1–3 Jahre	90/60 mm Hg
7–9 Jahre	100/60 mm Hg
13–14 Jahre	110/70 mm Hg

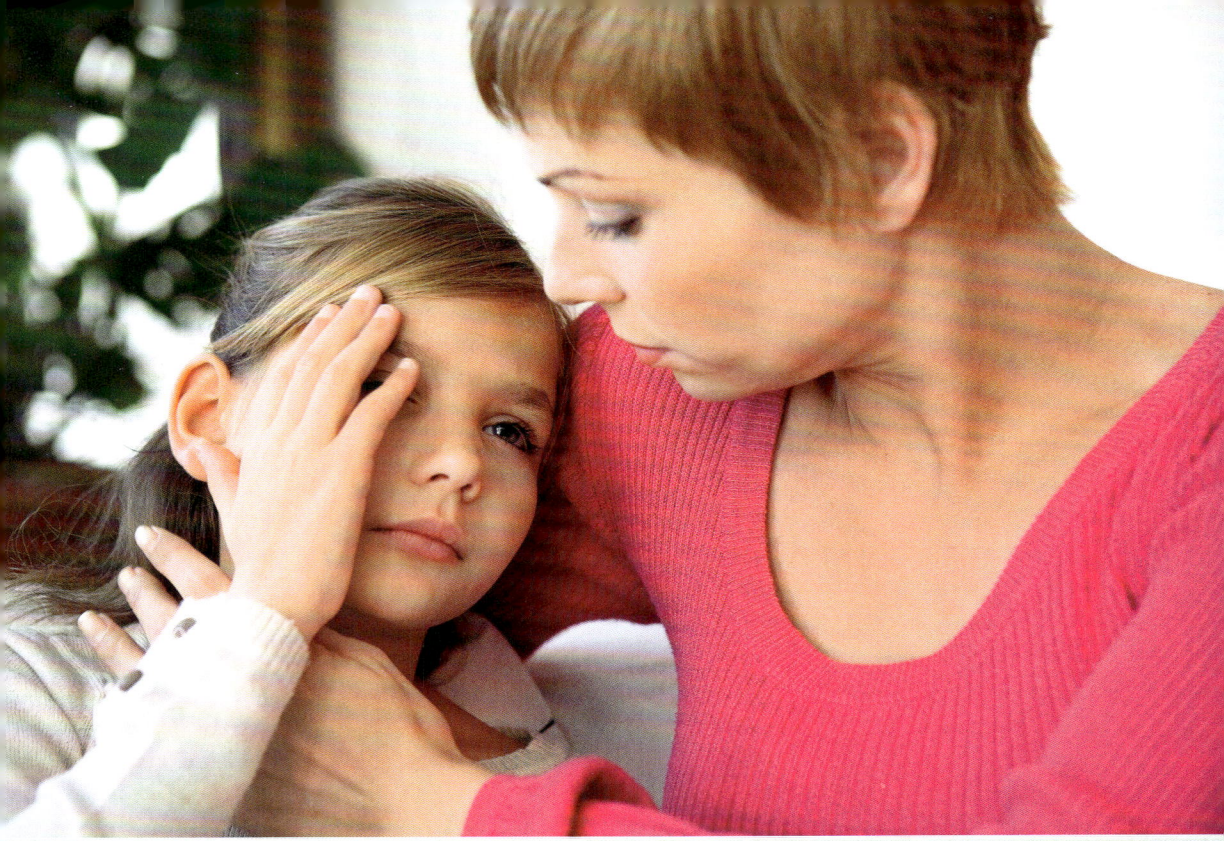

Erkrankungen des kindlichen Nervensystems

Unser Nervensystem ist ein hoch komplexes Gebilde. Es ist nicht nur für die fein abgestimmte Funktion von Muskeln und Organfunktionen zuständig, indem es ankommende Reize aufnimmt, koordiniert und verarbeitet. Es ist zugleich auch die Steuerzentrale für all unsere Lebensfunktionen, Wahrnehmungen und Gefühle. Gehirn und Rückenmark bilden unser zentrales Nervensystem (ZNS). Dieses ist durch Häute, Schädelknochen und Wirbel-säule geschützt. Das ZNS enthält »graue« Substanz, in der die Nervenzellkörper liegen, und »weiße« Substanz, in der sich deren lange Fortsätze befinden: die Leitungsbahnen der Nerven. Das Gehirn selbst wird unterteilt in Großhirn, Kleinhirn, Zwischenhirn und Hirnstamm. In den verschiedenen Arealen des Großhirns werden Informationen gespeichert und miteinander verknüpft. Das Kleinhirn steuert unser Gleichgewicht und unsere fein abgestimmten Bewegungen. Im Zwischenhirn bündeln sich alle Informationen der Sinnesorgane, die von hier weitergeleitet werden. Auch vegetatives Nervensystem, Psyche und Verhalten werden vom Zwischenhirn beeinflusst. Der Hirnstamm, der vor dem Übergang zum Rückenmark liegt, steuert die Atmung und den Herz-Kreislauf. Dort sind außerdem wichtige Reflexe lokalisiert, wie das reflexartige Schließen der Augen oder das Husten, wenn ein Fremdkörper in die Luftröhre gerät.

Auch außerhalb von Gehirn und Rückenmark befinden sich Teile unseres Nervensystems. Sie werden als peripheres Nervensystem (PNS) bezeichnet und unterscheiden sich nochmals in somatisches und autonomes Nervensystem. Über den somatischen Teil nehmen wir Reize von außen wahr und setzen diese mehr oder weniger willkürlich in muskuläre Aktivitäten um. Das autonome oder vegetative Nervensystem steuert hingegen die inneren Organe wie Herz und Blutdruck, Verdauung und Stoffwechsel.

Abbauprozesse, Entzündungen oder Stoffwechselstörungen. Die daraus sich entwickelnden Auffälligkeiten können sich im intellektuellen und im motorischen Bereich zeigen. Wenn ein Kind beispielsweise bereits Erlerntes wieder verlernt, die Eltern Wesensveränderungen an ihm wahrnehmen, aber auch wenn es Symptome wie Erbrechen, Kopfschmerzen, Krampfanfälle oder Lähmungen zeigt, kann dies auf Störungen im Nervensystem hinweisen. Erst eine genaue Anamnese, die neben der gründlichen Untersuchung auch weitere Maßnahmen wie Elektroenzephalografie (EEG), Computertomografie (CT), Kernspintomografie (MRT), Labortests sowie Untersuchung der Nerven und des Hirnwassers einschließt, kann helfen, die Krankheitsbilder voneinander abzugrenzen. Allerdings ist es gerade im Kindesalter besonders schwer, kleine Auffälligkeiten frühzeitig zu bewerten. Schließlich ist diese Phase von Entwicklungsfortschritten und dem Erlernen neuer Fertigkeiten geprägt. Gehirn und Nervensystem ändern und entwickeln sich also beständig.

Störungen des Nervensystems

Das perfekte Zusammenspiel der einzelnen Teile des Nervensystems kann auf vielfältige Weise gestört werden. So können zum Beispiel eine Unterversorgung mit Sauerstoff, eine Hirnblutung oder Verletzungen seine Leistung ebenso stark beeinflussen wie angeborene Fehlbildungen,

Fehlbildungen des Nervensystems

Schädigende Einflüsse während der Schwangerschaft, besonders im ersten Drittel, durch Alkohol, Medikamente, Infektionen und anderes können ebenso wie genetische Probleme zu verschiedenen Fehlbildungen führen. Manche davon werden bereits in der Schwangerschaft durch Sonografie entdeckt, wie zum Beispiel die Spina bifida. Die Anlagestörungen der Wirbelsäule mit fehlendem Schluss der knöchernen Wirbelbögen treten besonders im unteren Wirbelsäulenbereich auf und können das Rückenmark so stark beeinträchtigen, dass es offen liegt (offener Rücken, Meningo-Myelozele). Häufig bestehen die Symptome einer Querschnitts-Lähmung. Da es für diese Krankheit keine ursächlich heilenden Maßnahmen gibt, kann man nur versuchen, eine Beeinträchtigung des Kindes durch operative Eingriffe, Krankengymnastik und Hilfsmittel nach der Geburt so weit wie möglich zu verringern.

Andere Fehlbildungen machen sich erst bei der Entbindung bemerkbar oder wenn der Kopf im Säuglingsalter nicht altersgemäß wächst. So entsteht zum Beispiel ein Wasserkopf (Hydrozephalus), wenn das ständig produzierte Hirnwasser nicht in ausreichendem Maß abfließen kann und sich im Schädel ansammelt. Die verminderte Abflussmöglichkeit kann dabei durch eine Anlagestörung, eine Hirnblutung (Komplikation bei Frühgeborenen) oder eine Infektion hervorgerufen sein. Beeinträchtigt ein Hydrozephalus die Hirnentwicklung, schafft man durch einen Schlauch eine Verbindung zwischen Kopf und Bauchraum, um übermäßiges Hirnwasser in diesen zu leiten, wo es in der Bauchhöhle aufgenommen (resorbiert) wird. Ein zwischengeschaltetes Ventil reguliert dabei die Druckverhältnisse. Regelmäßige Kontrollen durch Neurologen und Neurochirurgen sind erforderlich.

Kopfschmerzen

SYMPTOME

> Dumpfer oder stechender, seiten- oder stirn- und nackenbetonter Kopfschmerz

Kinder klagen häufig über Kopfschmerzen und es ist nicht immer leicht, eine Ursache zu finden. Typische Formen im Kindesalter sind Spannungskopfschmerzen, symptomatische Kopfschmerzen und Migräne.

> Spannungskopfschmerzen: Sie sind häufig im Stirnbereich angesiedelt und werden meist durch Stress, Wetterfühligkeit, Kreislauflabilität und Schlafmangel ausgelöst. Sie sind im Schulalter besonders häufig.

> Symptomatische Kopfschmerzen: Sie treten begleitend bei anderen Erkrankungen auf und müssen besonders beachtet werden. So lösen zum Beispiel Virusinfekte neben Fieber, Schnupfen und Husten auch Kopfschmerzen aus.

> Migräne: Sie ist charakterisiert durch einen anfallartigen, pulsierenden und meist einseitigen Kopfschmerz. Er wird oft von Übelkeit, Lichtempfindlichkeit, manchmal auch von vorübergehenden Nervenausfällen begleitet. Migräne kann vererbt, aber auch durch die verschiedensten äußeren und inneren Reize ausgelöst werden, wie zum Beispiel Stress, Schlafmangel oder bestimmte Nahrungsmittel.

Der Kopfschmerz kann auch eine andere Krankheit oder Verletzung begleiten. So können zum Beispiel Schädelprellungen für einige Stunden zu Kopfschmerzen und Erbrechen führen. Eine Nasennebenhöhlenentzündung verursacht Schmerzen an der Stirn, besonders wenn man sich nach vorne bückt. Eine Ohrentzündung kann seitliche Kopfschmerzen auslösen. Fehlsichtigkeit verursacht – besonders zum Nachmittag hin – Kopfschmerzen, weil die Augen überanstrengt sind. Muskelverspannungen durch eine schlechte Sitzhaltung strahlen Schmerzen in den Nacken und Bereich des Hinterkopfs aus.

INDIREKTE ZEICHEN

Kinder können erst im späteren Kleinkindalter sagen, dass sie Kopfweh haben. Bis dahin ist es relativ schwierig, Erkrankungen zu erkennen, die im Kopf ablaufen oder bei denen der Kopf mit betroffen ist. Eltern und Arzt sind daher auf indirekte Zeichen einer solchen Erkrankung angewiesen, wie zum Beispiel Fieber, Erbrechen, schrilles Schreien, eine gespannte Fontanelle, Berührungsempfindlichkeit, Nackensteifigkeit, Teilnahmslosigkeit (Apathie) und Bewusstlosigkeit. Auch wiederkehrendes nächtliches Erbrechen, Sehstörungen, Gangunsicherheit und Krampfanfälle können auf eine Erkrankung im Kopf hinweisen.

Zuweilen kann sich hinter den Schmerzen sogar eine schwerwiegende Erkrankung verbergen. So wird etwa eine Hirnhaut- oder Gehirnentzündungen begleitet von Kopfschmerzen, Fieber, Nackensteifigkeit, Bewusstseinsstörungen und gelegentlichen Einblutungen in die Haut. Ein Hirntumor oder Hirnabszess zeigt sich neben vor allem nächtlichem oder morgendlichem Kopfschmerz und Erbrechen durch Gleichgewichtsstörungen, Benommenheit und Sehstörungen. Hirnblutungen sind geprägt von akutem, vernichtendem Kopfschmerz.

So hilft der Arzt

Kopfschmerzen müssen immer abgeklärt und ihre Ursache gefunden werden. Dies gilt ganz besonders, wenn Ihr Kind
› eine Schädelprellung erlitten hat und die Kopfschmerzen innerhalb weniger Stunden nicht abnehmen, sondern eventuell sogar zunehmen.
› Fieber, Kopfschmerzen und möglicherweise Hauteinblutungen hat.
› Migräneattacken erleidet.
› ständig wiederkehrende Kopfschmerzen hat.
› unklare Kopfschmerzen hat oder es Hinweise auf eine der oben genannten Ursachen für symptomatische Kopfschmerzen gibt.
› indirekte Zeichen für eine Erkrankung im Kopf zeigt (siehe Kasten).
Je nach Gesamtsituation Ihres Kindes wird der Arzt nach der körperlich-neurologischen Untersuchung weitere diagnostische Maßnahmen einleiten. Er überweist Ihr Kind dann zum Beispiel zum Augen-

und/oder Hals-Nasen-Ohren-Arzt oder für ein EEG oder eine MRT an eine Spezialpraxis oder in eine Klinik. Bei Spannungskopfschmerzen und Migräne sind schmerzstillende Medikamente und entsprechendes Verhalten (siehe unten) erforderlich. Auch die Vorstellung in einer Ambulanz für Kopfschmerzen kann sinnvoll sein, wenn die Beschwerden nicht in den Griff zu bekommen sind.

Was Sie selbst tun können

Geben Sie Ihrem Kind nicht unkritisch Schmerzmittel oder andere Medikamente, wenn es über Kopfweh klagt. Sie könnten eine ernsthafte Erkrankung verschleiern oder Ihr Kind an die Einnahme gewöhnen. Versuchen Sie stattdessen, die Beschwerden auf sanfte Art zu lindern.

› Achten Sie darauf, dass Ihr Kind tagsüber genügend trinkt.
› Kühlen Sie seine Stirn mit kalten Umschlägen (immer wieder wechseln).
› Sind die Schmerzen ein Begleitsymptom einer anderen Krankheit, sollte diese entsprechend behandelt werden.
› Wenn Ihr Kind immer wieder über Kopfschmerzen klagt, sollten Sie ein Schmerztagebuch anlegen. Das hilft, mögliche Auslöser für die Attacken zu erkennen und hilft so dem Arzt bei der Diagnose.
› Bei einer Migräne können Sie den Kopfschmerz durch Ruhe und Schlaf im abgedunkelten Raum lindern.
› Eine gesunde Lebensführung mit geregeltem Tagesablauf, Kreislauftraining und Entspannungsübungen helfen dem Kind zu lernen, mit Stress besser umzugehen.

Sie vermindern die Häufigkeit von Migräneattacken und den Tablettenverbrauch. Nehmen Sie zur Klärung Kontakt zu Ihrem Kinderarzt auf.
› Lassen sich die Kopfschmerzen nicht in den Griff bekommen, sollten Sie sich an eine spezielle Kopfschmerz-Ambulanz wenden. Fragen Sie Ihren Kinderarzt nach entsprechenden Adressen in Ihrer Nähe.

Empfehlungen der Naturheilkunde

Bei Kindern über zwölf Jahren und ohne asthmatische Beschwerden kann es bei Spannungskopfschmerzen helfen, Schläfen, Scheitel und Nacken mit Minzöl einzureiben. Halten Sie Rücksprache mit Ihrem Arzt.

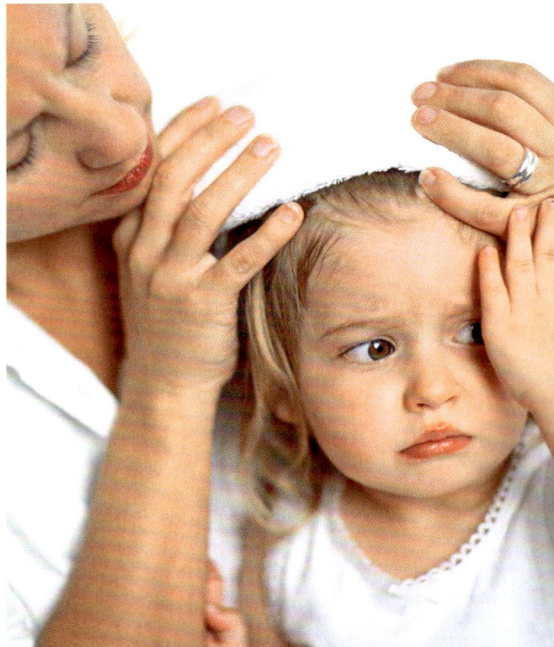

Kühle Umschläge helfen bei vielen Kindern zuverlässig gegen leichte Kopfschmerzen.

Schwindel

SYMPTOME

Beim Kleinkind:
› Manchmal plötzlicher Schwindel mit Blässe, Hinfallen, Nystagmus (ruckartige Augenbewegung zu einer Seite, die nicht zu unterbrechen ist)

Bei älteren Kindern:
› Unsicherheit beim Stehen und Gehen, Fallneigung, manchmal dabei Übelkeit, Erbrechen oder Augenprobleme
› Drehschwindel (Gefühl, dass sich in einem etwas dreht oder sich die Umgebung dreht)

Um unser Gleichgewicht halten zu können, werden die im Gehirn ankommenden Reize aus dem Gleichgewichtsorgan im Ohr und von unseren Augen ausgewertet und die Muskulatur entsprechend darauf abgestimmt. Störungen im Gleichgewichtsorgan oder Beeinträchtigungen beim Sehen können dieses Zusammenspiel erschweren. Sie führen zu einem gestörten Raumempfinden, das man landläufig Schwindel nennt.

Vor allem Ohrentzündungen, aber auch Herz- und Kreislaufprobleme, Durchblutungsstörungen im Gehirn, bestimmte Medikamente und Hirnerkrankungen können solch einen Schwindel auslösen. Hinzu kommt gerade bei Kindern eine häufige und banale Ursache für den Schwindel: Viele von ihnen vertragen das Autofahren nicht.

Bei Kleinkindern kommt Schwindel selten vor, sie können ihn zudem meist nicht äußern. Typische Zeichen: Die Kinder sind blass, ängstlich, torkeln, legen sich hin oder suchen Halt an einem Erwachsenen. Kann der Arzt keine Ursache für diese Symptome finden, bezeichnet man sie als »gutartigen« Schwindel des Kindes- und Jugendalters«. Er verschwindet im Laufe der Zeit. Einige Kinder entwickeln jedoch anschließend eine Migräne (siehe ab Seite 250).

So hilft der Arzt

Nehmen Sie bei Schwindelattacken immer Kontakt zum Arzt auf. Er wird Sie zunächst nach dem Hergang und den begleitenden Beschwerden fragen und Ihr Kind gründlich untersuchen. Gegebenenfalls überweist er es an einen Kinderkardiologen, Kinderneurologen, Augen- oder HNO-Arzt.

Was Sie selbst tun können

Erleidet Ihr Kind eine Schwindelattacke oder wird es plötzlich blass, setzen oder legen Sie es hin oder nehmen Sie es auf den Arm. Warten Sie bei ihm, bis die Attacke vorbei ist. Achten Sie außerdem auf die Details. Die Antworten können wichtige Informationen für Ihren Arzt sein.
› Wie lange dauert die Schwindelattacke?
› Dreht sich alles nach rechts oder nach links? Es könnten dann Probleme mit dem Innenohr vorliegen.
› Treten Kreislaufsymptome auf, wie Augenflimmern oder Schwarz-vor-den-Augen-Werden, veränderter Herzschlag oder eine Leere im Kopf?
› Hat das Kind genug getrunken?

Koordinationsstörung, motorische Ungeschicklichkeit

SYMPTOME
› Verspätetes Aufrichten und Laufen
› Grobmotorische Ungeschicklichkeit wie häufiges Stolpern oder Hinfallen
› Feinmotorische Ungeschicklichkeit beim Malen, Basteln, Schreiben

Die Fähigkeit, Arme und Beine koordiniert zu bewegen, ist nicht von Geburt an vorhanden, sondern muss sich erst entwickeln. Im Rahmen der Vorsorgeuntersuchungen (siehe ab Seite 20) untersucht der Kinderarzt deshalb auch, ob die Motorik eines Kindes, wie Greifen, Laufen, Hüpfen, Seiltänzergang, Einbeinhüpfen und Seitwärtshüpfen, seinem Alter entspricht.
Bei einer motorischen Koordinationsstörung funktionieren die Steuerung und das Zusammenspiel der Muskeln nicht optimal. Eine Bewegung verläuft daher nicht so glatt, wie sie es sollte. Ursache für eine solche Störung kann neben einer Schädigung des Gehirns vor, während oder nach der Geburt auch eine Stoffwechselerkrankung, eine Entzündung, ein Unfall oder eine Fehlbildung sein. Mitunter liegen aber auch keine eindeutigen Auffälligkeiten vonseiten des Nervensystems vor. Dann wird dies als motorische Ungeschicklichkeit oder umschriebene motorische Entwicklungsstörung bezeichnet. Häufig gibt es dafür eine entsprechende genetisch bedingte familiäre Veranlagung. Vater und/

oder Mutter waren früher ebenfalls ungeschickter oder sind es jetzt noch.
Häufig ist die motorische Ungeschicklichkeit mit Aufmerksamkeitsstörungen und/oder Sprachentwicklungsstörungen kombiniert (siehe ab Seite 266).

So hilft der Arzt

Haben Sie den Eindruck oder die Sorge, dass sich Ihr Kind motorisch nicht normal entwickelt, sollten Sie dies unbedingt beim Arzt ansprechen. Für ihn ist es auch wichtig zu wissen, wie Ihre eigene motorische Entwicklung und die Ihres Partners verlaufen ist. Besteht nur eine umschriebene Entwicklungsstörung der Motorik, sind nach Ausschluss spezieller Ursachen Fördermaßnahmen wie Krankengymnastik, Ergotherapie, Psychomotorik oder Mototherapie hilfreich. Durch sie können auch psychische Spätschäden verhindert werden, die möglicherweise entstehen, wenn sich Ihr Kind nicht richtig in seine Umgebung eingebunden fühlt. Empfindet sich Ihr Kind durch seine Ungeschicklichkeit nicht als benachteiligt, ist es lebensfroh und fördern Sie es selbst durch sportliche Aktivitäten, kann auf Krankengymnastik ganz verzichtet werden. Sollten neben der Koordinationsstörung noch andere Beeinträchtigungen bestehen, wird Ihr Arzt eine ausführliche Diagnostik einleiten.

Was Sie selbst tun können

Geben Sie Ihrem Kind genügend Spiel- und Bewegungsmöglichkeit, damit es seine körperlichen Fertigkeiten und die Feinmotorik auf natürliche Weise schulen kann.

Krampfanfälle

SYMPTOME

› Plötzliche Bewusstlosigkeit
› Atemstörung
› Blaufärbung der Haut
› Verdrehen der Augen
› Zucken oder Anspannen einer, mehrerer oder aller Extremitäten
› Einnässen, Einkoten
› Schaum vor dem Mund
› Eventuell Fieber (wird häufig nicht wahrgenommen)

In unserem Gehirn laufen ständig elektrische Vorgänge ab. Sie dienen der Weiterleitung von Informationen. Bei einem Krampfanfall kommt es zu einer plötzlichen Funktionsstörung des Gehirns, wobei sich in größeren Arealen elektrische Impulse gleichzeitig entladen. Je nach Ort der Funktionsstörung dehnen sich die Anfälle über den ganzen Körper aus oder laufen aber nur lokal ab.

Weil nicht alle Anfälle durch eine Funktionsstörung des Gehirns verursacht werden, muss zunächst geklärt werden, ob es sich um einen nicht-epileptischen oder einen epileptischen Anfall handelt und ob sich aus ihm eventuell eine Epilepsie (Fallsucht) entwickeln kann.

Von einer Epilepsie spricht man dann, wenn epileptische Anfälle mit teilweiser oder vollständiger Funktionsstörung des Gehirns ohne erkennbare Auslöser wiederkehrend auftreten.

Epilepsien können partiell oder generalisiert auftreten. Bei den partiellen Anfällen treten Zuckungen nur in Teilbereichen des Körpers auf. Manchmal ist die Sensibilität gestört oder es kommt zu Erbrechen oder Einnässen. Auch das Bewusstsein kann dabei beeinträchtigt sein. Zu den generalisierten Anfälle gehören neben einer Reihe teilweise schwer verlaufenden, den ganzen Körper erfassenden Anfällen auch die Absencen. Während dieser kommt es für einige Sekunden zu plötzlichen Bewusstseinsstörungen. Das Kind unterbricht seine Tätigkeit, sein Blick ist starr und leer. Manchmal kommen dazu neurologische Auffälligkeiten (etwa Zuckungen). Anschließend wird die Tätigkeit wieder fortgesetzt.

› Tics sind plötzlich auftretende, unwillkürliche und nicht beeinflussbare Zuckungen an einer oder mehreren Kör-

ERSTMASSNAHMEN BEI EINEM KRAMPFANFALL

› Seitenlagerung
› Rettungsdienst informieren, nicht (!) selbst mit dem Auto fahren
› Ruhe bewahren und den Anfall beobachten: Sind beide Arme und beide Beine betroffen?
› Anfallsdauer registrieren. Bei Anfällen über zwei Minuten krampflösendes Klistier einsetzen, falls ein solches vorhanden ist.

perregionen. Sie können Ausdruck einer seelischen Anspannung sein und sind häufig mit anderen psychischen Auffälligkeiten verbunden. Tics äußern sich zum Beispiel durch vermehrtes Zwinkern, anfallartiges Räuspern oder Husten, Zucken der Halsmuskulatur, Grimassieren, Durchschütteln des Körpers, vertieftes Luftholen oder in schweren Fällen auch durch unterschiedliche Lautäußerungen.

› Davon zu unterscheiden sind Gelegenheitskrämpfe wie zum Beispiel Fieberkrämpfe (siehe Seite 77) und Anfälle im Rahmen von Infektionskrankheiten oder Unterzuckerungen.

› Psychogene Anfälle sind »vorgetäuschte« epileptische Anfälle und für einen Unerfahrenen häufig nicht zu erkennen. Sie stehen immer im Zusammenhang mit seelischen Belastungen oder psychischen Krankheiten.

› Auch der sogenannte respiratorische Affektkrampf bedarf keiner Behandlung. Ausgelöst durch plötzlichen Schmerz oder weil sie ihren Willen nicht durchsetzen können, beginnen manche Babys und Kleinkinder plötzlich zu schreien, halten dann inne und holen keine Luft mehr. Dies führt zu kurzer Bewusstlosigkeit, die ungefährlich ist und ohne besondere Maßnahmen vorübergeht.

So hilft der Arzt

Anfälle im Kindesalter sind ernst zu nehmende Zustände und bedürfen daher einer sofortigen Therapie sowie einer raschen diagnostischen Klärung. Bei einem ersten Krampfanfall, mit und ohne Fieber, müssen Sie daher immer den Arzt oder Notarzt informieren. Schließlich wissen Sie nie, wie lange der Krampfanfall dauern wird und welche Ursache er hat.

Nach der medikamentösen Unterbrechung des Anfalls muss geklärt werden, was den Krampf verursacht hat. Hierzu ist je nach Situation und Verdacht manchmal eine Untersuchung des Hirnwassers durch eine Punktion des Rückenmarks, ein EEG oder eine Kernspintomografie erforderlich. Besonders bei epileptischen Anfällen ist die Zusammenarbeit zwischen dem behandelnden Kinderarzt und einem dafür ausgebildeten Spezialisten wichtig.

Sind ähnliche Anfälle bereits mehrfach aufgetreten und ist ihr Ablauf bekannt, gehen Eltern oder betreuende Personen mit der Situation meist ruhiger um. Sie sollten sich aber trotzdem immer professionelle Hilfe hinzuholen und das jeweilige Vorgehen mit Ihrem Arzt absprechen. Eltern, deren Kinder ein schwerwiegendes Krampfleiden haben, suchen häufig nach komplementärmedizinischen Maßnahmen wie der Homöopathie, um ihrem Kind zu helfen. Wenn Sie dies ebenfalls vorhaben, sollten Sie es unbedingt bei Ihrem Arzt offen ansprechen, damit er Sie optimal beraten und Ihr Kind gut betreuen kann.

Was Sie selbst tun können

Wenn Ihr Kind einen Krampf erleidet, sollten Sie unbedingt versuchen, Ruhe zu bewahren. Wie Sie ihm helfen können, bis der Arzt eintrifft, lesen Sie im Kasten auf Seite 255 oder auf Seite 77 (Fieberkrämpfe).

Lähmungen

SYMPTOME
› Willkürliche Bewegung eines Körperteils ist nicht oder nur eingeschränkt möglich

Bei einer Lähmung fallen Nervenaktivitäten aus. Das Kind ist deshalb teilweise oder komplett unfähig, einen Körperteil willkürlich zu bewegen. Meist bestehen diese Lähmungen vom Babyalter an:

› Plexusparese: Geburtsbedingte Armlähmungen sind meist Folgen einer schweren Geburt.

› Zerebralparese: Wird das Gehirn vor, während oder nach der Geburt geschädigt, kann es zu bleibenden Veränderungen der Muskelspannung (Muskeltonus) sowie zu einem gestörten Zusammenspiel der verschiedenen Muskelgruppen kommen. Die Folge können eine dauerhafte Verkrampfung (Spastik) der betroffenen Extremitäten oder andere Formen von Bewegungsstörungen sein und zu bleibenden Behinderungen führen. Schwere Fälle einer infantilen Zerebralparese fallen schon rasch nach der Geburt auf. Leichtere Formen, insbesondere Halbseiten-Störungen, werden manchmal erst im im Verlauf des ersten Lebensjahres entdeckt.

Auch im Laufe der Kindheit können Lähmungen auftreten. Die Kinderlähmung (Polio) gilt in Europa zwar derzeit als besiegt. Es gibt aber andere Ursachen:

› Migräne: Eine Attacke kann in seltenen Fällen dafür sorgen, dass ein Körperteil kurzfristig plötzlich gelähmt ist (siehe auch Seite 250).

› Zeckenbiss: Gelegentlich kann nach einem Zeckenbiss durch eine Borreliose eine halbseitige Gesichtslähmung auftreten (Fazialisparese). Das Gesicht erscheint dann schief verzogen.

› Hirninfarkt, Schlaganfall: Im Kindesalter äußerst selten. Wird meist durch sehr zähflüssiges Blut oder einen Herzfehler verursacht. Gefährdet sind auch jugendliche Mädchen und junge Frauen, die rauchen und die Pille einnehmen.

So hilft der Arzt

Geburtsbedingte Armlähmungen müssen in Zusammenarbeit mit einem Kinderneurologen krankengymnastisch betreut werden. Auch eine Zerebralparese bedarf einer Krankengymnastik auf neurophysiologischer Grundlage, um das Ausmaß der Schäden zu mindern. Liegen weitere Beeinträchtigungen vor, ist eine intensive Zusammenarbeit von Ergo- und Sprachtherapie, Krankengymnastik und betreuendem Arzt wichtig. In einigen Fällen kann durch die Gabe von Botulinum-Toxin für einige Zeit eine Verminderung der Spastik erreicht werden.

Eine akute Lähmung muss rasch geklärt werden. Der Arzt wird, meist in Zusammenarbeit mit einer Kinderklinik, entsprechende diagnostische und therapeutische Schritte einleiten. Bei Nervenausfällen nach einem Zeckenbiss muss das Kind antibiotisch behandelt werden.

Hirnhautentzündung

SYMPTOME

› Fieber
› Kopfschmerzen
› Erbrechen
› Vermindertes Allgemeinbefinden
› Gestörtes Bewusstsein
› Berührungsempfindlichkeit
› Nackensteifigkeit, Kniekuss-Phänomen
› Hauteinblutungen (Petechien)
› Bei Säuglingen eine gespannte Fontanelle

Gehirn und Rückenmark sind von den Hirnhäuten wie von einer Schutzschicht umgeben. Wenn es Viren oder Bakterien gelingt, die Grenze zwischen Blut und Hirnwasser (Blut-Liquor-Schranke) zu durchbrechen, verursachen sie ein schweres Krankheitsbild, indem sie die Hirnhäute entzünden.

Die Hirnhautentzündung (Meningitis) tritt meist akut auf: Die Kinder werden innerhalb von Stunden oder ein bis zwei Tagen krank. Sie fühlen sich schlapp und abgeschlagen, haben Fieber und Kopfschmerzen, erbrechen sich, reagieren empfindlich auf Berührungen und ihr Nacken ist steif. Eventuell sind auch kleine punktförmige Hauteinblutungen zu sehen.
Je jünger ein Kind ist, desto untypischer sind dabei die Symptome. Säuglinge haben neben dem allgemeinen Kranksein häufig eine gespannte Fontanelle.

So hilft der Arzt

Wie gut ein Kind die Hirnhautentzündung übersteht, hängt nicht nur vom Erreger, sondern auch vom Zeitpunkt der richtigen Therapiemaßnahmen und von seinen körpereigenen Abwehrkräften ab. Daher muss Ihr Kind sofort untersucht werden, wenn Sie den Verdacht haben, dass es eine Hirnhautentzündung hat. Der Arzt wird die nötigen diagnostischen Schritte einleiten und Ihr Kind sofort in eine Kinderklinik einweisen, wenn er Ihre Vermutung teilt. Bestätigt sich dort nach einer Punktion im Rücken (Lumbalpunktion) die Diagnose, ist je nach Erreger eine intensive Betreuung und Therapie erforderlich.

Was Sie selbst tun können

Das Kind wird im Krankenhaus betreut und braucht absolute Ruhe. Überlegen Sie gemeinsam mit dem Pflegepersonal, was Ihrer Tochter oder Ihrem Sohn guttun könnte.

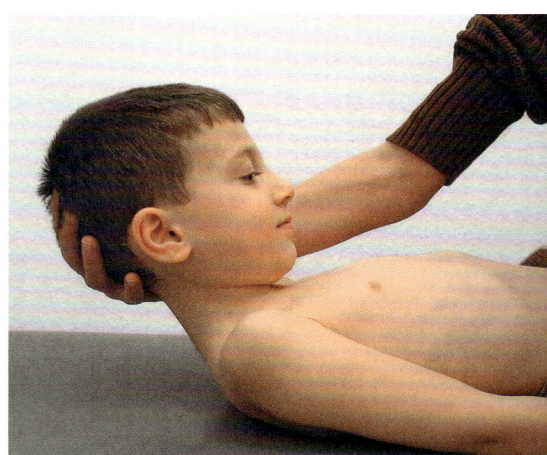

Im Liegen lässt sich gut überprüfen, wie beweglich der Nacken des Kindes ist.

Gehirn- und Rückenmarkentzündung

SYMPTOME

> Fieber, Krämpfe
> Bewusstseinsstörungen
> Schweres Kranksein

Verschiedene Viren wie zum Beispiel das Masern-, Mumps-, Windpocken-, Herpes- oder Zytomegalie-Virus können ebenso wie Enteroviren, zum Beispiel Coxsackie-Viren, zu einer Entzündung des Gehirns und des Rückenmarks führen (Enzephalitis, Myelitis). Die Entzündung äußert sich in Fieber, Kopfweh, Krämpfen, Nervenausfällen oder Bewusstseinsstörungen und kann sogenannte Defektheilungen (Lähmungen, Anfallsleiden, Teilleistungs- oder Verhaltensstörungen) zur Folge haben.

So hilft der Arzt

Liegen oben genannte Symptome vor, müssen Sie Ihr Kind sofort dem Arzt vorstellen. Bestätigt sich der Verdacht, wird er es in die Kinderklinik einweisen, da je nach Erreger eine intensive Betreuung und Therapie erforderlich ist.

Was Sie selbst tun können

Wie bei einer Hirnhautentzündung (siehe Seite 258) wird Ihr Kind im Krankenhaus betreut, da es intensive Pflege und absolute Ruhe benötigt. Besprechen Sie mit den Ärzten und dem Pflegepersonal, was Sie ihm Gutes tun können.

TUMOREN DES ZENTRALEN NERVENSYSTEMS

Die meisten Hirntumoren treten zwischen dem fünften und siebten Lebensjahr auf. Sie sind jedoch selten und zudem vom Zelltyp nicht immer bösartig, bilden also nicht immer Metastasen. Trotzdem kann die Erkrankung tödlich verlaufen, wenn der Tumor aufgrund seiner Lage lebenswichtige Hirnzentren stört, aber nicht operiert werden kann. Das Neuroblastom ist ein Tumor des sympathischen Nervensystems. Es kann also theoretisch überall wachsen, wo sich sympathisches Nervengewebe befindet. Meist entstehen Neuroblastome jedoch entlang der Wirbelsäule. Haupterkrankungsalter ist unter vier Jahren.

Typische Symptome

Ein Hirntumor kann sich bemerkbar machen durch Kopfschmerzen und Apathie, Nüchtern-Erbrechen (besonders morgens), Sehstörungen mit Nervenausfällen (Schielen), Gleichgewichtsstörungen, unkontrollierbares Hin- und Herpendeln der Augen (Nystagmus) sowie Gedeihstörungen und hormonelle Störungen. Beim Neuroblastom können Luftnot ohne klare Ursache bestehen, Abgeschlagenheit, Fieber und Augenveränderungen wie ein hängendes Augenlid und unterschiedlich große Pupillen und Augen.

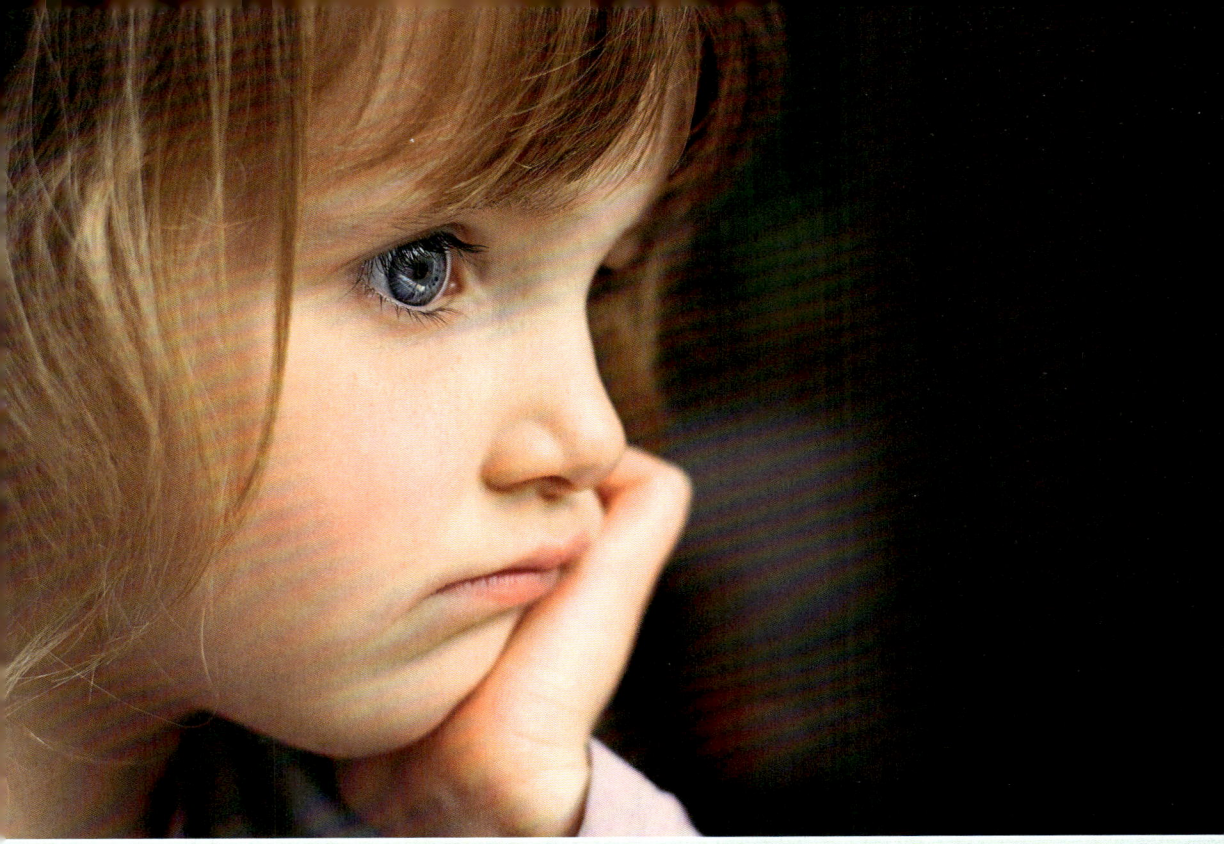

Psychische Probleme

Nicht nur Erwachsenen fällt es immer schwerer, sich in unserer komplexen Welt zurechtzufinden. Auch der Lebensraum unserer Kinder hat sich verändert. Die Tatsache, dass die Anzahl an grobmotorischen Defiziten, Verhaltens-, Entwicklungs- und seelischen Störungen in den letzten Jahrzehnten deutlich zugenommen hat, liegt nicht nur an der verbesserten Diagnostik durch Kinder-und Jugendärzte, -psychiater und -psychologen. Sie ist vor allem auch ein Hinweis auf die veränderten Lebensbedingungen, in denen Kinder heute aufwachsen und die sie prägen. Daher sollte das Verständnis der Generation, die diese Lebensbedingungen geschaffen hat, für ihre Kinder besonders groß sein. Weil die Krankheitszeichen gerade bei psychischen Problemen von Kind zu Kind sehr stark variieren können, wurde auf den folgenden Seiten auf den Kasten mit typischen Symptomen verzichtet.

Ängste

Angst ist eine natürliche Reaktion des Menschen – genauso wie Freude und Trauer, Wut, Aggressionen oder Schmerz. Kinder und Jugendliche müssen daher lernen, mit ihren Ängsten umzugehen. Es ist ganz normal und auch wichtig, in manchen Situationen Angst zu haben. Denn wenn man Gefahren nicht richtig einordnet, steigt die Wahrscheinlichkeit, einen Schaden zu erleiden.

Angst kann aber mitunter auch auffällig und krankhaft werden. Sie ist es immer dann, wenn zwischen der Angstreaktion und dem, was die Angst auslöst, ein deutliches Missverhältnis besteht. Vor was man sich fürchtet, ist natürlich sehr individuell. Bis zu einem gewissen Grad hängt es jedoch auch vom Alter des Kindes ab, was Angst macht und wie sich diese äußert.

› Säuglinge und Kleinkinder signalisieren häufig, dass sie Angst haben, indem sie schreien, weglaufen oder sich an ihrer Bezugsperson festklammern. So ist etwa das Fremdeln, das um den achten Monat herum beginnt, ein Zeichen dafür, dass ein Baby sich fürchtet, den Kontakt zur Bezugsperson zu verlieren. Dies fällt meist mit der Fähigkeit zusammen, sich selbstständig von der Mutter zu entfernen, zum Beispiel durch Krabbeln. Das Fremdeln kann sich in diesem Alter auch auf vorher vertraute Personen ausdehnen. Im Kleinkindalter herrschen Trennungsängste, Angst vor fremden Personen oder fremden Situationen vor. In diesem Alter tritt bei manchen Kin-

dern auch der Nachtschreck (Pavor nocturnus) auf: Sie erwachen nachts voller Panik, sind erregt, weinen und schreien. Solange sie nicht richtig wach sind, lassen sie sich nicht beruhigen.

› Im Vorschulalter dominieren diffuse Ängste vor Naturereignissen, Dunkelheit oder Gespenstern.

› Ab dem Schulalter bis zur Pubertät haben viele Kinder Angst vor dem Tod, vor Krankheit oder Schule. Manche leiden an Phobien (isolierte Ängste) wie einer Tierphobie (Spinnen, Mäuse). Auch Schulangst kann zur Phobie werden.

› In der Pubertät können massive Reifungsängste auftreten, die sich unter anderem in Kontaktschwierigkeiten, Minderwertigkeitskomplexen, Angst- und Zwangsneurosen äußern.

So hilft der Arzt

Wenn Sie den Eindruck haben, dass die Ängste für Ihr Kind zu einer starken Belastung werden oder Sie selbst mit seiner Angst nicht zurechtkommen, sollten Sie Kontakt zu Ihrem Kinderarzt oder einem Kinder- und Jugendpsychologen aufnehmen. Dort wird man versuchen, gemeinsam mit Ihnen die Ursachen für die Angst herauszufinden. Da manche Angststörungen, etwa eine Schulphobie, komplexe Ursachen haben können, wird man Ihnen möglicherweise zusätzlich eine psychotherapeutische oder kinder- und jugendpsychiatrische Betreuung empfehlen. Bei schweren Angststörungen ist unter Umständen ein Aufenthalt in einer Klinik für Kinder- und Jugendpsychiatrie nötig.

Was Sie selbst tun können

Als Eltern können Sie viel dazu beitragen, das Selbstvertrauen Ihre Kindes zu stärken und ihm so seinen Ängste zu nehmen.

> Ihr Kind braucht jetzt vor allem Nähe und Körperkontakt.
> Bereiten Sie ein Baby oder Kleinkind auf andere Personen vor, bevor diese es auf den Arm nehmen. Lassen Sie nicht zu, dass dies gegen seinen Willen geschieht.
> Erklären Sie Ihrem Kind altersgerecht, warum es vor einer speziellen Person oder Sache keine Angst zu haben braucht. Akzeptieren Sie aber seine gesunde Skepsis.
> Lassen Sie Ihr Kind nicht alleine fernsehen. Selbst in Kindersendungen kann etwas zu sehen sein, das ihm unnötig Angst macht.
> Sprechen Sie mit Erziehern und Lehrern; fragen Sie, wie Ihr Kind sich dort verhält.
> Bleiben Sie auch im Jugendalter offen für Nöte und Sorgen. Nehmen Sie sich Zeit, hören Sie Ihrem jugendlichen Kind zu.
> Üben Sie nicht ständig Kritik an Ihrem Kind. Fördern Sie sein Selbstvertrauen, indem Sie seine Stärken unterstützen.

Schlafstörungen

Auch wenn das Schlafbedürfnis von Kind zu Kind variiert: In den ersten Lebensjahren braucht der Mensch viel mehr Schlaf als im Erwachsenalter. Die durchschnittliche Schlafdauer beträgt

> in der ersten Lebenswoche: circa 16 bis 17 Stunden am Tag
> mit drei Monaten: circa 15 Stunden
> mit zwölf Monaten: circa 14 Stunden
> mit zwei Jahren: circa 13 Stunden.
> mit sieben Jahren: circa 11 Stunden
> mit zwölf Jahren: circa 10 Stunden
> mit 14 Jahren: circa 9 Stunden

Schlafprobleme bei Säuglingen sind für junge Familien ein zentrales Problem. Durch die nächtliche Ruhestörung sind die Eltern übermüdet und frustriert. Vor allem nach der Geburt des ersten Kindes müssen sie sich an den neuen Rhythmus erst gewöhnen. Dies wird noch erschwert, weil sie häufig keine Vorstellungen davon haben, wie sich das Schlafbedürfnis und die Schlafdauer in den ersten Lebensmonaten ihres Kindes verändert.

Säuglinge haben eine eigene innere Uhr, die ihren Schlaf-Wach-Rhythmus bestimmt. Er passt sich nur allmählich an die Schlaf- und Wachphasen der Eltern an. Erst mit etwa sechs Monaten kann der Großteil der Kinder durchschlafen – vorausgesetzt, sie haben vorher gelernt, allein (also ohne die Hilfe der Eltern) einzuschlafen. Denn zwischen Tief- und Traumschlaf wacht ein Baby immer wieder kurz auf. Wenn es beim Stillen oder auf dem Arm einschläft, schlafend in sein Bett gelegt wird und dann in der Nacht dort aufwacht, protestiert es zurecht. Auch wir würden uns schließlich gehörig wundern, an einem anderen Ort aufzuwachen als dort, wo wir eingeschlafen sind.

Hat Ihr Baby dagegen gelernt, allein in seinem eigenen Bett einzuschlafen, wacht es zwar nachts auch kurz auf. Es schläft dann aber beruhigt weiter, weil ihm die Umgebung vertraut ist. Die Eltern merken meist nichts davon.

Infekte, Zahnen und Entwicklungsschübe verändern immer wieder den Schlafrhythmus von kleinen Kindern. Sie brauchen dann für kurze Zeit mehr Nähe, bis sie zum früheren Schlafverhalten zurückfinden. Sehr selten können auch Erkrankungen Schlafstörungen auslösen. Hierzu gehören zum Beispiel die obstruktiven Schlafapnoen (Atempausen) im Säuglingsalter, Atembehinderungen durch vergrößerte Mandeln und Polypen oder die Narkolepsie (kurze Einschlafattacken am Tag bei gestörtem Nachtschlaf).

So hilft der Arzt

Wenn die Schlafschwierigkeiten Ihrer Tochter oder Ihres Sohnes für Sie oder das Kind selbst zur Belastung werden, sollten Sie das mit einem Arzt besprechen. Er wird Ihnen Tipps geben, wie Sie das Probleme gemeinsam bewältigen können. Gegebenenfalls sind zur genauen Klärung weiterführende Untersuchungen im Schlaflabor erforderlich.

Was Sie selbst tun können

Helfen Sie Ihrem Baby dabei, seinen Tag-Nacht-Rhythmus zu finden. Auch später könne Sie einiges dazu beitragen, dass Ihr Kind besser zur Ruhe findet.

> Legen Sie Ihr Baby in der Nacht nach dem Trinken in sein Bettchen zurück. Machen Sie wenig Licht, spielen Sie nicht mit ihm und sprechen Sie nur wenig und leise, damit es den Unterschied zwischen Tag und Nacht kennenlernt.
> Wickeln Sie Ihr Baby nachts nur, wenn es unbedingt notwendig ist.

> Fangen Sie frühzeitig an, Ihr Baby immer öfter wach ins Bett zu legen. Sobald es gelernt hat, allein in den Schlaf zu finden, wird es nachts gut durchschlafen.
> Sorgen Sie schon früh, etwa nach dem ersten Vierteljahr, für regelmäßige Schlaf- und Essenszeiten.
> Suchen Sie ein schönes, immer wiederkehrendes Abendritual, damit Ihr Kind sich auf das »Zu-Bett-gehen« vorbereiten kann. Mit der Zeit lernt Ihr Kind dann, alleine ein- und durchzuschlafen.
> Hat Ihr Kind Schwierigkeiten mit dem Ein- und/oder Durchschlafen oder hat es Albträume, sprechen Sie mit ihm und beruhigen Sie es. Überlegen Sie auch, ob Ihre Tochter oder Ihr Sohn vielleicht seelischen Belastungen ausgesetzt ist.
> Sprechen Sie schwere Schlafstörungen beim Kinderarzt an.

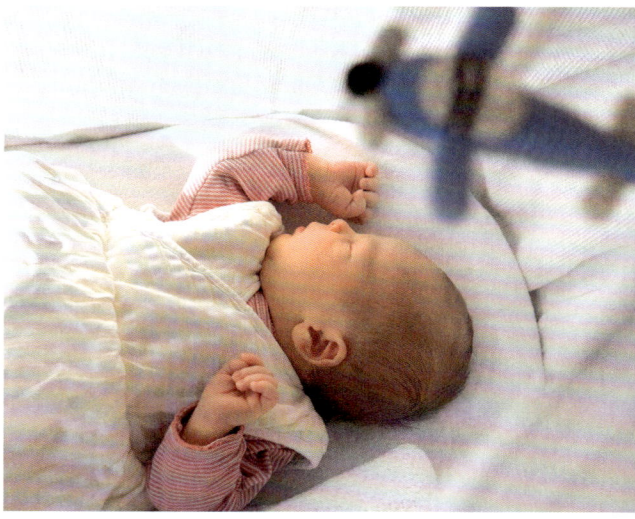

Nicht nur Babys, alle Kinder brauchen genug Schlaf, um sich gesund zu entwickeln.

Einnässen

Die unabsichtliche Blasenentleerung (Einnässen oder Enuresis) ist bis zum vollendeten fünften Lebensjahr nicht besorgniserregend und auch normal. Die meisten Kinder werden zwar zwischen dem zweiten und vierten Lebensjahr trocken. Doch auch im Alter von sieben Jahren nässen circa zehn Prozent aller Kinder nachts noch ein, tagsüber zwei bis neun Prozent. Nässt ein Kind über das fünfte Lebensjahr hinaus ein, unterscheidet man

› primäre Enuresis, wenn das Kind noch nie längere Zeit trocken war, und
› sekundäre Enuresis, wenn das Kind schon einmal sechs Monate oder länger trocken war und erneut einnässt.

Darüber hinaus wird unterschieden in
› rein nächtliches Einnässen
› nächtliches Einnässen mit zusätzlichen Tagessymptomen
› isoliertes Einnässen am Tag

Ein rein nächtliches Einnässen kommt in manchen Familien gehäuft vor (Vater, Mutter, Onkel, Tante oder andere Familienmitglieder haben dann ebenfalls länger als üblich eingenässt). Nur in seltenen Fällen sind organische Ursachen wie Harnwegsinfekte, Harnabflussstörungen oder neurologische Störungen für das Einnässen verantwortlich. Auch psychische Probleme sind nicht erhöht. Nässt ein Kind dagegen nach einer längeren »Trockenphase« erneut ein, können Harnwegsinfekte oder psychische Belastungen zugrunde liegen – selten ist das Einnässen auch Zeichen für einen beginnenden Diabetes (siehe ab Seite 236).

So hilft der Arzt

Ist Ihr Kind mit sechs Jahren noch immer nicht trocken, sollten Sie dies beim Arzt ansprechen. Auch wenn es erneut einnässt, ein Brennen beim Wasserlassen verspürt, vermehrt trinkt und viel Urin produziert oder der Urin ständig aus der Harnröhre träufelt, sollten Sie es dem Arzt vorstellen. Er wird dann zunächst eine Urinuntersuchung durchführen, um einen Harnwegsinfekt. eine Fehlbildung der Harnwege oder einen Diabetes auszuschließen. Möglicherweise sind dazu auch noch weitere Untersuchungen erforderlich, wie zum Beispiel Ultraschalluntersuchungen.

Lassen sich keine körperlichen Ursachen finden, wird der Kinderarzt mit Ihnen das Trinkverhalten Ihres Kindes sowie ein Toilettentraining besprechen. Ein apparatives Verhaltenstraining (Klingelhose) wird erst dann durchgeführt, wenn Ihr Kind alt genug und der Leidensdruck entsprechend hoch ist. Ein elektrischer Kontakt in der Windel löst hierbei einen lauten Alarmton aus, sobald das Kind einnässt. Dadurch wacht es auf – und lernt meist bald, die Weckaktion zu vermeiden, indem es von allein rechtzeitig aufwacht, wenn es aufs Klo muss.

Durch die Therapie mit einem antidiuretischen (die Urinmenge vermindernden) Medikament lässt sich ebenfalls nächtliches Trockensein erreichen. Allerdings ist der Erfolg manchmal nur vorübergehend. Ihr Kind darf dann am Abend außerdem nicht im Übermaß trinken, weil die Nieren infolge des Medikaments nicht so viel Flüssigkeit ausscheiden können.

Was Sie selbst tun können

Üben Sie keinen Druck auf Ihr Kind aus und bestrafen Sie es nicht für sein Verhalten. Loben Sie es, wenn eine Besserung eintritt. Führen Sie gemeinsam mit Ihrem Kind ein Tagebuch über das Einnässen und die Ereignisse des Tages. So können Sie herausfinden, ob sich das nächtliche Einnässen vielleicht auf Stress zurückführen lässt.

Essstörungen

In den ersten Lebensjahren sind Ess- und Appetitstörungen keine Seltenheit. Kleinkinder reagieren sehr sensibel auf das Verhalten ihrer Eltern. »Essen müssen, essen dürfen, essen wollen« – das ist ein ideales Kampffeld, um Machtstrukturen zu überprüfen. Kinder entdecken dort die Reizbarkeit ihrer Eltern und können durch Verweigerung immense Aufmerksamkeit wecken.

Wenn ein Kind häufig zwischen den Mahlzeiten isst, ohne dass Eltern davon wissen, kann dies zu einer scheinbaren Ess- und Appetitstörung führen – genauso wie der stark wechselnde Kalorienbedarf zwischen den Wachstumsschüben. Im Schul- und Jugendalter können dann andere Essstörungen auftreten:

› Magersucht (Anorexia nervosa): Sie tritt überwiegend im vorpubertären und pubertären Alter und hauptsächlich bei Mädchen auf. Magersucht ist durch eine übermäßige Gewichtsabnahme mit der Verweigerung und eventuell dem Erbrechen von Nahrung gekennzeichnet.

Die Jugendlichen haben eine sogenannte Körperschema-Störung. Sie denken, sie wären zu dick und nehmen gleichzeitig nicht wahr, dass sie zu dünn sind.

› Bulimie: Auch diese Essstörung findet man vor allem bei jugendlichen Mädchen. Sie essen mit einer anfallsartigen Sucht und erbrechen sich anschließend wieder aus Angst, dick zu werden, und aus schlechtem Gewissen.

So hilft der Arzt

Dauern die Essstörungen oder ein akuter Appetitmangel länger an, nimmt Ihr Kind nicht zu oder sogar ab oder wirkt es krank und verändert, sollten Sie mit ihm zum Arzt gehen. Besonders die Magersucht und Bulimie im Jugendalter sind ernst zu nehmende Essstörungen. Sie sollten immer ärztlich abgeklärt werden und bedürfen einer intensiven psychologischen, psychotherapeutischen und medizinischen Betreuung.

Was Sie selbst tun können

› Achten Sie auf eine harmonische Atmosphäre beim Essen. Sie ist genauso wichtig wie das Essen selbst. Achten Sie darauf, keinen Zwang auf Ihre Tochter oder Ihren Sohn auszuüben.

› Beobachten Sie die Gewichts- und Wachstumskurve Ihres Kindes. Der BMI (siehe Seite 52) hilft Ihnen dabei, seinen Ernährungszustand besser beurteilen zu können. Reagieren Sie früh genug, wenn Sie bei einem Jugendlichen eine Essstörung vermuten, und zögern Sie nicht, kompetente Hilfe in Anspruch zu nehmen.

Aufmerksamkeitsstörung

Die Aufmerksamkeitsstörung ist gekennzeichnet durch eine erhöhte, nicht altersgemäße Ablenkbarkeit durch äußere Reize. Sie kann zu starker Unruhe und verstärkter Impulsivität führen, die das Kind daran hindert, bei einer Sache zu bleiben. Dies liegt vermutlich an einer Störung von Kontroll- und Steuerungsprozessen im Gehirn. Eine Aufmerksamkeitsstörung tritt meist im Rahmen von ADHS (Aufmerksamkeits-Defizit-Hyperaktivitäts-Syndrom) auf. Kinder mit ADHS sind schnell ablenkbar und können sich daher in vielen Situationen schlecht konzentrieren –was viele Konflikte zu Hause, im Kindergarten oder in der Schule mit sich bringt. Hinzu kommen Verhaltensauffälligkeiten und eine verminderte Leistungsfähigkeit. Dem stehen aber oft starke Begeisterungsfähigkeit, Hilfsbereitschaft und Kreativität gegenüber. Gelegentlich besteht eine Aufmerksamkeitsstörung auch ohne Hyperaktivität (ADS). Da diese »Träumer« (vorwiegend Mädchen) weniger stark auffallen, wird dieses Krankheitsbild häufig erst später diagnostiziert. Manchmal ist die AD(H)S auch ein begleitendes Symptom anderer psychischer Erkrankungen wie Störungen im Sozialverhalten, Angststörungen oder tiefgreifender Entwicklungsstörungen.

So hilft der Arzt

Haben Sie, der Kindergarten oder die Schule den Verdacht, dass Ihr Kind eine Hyperaktivitäts- oder Aufmerksamkeitsstörung haben könnte, sollten Sie Kontakt mit Ihrem Arzt aufnehmen. Dieser braucht zunächst möglichst genaue Informationen über das Verhalten. Schließlich sieht er nur eine »Momentaufnahme« von Ihrem Kind, während Sie, die Erzieher im Kindergarten oder die Lehrer in der Schule den ganzen »Film« kennen. Denn nicht bei allen Kindern, die wegen Konzentrationsschwierigkeiten dem Kinderarzt vorgestellt werden, liegt eine Aufmerksamkeitsstörung vor. Hier sind dann zusätzliche Tests erforderlich. Gegebenenfalls wird der Arzt den Kontakt zu einem sozialpädiatrischen Zentrum (SPZ) suchen oder einen Kinder- und Jugendpsychiater beziehungsweise einen mit diesem Thema vertrauten Therapeuten kontaktieren.

Die Therapie schließlich besteht zum einen in der Aufklärung und der regelmäßigen Beratung der Eltern. Sie soll helfen, das Verständnis für das Kind zu verbessern und den Umgang mit ihm zu erleichtern. Daneben können begleitende Probleme wie Wahrnehmungs- und Verhaltensstörungen des Kindes (siehe ab Seite 267) durch verhaltens- oder ergotherapeutische, heilpädagogische und psychomotorische Maßnahmen positiv beeinflusst werden. Wenn diese Ansätze nicht fruchten, kann auch eine medikamentöse Therapie sinnvoll sein, bei der in der Regel Psychostimulanzien, wie Methylphenidat, eingesetzt werden. Sie mildern bei vielen Kindern die Ablenkbarkeit, fördern die Aufmerksamkeit und erleichtern so die soziale Integration. Bei ADHS ist, falls erforderlich, eine individuell bedarfsangepasste medikamentöse Therapie am effektivsten.

Was Sie selbst tun können

Nicht jedes sehr lebhafte Kind – und auch nicht jedes Kind, das gern in den Tag hinein träumt – muss gleich an AD(H)S leiden. Heute wird der Begriff sehr vorschnell benutzt. Nur wenn die Lebhaftigkeit und Unkonzentriertheit für Ihr Kind, Ihre Familie und für die Umgebung zum Problem wird, sollten Sie mit Erziehern oder Lehrern Kontakt aufnehmen. Gemeinsam können Sie versuchen, den Umgang mit dem Kind zu optimieren. Sie können zum Beispiel gemeinsam Regeln für Ihr Kind aufstellen, nach denen überall gleich verfahren wird – zu Hause, im Kindergarten und in der Schule. Denn Konzentrationshilfen funktionieren nur, wenn alle Bezugspersonen an einem Strang ziehen und das Kind als Team unterstützen.

Verhaltensstörungen

Während der normalen Trotzphase im zweiten bis dritten Lebensjahr reagieren viele Kleinkinder mit Wutanfällen und einem provozierenden (oppositionellen) Verhalten. Sie brauchen das zwar zur eigenen Abgrenzung, müssen aber auch lernen, ein angemessenes Sozialverhalten zu entwickeln. Das ist ein natürlicher Entwicklungsprozess und gehört zur wachsenden Selbstständigkeit des Kindes. Eltern müssen lernen, diese Entwicklungsprozesse zu akzeptieren und ihr Kind mit seinem Tun zu respektieren, ihm gleichzeitig aber die Werte und Regeln vermitteln, die für die Familie gelten.

Das soziale Verhalten einiger Kinder und Jugendlichen entspricht jedoch – vorübergehend oder beständig – nicht dem, was die Gesellschaft von ihnen in ihrem Alter erwartet. Diese Kinder reagieren bei Konflikten mit einer geringen Toleranz und werden schneller aggressiv als andere. Sie ecken immer wieder an und suchen selten die Schuld für auftretende Schwierigkeiten bei sich selbst. Man bezeichnet dies als Verhaltensauffälligkeit.

Leichtere auffällige Verhaltensweisen sind das Daumenlutschen, Nägelbeißen und Haareausreißen. Diese Symptome können auch einmal Zeichen für Rückzugstendenzen oder für die Suche nach Zuwendung und Zärtlichkeit sein. Manchmal handelt es sich dabei auch um eine gegen sich selbst gerichtete Aggression.

So hilft der Arzt

Störungen im Sozialverhalten können im Jugend- und Erwachsenenalter schwerwiegende Folgen haben. Daher ist es wichtig, sie frühzeitig zu erkennen und zu behandeln. Wenn Sie selbst, die Erzieher im Kindergarten oder die Lehrer in der Schule Verhaltensauffälligkeiten an Ihrem Kind beobachten, sollten Sie mit einem Arzt darüber sprechen. Je früher Maßnahmen ergriffen werden, desto weniger problematisch verläuft die weitere Entwicklung. Der Arzt wird Ihr Kind zunächst auf seine Fähigkeiten (Hören, Sehen, Intellekt) untersuchen und mit Ihnen Strategien entwickeln, durch die Sie positiv auf die Entwicklung Ihres Kindes einwirken können. Eventuell wird er auch den Kontakt zu

Erziehungsberatungsstellen, Kinderpsychologen oder Kinderpsychiatern herstellen. Bei schwerwiegenden Störungen des Sozialverhaltens und erfolgloser ambulanter kinder- und jugendpsychiatrischer Behandlung ist manchmal eine stationäre Therapiemaßnahme erforderlich.

Was Sie selbst tun können

Durch klare Familienregeln und eindeutiges Verhalten helfen Sie Ihrem Kind, sich in seiner Umwelt zurechtzufinden.

› Befindet sich Ihre Tochter oder Ihr Sohn noch in der Trotzphase, sollten Sie ihm mit Verständnis begegnen, gleichzeitig aber darauf achten, dass es die von Ihnen gesetzten Grenzen einhält.

› Lassen Sie nicht alles durchgehen. Grenzen und Spielregeln sollten klar, logisch und eindeutig sein. Ihr Kind soll sich mit ihnen genauso wohlfühlen wie Sie selbst. Es darf also keine Gewinner oder Verlierer geben. Der ständige Kampf um die Machtverhältnisse ist weder für Ihr Kind noch für die Eltern-Kind-Beziehung förderlich.

› Gehen Sie ehrlich mit eigenen Schwächen und Fehlern um und seien Sie so Vorbild für Ihr Kind. Denn Kinder orientieren sich am Verhalten ihrer Eltern.

› Nehmen Sie sich Zeit für Spiele und Gespräche mit Ihrem Kind.

› Versuchen Sie, sich bei Konflikten in die Lage Ihres Kindes zu versetzen. »Wie fühle ich mich, wenn man so mit mir spricht?«

› Sagen Sie klar, ehrlich und verständnisvoll, was Sie nicht wollen. So kritisieren Sie die Handlung Ihres Kindes, aber nicht das Kind selbst.

Lese-, Rechtschreib- und Rechenstörung

Lesen, Schreiben und Rechnen sind wichtige Voraussetzungen, um im Alltag zurechtzukommen. Die Lese-Rechtschreibstörung (Legasthenie) und Rechenstörung (Dyskalkulie) gelten bei normaler Intelligenz »nur« als Teilleistungsschwächen. Sie beeinträchtigen die Entwicklung eines Kindes jedoch sehr. Nicht erkannt führen sie häufig zum mangelnder Leistungsmotivation, Ängsten oder depressiven Verstimmungen bis hin zu psychosomatischen Beschwerden. Als Eltern sollten Sie daher frühzeitig auf mögliche Zeichen für eine der beiden Schwächen achten: Eine in der Schule auffallende Lese-Rechtschreib-Störung kann sich zum Beispiel vorher schon durch eine verzögerte Sprachentwicklung, Schwierigkeiten bei Reimspielen oder Problemen beim rhythmischen Mitklatschen von Silben andeuten.

So hilft der Arzt?

Wenn Sie selbst, Erzieher oder Lehrer vermuten, dass Ihr Kind Probleme mit dem Sprechen, Reimen und Silbenklatschen hat, sich nichts merken kann oder wenn ihm Schreiben und Rechnen schwerfallen, sollten Sie Kontakt zum Arzt aufnehmen. Eine ausführliche Diagnostik ist nötig, um diese Teilleistungsstörung von anderen intellektuellen Störungen abzugrenzen. Häufig wird die Diagnostik von Kinder- und Jugendpsychiatern durchgeführt. Er weiß in der Regel, wo Sie in Ihrer Nähe Hilfe bekommen, falls dies nötig wäre.

Was Sie selbst tun können

Als Eltern haben Sie großen Einfluss darauf, wie selbstbewusst sich Ihr Kind seinem Problem stellt. Und auch im Vorfeld können Sie einiges tun:

› Fördern Sie die Sprachentwicklung Ihres Kindes, indem Sie mit ihm auf spielerische Art Kinderreime sowie Wort- und Silbenspiele üben.
› Lassen Sie Ihr Kind möglichst bald testen, wenn es in der Schule Schwierigkeiten mit dem Lesen, Schreiben und/oder Rechnen hat, um die ständigen Querelen bei den Hausaufgaben zu reduzieren. Das erhält Ihr gutes Verhältnis zueinander.
› Versuchen Sie, das Selbstbewusstsein Ihres Kindes zu fördern, indem Sie ihm helfen, zu seinem Problem zu stehen. Motivieren Sie es, an einem Förderungsprogramm teilzunehmen.

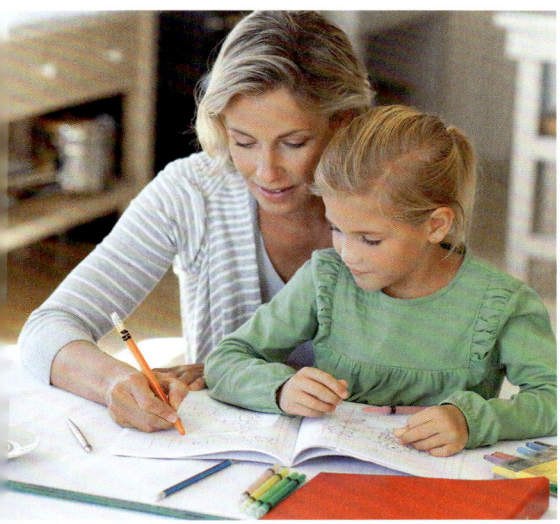

Bei Schulschwierigkeiten ist Verständnis gefragt. Druck verstärkt die Probleme nur.

Stimmungsschwankungen, Depression

Nicht nur Erwachsene leiden ab und an unter Stimmungsschwankungen, sondern auch Kinder. Die Verstimmung kann dabei durch äußere Ereignisse verursacht sein, aber auch ohne erkennbaren Anlass auftreten. Solche depressiven Episoden sind je nach Alter unterschiedlich und häufig nicht immer direkt zu erkennen. Folgende Zeichen können möglicherweise darauf hinweisen, dass Ihr Kind depressive Gefühle hegt:

› Im Kleinkindalter haben die betroffenen Kinder beispielsweise keine Lust zu spielen. Sie sehen traurig aus, sind leicht reizbar, zeigen ein gestörtes Ess- und Schlafverhalten, lutschen ausgeprägt am Daumen, wackeln häufig mit dem Kopf oder zeigen Anzeichen einer verzögerten Entwicklung.
› Auch im Vorschulalter ist der Gesichtsausdruck depressiver Kinder traurig. Sie haben eine eingeschränkte Mimik und Gestik, ihre Stimmung schwankt häufig und sie zeigen keine freudigen Reaktionen. Sie verhalten sich zurückgezogen, aber auch aggressiv und haben ein vermindertes Interesse an körperlichen Aktivitäten. Manche Kinder in diesem Alter nässen oder koten ein oder leiden an Ess- und Schlafstörungen.
› Im Schulalter sind die Kinder zurückgezogen und traurig. Oft haben sie das Gefühl, von ihren Eltern nicht genügend beachtet zu werden, und fühlen sich nicht in ausreichendem Maße geliebt.

> In der Pubertät leiden sie unter Ängsten, Konzentrationsmangel, haben morgens oft ein Stimmungstief, sind teilnahmslos und klagen über verschiedene körperliche Beschwerden. Im jugendlichen Erwachsenenalter empfinden sie das Leben darüber hinaus übersteigert als sinnlos und plagen sich mit Selbstvorwürfen oder Selbstzweifeln.

So hilft der Arzt

Wenn Sie das Gefühl haben, dass Sie keinen Zugang mehr zu Ihrem Kind finden, ist es wichtig, die Sorgen einem Arzt zu schildern. Eventuell wird er einen Kinderpsychologen oder Kinderpsychiater einschalten, damit Sie das Problem gemeinsam mit Ihrem Kind lösen können.

Was Sie selbst tun können

Beobachten Sie Ihr Kind genau. Nehmen Sie die Verstimmung ernst, denn ab der Pubertät nimmt die Selbstmordgefährdung zu.

Autismus-Spektrum-Störungen

Diese tiefgreifenden Entwicklungsstörungen beginnen in den ersten 30 Lebensmonaten und sind gekennzeichnet durch ausgeprägte Kontaktstörungen sowie sprachliche, motorische und psychische Auffälligkeiten. Die Ursachen für Autismus-Spektrum-Störungen liegen meist in einer genetischen Disposition und sind derzeitig noch nicht endgültig geklärt. Erschwerend kommt hinzu, dass gleichzeitig andere psychiatrische Erkrankungen vor-

liegen können, wie zum Beispiel ADHS, Zwangsstörungen oder Angststörungen, wodurch eine klare Abgrenzung häufig schwierig ist.

> Der frühkindliche Autismus mit ausgeprägter autistischer Symptomatik fällt meist bereits in den ersten drei Lebensjahren auf. Er geht häufig mit einer Intelligenzminderung einher.

> Beim Asperger-Syndrom sind die Symptome anders. Die Kinder wirken auf ihre Umgebung aufgrund von Störungen in der Kommunikation und sozialen Interaktion, gepaart mit stereotypem und eingeschränktem Interesse für bestimmte Dinge, »merkwürdig« und »besonders«. Manchmal ist dies kombiniert mit Aufmerksamkeits- und Lernschwierigkeiten, aber auch mit hoher Intelligenz oder »Inselbegabungen«, bei der eine hohe Begabung nur für bestimmte Bereiche vorliegt. Kinder mit einem Asperger-Syndrom fallen häufig erst in der Schulzeit auf.

So hilft der Arzt

Die Therapie von Autismus-Spektrum-Störungen erfordert eine gute Zusammenarbeit verschiedener Fachbereiche. Sie ist sehr komplex, schwierig und verlangt viel Erfahrung. Die Behandlung kann aber bei guter Intelligenz und Sprachentwicklung des Kindes relativ erfolgreich sein. Eine vollständige Heilung ist derzeit zwar nicht möglich, sehr wohl aber bedeutsame Verbesserungen – insbesondere im Kernproblem des Sozialkontaktes. Dies gilt vor allem für das Asperger-Syndrom.

Geistige Behinderung

Erfahren Eltern, dass Ihr Kind geistig behindert ist (oder sein wird), müssen sie von der Vorstellung Abschied nehmen, dass es jemals ein normales Leben führen wird. Denn Kinder mit einer geistigen Behinderung haben unterdurchschnittliche intellektuelle Fähigkeiten, was besonders in der Schulzeit offensichtlich wird. Es bedarf eines hohen Kraftaufwandes vonseiten der Eltern und der Gesellschaft, diese Kinder ihren Fähigkeiten entsprechend optimal in das Lebensumfeld zu integrieren. Eine geistige Behinderung kann verschiedene Ursachen haben, wie zum Beispiel:

> Genetische Defekte (Blutverwandtschaft der Eltern, Vererbung)
> Risiken in der Schwangerschaft, wie Alkoholmissbrauch, Infektionen, Komplikationen oder Medikamente
> Geburtstrauma (extreme Frühgeburt, gravierender und lang anhaltender Sauerstoffmangel vor, während und nach der Geburt, nachgeburtliche schwere Komplikationen)

Häufig wird aber auch keine eindeutige Ursache gefunden.

Behandlungsmöglichkeiten

Wenn Sie das Gefühl haben, dass sich Ihr Kind nicht den Erwartungen entsprechend entwickelt, sollten Sie dies unbedingt beim Kinderarzt ansprechen, zum Beispiel im Rahmen der Vorsorgeuntersuchungen. Sollten tatsächlich leichte Auffälligkeiten vorliegen, wird der Arzt diese nach einer bestimmten Zeit erneut kontrollieren. Da sich jedes Kind in seinem eigenen Rhythmus entwickelt, ist es möglich, dass es einen bestimmten Entwicklungsschritt noch nachholt. Bleiben die Auffälligkeiten jedoch bestehen, wird der Arzt Ihnen zu umfassenden diagnostischen und Fördermaßnahmen raten, zum Beispiel Heilpädagogik, Krankengymnastik, Ergotherapie oder Sprachtherapie. Bei schwierigen Fragestellungen wird er Ihr Kind an ein neuropädiatrisches oder sozialpädiatrisches Zentrum überweisen. Dort beschäftigt man sich besonders mit Entwicklungsstörungen von Kindern.

Frühkindliche Förderung

Wenn sich bereits im Säuglings- oder Kleinkindalter Entwicklungsverzögerungen herausstellen, können diese durch gezielte Fördermaßnahmen positiv beeinflusst und so frühzeitig weitere Probleme vermieden werden. Dabei sind in besonderem Maße die Eltern gefordert. Sie sollten ihrem Kind zu Hause vielfältige Anregungen und Möglichkeiten schaffen, neue Erfahrungen zu sammeln und zu lernen. Therapie- und Förderstunden haben nur einen Effekt, wenn sie auch zu Hause durchgeführt werden – in Absprache mit dem Therapeuten. Man darf das Kind aber nicht durch zu viele Fördermaßnahmen überfordern. Es braucht für alles Zeit und viel Geduld. Für seine seelische Entwicklung ist es zudem wichtig, dass man nicht nur seine Entwicklungsverzögerung, sondern auch seine positiven Seiten sieht.

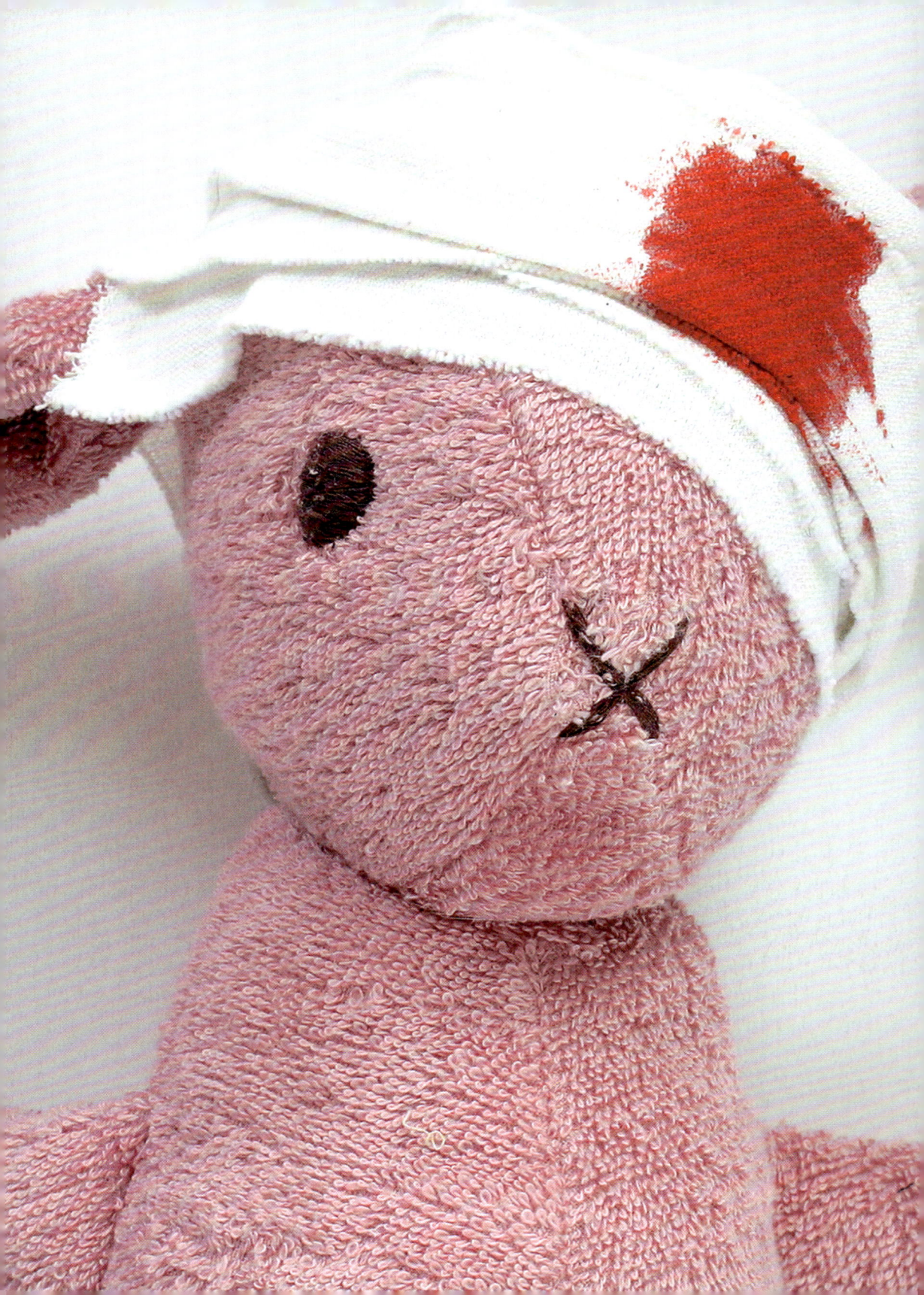

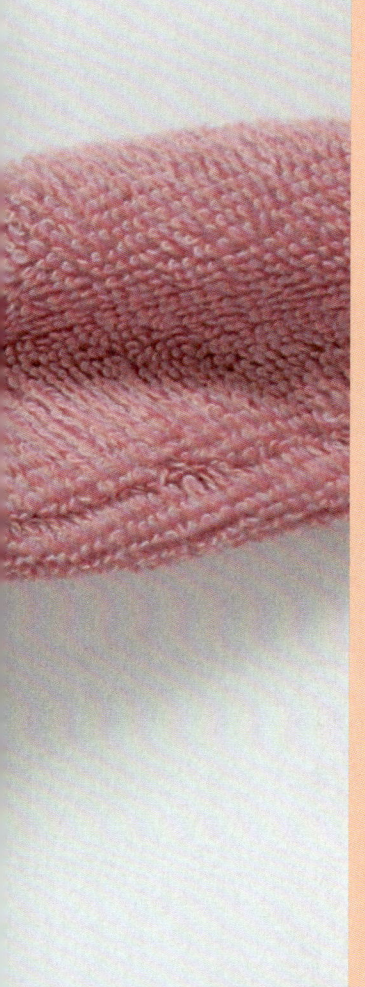

Erste Hilfe
für den Notfall

Natürlich mag niemand mit dem Schlimmsten rechnen. Doch wenn sich ein Kind einmal ernsthaft verletzt, müssen Sie sofort handeln. Daher ist es wichtig, dass Eltern wissen, wann welche Maßnahmen zu ergreifen sind.

In Notfällen richtig handeln

So sehr Eltern auch darauf achten, dass ihren Kindern nichts passiert: Sie sind immer wieder kleineren oder größeren Gefahren ausgesetzt. Diese beginnen bereits im Neugeborenenalter und enden auch nach der Pubertät nicht. Selbst wir Erwachsene erleiden manchmal durch unglückliche Zufälle, eigene oder fremde Unachtsamkeit beziehungsweise Risikobereitschaft Verletzungen mit gelegentlich schwerwiegenden Folgen.

Kinder handeln sehr spontan und lassen sich leicht ablenken. Und so ist es nicht verwunderlich, dass immer wieder Unfälle geschehen. Es ist die Aufgabe der Eltern und der Gesellschaft, Kinder zu schützen und ihnen beizubringen, mit den Unwegsamkeiten des Lebens zurechtzukommen. Dabei spielen das Vermeiden von Unfällen sowie das Aufzeigen von Gefahren eine wichtige Rolle. Allerdings sollten Sie bei aller Vorsicht Ihr Kind auch nicht fortwährend »überbehüten« oder das Gefühl entwickeln, nur Sie könnten es beschützen. Kinder brauchen gewisse Freiheiten, um selbstständig zu werden und eigene Erfahrungen zu sammeln.

Gefahren für Babys

Besonders empfindlich und schutzbedürftig sind natürlich die Allerkleinsten. Daher gelten für Säuglinge und Babys auch besondere Sicherheitsmaßnahmen, um das Unfallrisiko zu mindern.

› Lassen Sie Ihr Baby nie allein auf der Wickelkommode liegen. Auch dann nicht, wenn Sie nur ein paar Sekunden weg müssen, um eine neue Packung Windeln aus dem Schrank zu holen oder ans Telefon zu gehen. Dasselbe gilt, wenn Ihr Kind auf dem Sofa oder Ihrem Bett liegt. Eine kleine Drehung kann ausreichen, dass es herabstürzt. Und das passiert nicht selten.

› Hals- und Schnullerketten sowie Spielketten gehören nicht ins Bett. Ihr Kind könnte sich damit strangulieren.

› Auch unter Kissen, Decken und großen Plüschtieren kann ein Baby ersticken. Am sichersten schläft es daher in einem passenden Schlafsack im leeren Bettchen.

› Setzen Sie Ihr Kind im Auto immer in einen dem Alter und der Größe entsprechenden Kindersitz. Achten Sie beim Kauf auf die gängigen Prüfsiegel.

› Benutzen Sie keine Lauflernhilfen. Die Sturzgefahr ist sehr hoch und führt meist zu Kopfverletzungen bis hin zum Schä-

delbruch. Zusätzlich kommen die Kinder frühzeitig in eine Körperposition, die ihrem derzeitigen Alter nicht entspricht, was zu einer Verzögerung in der Bewegungsentwicklung führen kann.

› Kleinteile, egal ob essbar oder nicht, gehören nicht in die Nähe von Säuglingen oder Kleinkindern. Zu schnell haben die Kleinen sie in den Mund gesteckt und verschluckt. Daher auch Vorsicht bei kleinteiligem Spielzeug.

› Schließen Sie Medikamente, Reinigungsmittel und Giftstoffe für Kinder nicht erreichbar weg.

› Lassen Sie Ihr Kind nie im Hochstuhl sitzen, wenn Sie selbst nicht bei ihm sind. Stellen Sie den Hochstuhl nicht in die Nähe des Tisches. Oder aber befestigen Sie ihn am Tisch, damit Ihr Kind ihn nicht mit den Füßen umstoßen kann.

› Sichern Sie Treppen mit Schutzgittern aus dem Fachhandel. Im Baumarkt erhalten Sie abschließbare Fenstergriffe, die Sie auch nachträglich installieren können.

Gefahren für ältere Kinder

Leider nimmt die Zahl der Unfälle mit zunehmendem Alter nicht ab. Sobald Ihr Kind selbstständiger wird, tun sich neue Gefahrenquellen auf. Zu den größten Herausforderungen gehört sicherlich das richtige Verhalten im Straßenverkehr. Bringen Sie Ihrem Kind daher frühzeitig bei, dass im Auto und auf der Straße besondere Sicherheitsregeln gelten. Zeigen Sie ihm, was es beim Überqueren der

Straße beachten muss, wie es seinen Fahrradhelm richtig aufsetzt oder sich im Auto richtig anschnallt.

Ebenso wichtig ist es, dass Kinder frühzeitig schwimmen lernen. Auch der unbedachte Umgang mit Strom und Feuer birgt große Gefahren, die Ihr Kind zu erkennen lernen muss.

Je mehr die Kinder dann ins Pubertätsalter kommen, desto risikofreudiger werden sie. Waghalsiges Fahren auf dem Fahrrad, Moped oder Motorrad sowie das Experimentieren mit Drogen und Alkohol haben zur Folge, dass Unfälle und Selbstverletzungen bei Jugendlichen die häufigsten Todesursachen sind. Der unkritische Umgang mit Alkohol lässt manchen Jugendlichen am »Morgen danach« im Krankenhaus wieder aufwachen, weil er die rasche Wirkung des Alkohols, besonders der hochprozentigen Getränke und süßen Alkopops, nicht einschätzen konnte.

DIE GRÖSSTEN GEFAHREN-QUELLEN IM ALLTAG

> Feuer (Feuerzeug, Kerzen, Kamin, Grill)
> Wasser (Teich, Badewanne, Planschbecken, Schwimmbecken)
> Strom (Steckdosen, Kabel, elektrische Geräte)
> Pflanzen (vor allem giftige Beeren)
> Tiere (vor allem unbekannte und bekannte Hunde)

Was im Ernstfall zu tun ist

Auch wenn er hoffentlich nie eintrifft: Für den Ernstfall sollten alle Eltern gewappnet sein, damit sie schnell reagieren und richtig handeln können. Das ist nicht leicht und auch professionellen Helfern fällt es in der Regel schwerer als sonst, ein verletztes Kind oder einen Säugling zu versorgen, wenn sie darin keine Routine haben.

Das Allerwichtigste in jeder Notfallsituation ist, dass Sie Ruhe bewahren, nicht panisch reagieren und beruhigend auf das Kind einwirken. Alles andere verschlimmert die Situation nur noch zusätzlich. Verschaffen Sie sich also zuerst einmal einen Überblick über die Situation:

> Ist das Kind verletzt? Was ist das wichtigste Problem? Schätzen Sie die Schwere des Problems ein.
> Ist der Zustand lebensbedrohlich? Könnte er lebensbedrohlich werden? Leiten Sie Hilfsmaßnahmen ein.
> Strahlen Sie Ruhe aus! Verbreiten Sie keine Panik. Überlegen Sie klar, was zu tun ist. Sichern Sie bei Verkehrsunfällen die Unfallstelle großzügig ab, damit nicht noch mehr passiert. Schaffen Sie anschließend Kind und Helfer aus der Gefahrenzone.

Natürlich kann der Laie nicht immer sofort erkennen, ob die Lage (egal ob bei Atemnot, Unfall oder Platzwunde) lebensbedrohlich ist. Ganz abgesehen davon, dass sich die Situation jederzeit zuspitzen kann. Trotzdem verschafft das Einordnen dem Helfer etwas mehr innere Ruhe und Klarheit.

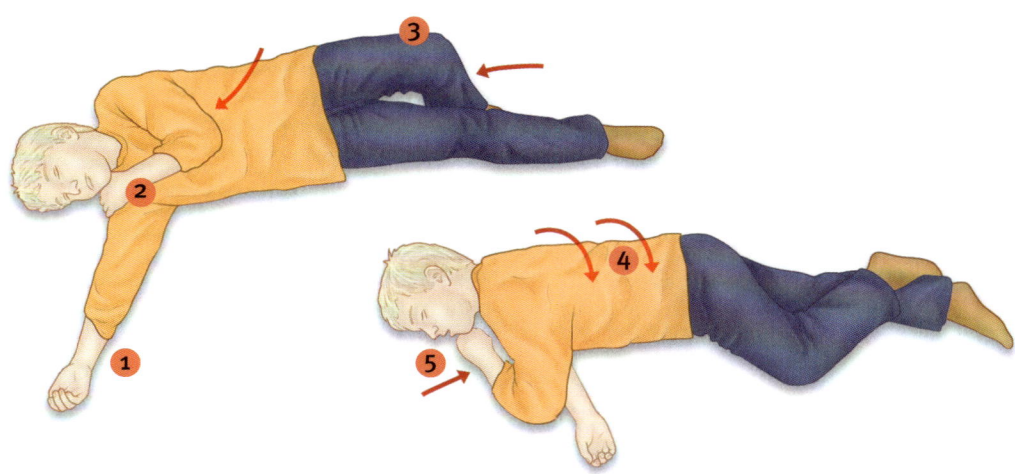

Bis der Notarzt oder Krankenwagen eintrifft, sollte ein bewusstloses Kind in der stabilen Seitenlage liegen – vor allem, wenn es erbrochen hat oder aus Mund oder Nase blutet.

Bewusstlosigkeit und Kreislaufstillstand

Eines der größten (zum Glück aber auch seltensten) Probleme, vor das Sie gestellt werden könnten, ist ein lebloses Kind. In einem solchen Fall sind fast alle Betroffenen überfordert. Trotzdem ist es wichtig, so schnell wie möglich zu handeln.

› Bei Bewusstlosigkeit sind die grundlegenden Lebensfunktionen wie Atmung und Kreislauf erhalten, das Kind ist aber nicht ansprechbar und reagiert auch nicht auf Schmerzreize.

› Bei einem Kreislaufstillstand atmet das bewusstlose Kind nicht mehr. Weil es durch den zunehmenden Sauerstoffmangel massiv gefährdet ist, muss ein Kreislaufstillstand sofort überprüft werden.

Das ist zu tun

Versuchen Sie, durch deutliches Ansprechen, vorsichtiges Schütteln und Kneifen die Stärke der Bewusstlosigkeit einzuschätzen. Achten Sie dabei auf den Kopf des Kindes, der durch die Bewusstlosigkeit keinen Halt mehr hat. Reagiert das Kind nicht, alarmieren Sie sofort den Notarzt. Legen Sie es dann in die stabile Seitenlage:

› Knien Sie sich seitlich neben das auf dem Rücken liegende Kind. Winkeln Sie den Ihnen nahe liegenden Arm des Betroffenen leicht nach oben ❶.

› Dann greifen Sie den von Ihnen entfernten Arm des Kindes am Handgelenk, ziehen ihn zu sich herüber, legen die Hand unter den Kopf (Handfläche an der Wange) und halten sie fest ❷.

› Dann greifen Sie mit der anderen Hand in die Kniekehle des entfernten Beines **3** und ziehen es zu sich, so dass es in der Hüfte fast rechtwinklig liegt und das Kind auf der Seite zu liegen kommt **4**.

› Achten Sie darauf, dass der Hals leicht überstreckt ist, damit die Atemwege frei bleiben **5**. Öffnen Sie leicht den Mund des Kindes überprüfen Sie ihn auf Nahrungsreste.

Achten Sie auf die Atmung, die Hautfarbe und den Puls des Kindes. Überprüfen Sie, ob es Anzeichen für die Einnahme von Tabletten gibt, wie zum Beispiel eine offene Medikamentenschachtel, Verpackungsteile daraus oder Pulverreste.

Achten Sie allgemein auf Lebenszeichen:

› Hören: Halten Sie Ihr Ohr dicht an Mund und Nase des Kindes.

› Sehen: Achten Sie auf Bewegungen des Brustraums und der Magengegend.

BAUCH-SEITENLAGE BEIM BABY

Einen bewusstlosen Säugling oder ein bewusstloses Kleinkind können Sie anstatt in die stabile Seitenlage auch in die Bauch-Seitenlage bringen (fast eine Bauchlage mit zur Seite gewandtem Kopf), wobei der Hals nicht zu stark überstreckt werden darf. Das Baby muss gut atmen können. Entfernen Sie gegebenenfalls Fremdkörper oder Erbrochenes aus seinem Mund.

› Fühlen: Prüfen Sie die Bewegung des Brustraums. Achten Sie auch auf eine leichte Atemfunktion, indem Sie Ihre Wange oder Ihren Handrücken an Mund und Nase des Kindes halten. Eine Atembewegung ist dann manchmal spürbar. Versuchen Sie, den Puls zu fühlen.

Wenn alle Zeichen (Hören, Sehen und Fühlen) auf einen Kreislaufstillstand hindeuten oder Sie den Puls des Kindes nicht innerhalb von zehn Sekunden eindeutig fühlen können, bringen Sie es vorsichtig in Rückenlage. Überstrecken Sie seinen Kopf leicht, indem Sie mit der einen Hand an der Stirn sanft nach hinten drücken und mit der anderen Hand den Unterkiefer etwas nach vorne ziehen. Dadurch kann die Zunge die Atemwege nicht mehr verlegen, und Sie können die Atemwege (falls dies noch nicht geschehen sein sollte) mit den Fingern von Fremdkörpern befreien. Falls weiterhin keine Atemreaktion erfolgt, müssen Sie zügig mit dem Beatmen des Kindes beginnen.

Atemspende

Um ein bewusstoses Kind zu beatmen, gehen Sie folgendermaßen vor:

› Beim Säugling umschließen Sie dazu Mund und Nase mit Ihrem eigenen Mund. Der Kopf des Babys sollte dabei nicht überstreckt sein und das Kinn leicht angehoben werden.

› Bei Kindern über einem Jahr umschließen Sie nur den Mund mit Ihrem eigenen Mund. Überstrecken Sie den Kopf des Kindes leicht und drücken Sie die Nase mit zwei Fingern zu.

Zunächst erfolgen fünf Atemspenden – langsam in ein bis zwei Sekunden mit kurzer Pause. Holen Sie dazwischen jeweils Luft. Die gespendete Luftmenge richtet sich dabei nach der Größe des Kindes. Sie sollte zum Beispiel beim Säugling ein Drittel eines normalen Erwachsenenstoßes sein (etwa die Menge der aufgeblasenen Backen des Beatmers) und den Brustkorb des Kindes leicht anheben. Überprüfen Sie anschließend innerhalb von etwa zehn Sekunden durch Fühlen des Pulses die Herzfunktion – beim Säugling geht das am besten an der Innenseite des Oberarms, beim größeren Kind seitlich des Kehlkopfes. Zeigt das Kind keine Lebenszeichen oder fühlen Sie innerhalb von zehn Sekunden keinen Puls, dann müssen Sie mit der Herzdruckmassage beginnen (siehe unten).

Herzdruckmassage

Die Herzdruckmassage (Thoraxkompression) erfolgt in Rückenlage auf festem Grund. Sie drücken dabei den Brustkorb etwa um ein Drittel ein. In Zentimeter bedeutet dies etwa vier Zentimeter bei Kindern unter einem Jahr und etwa fünf Zentimeter bei Kindern über einem Jahr. Druck und Entlastung sollten sich dabei gleichmäßig abwechseln und jeweils etwa gleich lang andauern.
Sind Sie alleine (Ein-Helfer-Situation) oder haben Sie Hilfe (Zwei-Helfer-Situation), sollten nach 30 Kompressionen zwei Atemspenden erfolgen. Sind beide Helfer medizinisch ausgebildet, können bereits nach 15 Kompressionen zwei Atemspenden

durchgeführt werden. Vor allem wenn Sie zu zweit sind, ist es sinnvoll, die Anzahl der Kompressionen laut mitzuzählen. Führen Sie die Reanimationsmaßnahmen etwa eine Minute durch. Holen Sie dann Hilfe (sofern dies nicht schon vorher geschehen ist). Machen Sie so lange weiter, bis das Kind wieder zu sich kommt oder professionelle Hilfe eingetroffen ist.
Die Reanimation war erfolgreich, wenn die Herzfrequenz auf altersentsprechende Werte ansteigt und die Spontanatmung wieder einsetzt. Die normale Herzfrequenz pro Minute beträgt bei:

› Säuglingen 120 Schläge
› Kleinkindern 100 bis 120 Schläge
› Schulkindern 80 bis 100 Schläge
› Jugendlichen 80 Schläge.

LEBENSRETTER DEFIBRILLATOR

Bricht ein sonst gesundes Kind plötzlich zusammen, kann es eine Herzerkrankung oder Herzrhythmusstörung haben. In diesem Fall müssen Sie sofort Hilfe holen und mit einem sogenannten Defibrillator Wiederbelebungsversuche machen. Die Geräte finden sich immer häufiger an öffentlichen Einrichtungen (zum Beispiel U-Bahnhöfen). Scheuen Sie sich nicht, den Defibrillator zu benutzen. Sie können nichts falsch machen. Die Anweisung, was Sie tun müssen und wie das Gerät zu handhaben ist, erfolgt automatisch.

Der richtige Druckpunkt

Es ist wichtig, dass Sie bei der Herzdruck-massage die Finger beziehungsweise Hand an der richtigen Stelle ansetzen:

› Beim Säugling liegt der richtige Druck-punkt für die Herzdruckmassage einen Fingerbreit unter der Linie zwischen den Brustwarzen. Bei der Ein-Helfer-Metho-de benutzen Sie die »Zwei-Finger-Metho-de« (siehe Abbildung unten). So können Sie rascher zwischen Herzdruckmassage und Beatmung wechseln. Bei der Zwei-Helfer-Methode wird das Baby mit den Händen umfasst und mit den Daumen komprimiert (Abbildung rechts oben).

› Ab dem Kleinkindalter liegt der Druck-punkt in der unteren Hälfte des Brust-beins. Die Druckmassage wird beim Kleinkind mit einem Handballen und durchgestrecktem Unterarm durchge-führt. Der vordere Teil der Hand ist da-bei angehoben und der Arm steht senk-

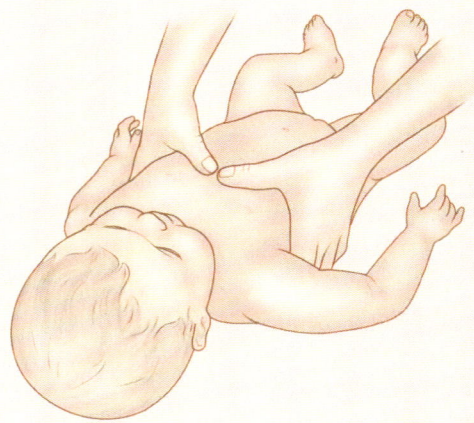

recht über dem Patienten. So wird eine höhere Kraft erzeugt.

Bei älteren Kindern und Jugendlichen werden beide Handballen benutzt und wenn möglich die Finger ineinander verschränkt (Abbildung unten).

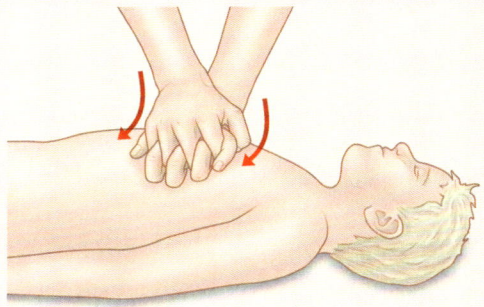

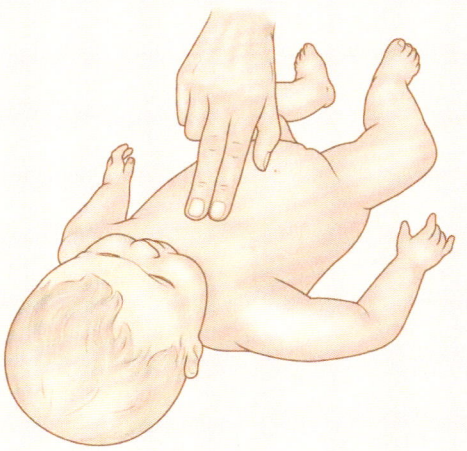

ABC-Regel

Beachten Sie bei der Wiederbelebung die ABC-Regel:

A = Atemwege freimachen/freihalten

B = Beatmung

C = Circulation (Kreislauf überprüfen und gegebenenfalls wiederstellen)

Bisse

Weil Kinder, ohne es zu wollen, häufig unvorsichtig mit Tieren umgehen, werden sie nicht selten gebissen. Machen Sie Ihrer Tochter oder Ihrem Sohn daher frühzeitig klar, dass ein Tier kein Spielzeug ist und man Vierbeiner besonders beim Fressen nicht stören soll. Vor allem bei fremden Tieren ist Vorsicht geboten, da Kinder die Aggressivität eines Tieres noch nicht einschätzen können. Allerdings sollten Sie auch nicht übermäßige Ängste schüren.

Das ist zu tun

Eine Bissverletzung sollte auf jeden Fall medizinisch versorgt werden. Wenn Ihr Kind von einem fremden Tier gebissen wurde, fragen Sie den Besitzer, ob es gegen Tollwut geimpft ist. Wenn Sie nicht wissen, wem das Tier gehört, versuchen Sie, den Besitzer ausfindig zu machen. Bei Wildtierbissen ist bei Unklarheiten eine Tollwut-Impfung erforderlich. Gegebenenfalls können Sie auch Rücksprache mit dem Veterinäramt des jeweiligen Landkreises nehmen.

Ertrinkungsunfälle

Besonders gefährdet für Ertrinkungsunfälle sind Kinder im Alter von zwei bis drei Jahren sowie männliche Jugendliche zwischen 15 und 19.
In der kleinkindlichen Entwicklung wollen Mädchen und Jungen ihre Umwelt entdecken. Teichanlagen, Schwimmbecken und Badewannen stellen daher eine große Gefahr dar, denn die Kleinen können schon in 10 bis 20 cm hohem Wasser ertrinken. Bei Jugendlichen sind Übermut und Leichtsinn der Grund für Badeunfälle, wie etwa ein Sprung in ein Gewässer mit unbekannter Tiefe.

Das ist zu tun

Finden Sie ein ertrunkenes Kind, müssen Sie unverzüglich mit lebensrettenden Sofortmaßnahmen beginnen und professionelle Hilfe holen. Überprüfen Sie Atmung und Puls und beginnen Sie wenn nötig sofort mit einer Wiederbelebung (siehe ab Seite 278). Ziehen Sie dem Kind die nasse Kleidung aus, damit es nicht auskühlt, und hüllen Sie es in trockene Decken oder Kleidung.
Auch wenn das Kind bei Bewusstsein ist, muss es stationär im Krankenhaus versorgt werden. Bis zu 24 Stunden nach dem Ereignis kann es zu einem »verspäteten Ertrinken« kommen. Dabei wird das verschluckte Wasser allmählich vom Körper über den Darm aufgenommen und bringt den Salzhaushalt durcheinander.

Fremdkörper im Verdauungstrakt und in den Atemwegen

Verschluckt ein Kind einen Fremdkörper, kann er im Rachen stecken bleiben. Manchmal würgt das Kind ihn dann wieder heraus. Meist passiert er jedoch die Enge am Kehlkopf, wandert in den Magen und wird nach einigen Tagen wieder ausgeschieden. Um dies zu überprüfen, sind daher genaue Stuhlkontrollen wichtig. Sauerkraut kann helfen, weil es den verschluckten Gegenstand einschleimt und die Verdauung fördert. Je nach Art, Lage, Größe und Form des Gegenstands muss manchmal allerdings eine Entfernung mit dem Endoskop erfolgen.

Hat das Kind einen metallhaltigen Gegenstand verschluckt (Geldstück, Knopfbatterie), kann mithilfe einer Röntgenuntersuchung seine Lage im Verdauungstrakt festgestellt werden. Auch wenn das Kind, nachdem es sich verschluckt hat, fortwäh-

rend hustet, hilft ein Röntgenbild bei der Diagnose. Ein fester Fremdkörper kann anschließend entfernt werden.

Nur selten bleibt der Fremdkörper (Fischgräte) im Kehlkopf- oder Speiseröhrenbereich hängen. In diesem Fall besteht genauso Erstickungsgefahr wie wenn ein Fremdkörper in die Luftröhre gelangt. Kleinkinder sind besonders durch kleine runde Nahrungsmittel wie Nüsse oder Erbsen gefährdet, weil sie genau in eine der beiden Hauptbronchien passen und diese vollständig verlegen können. Säuglinge dagegen saugen eher Flüssigkeiten oder ihre Nahrung in die Lunge ein (aspirieren). Hier kann lediglich ein starker Reizhusten darauf hindeuten, dass sich eine fremde Substanz in den Bronchien befindet. In diesem Fall sollte ebenfalls ein Röntgenbild erstellt werden, weil sich eine Lungenentzündung entwickeln kann, die dann behandelt werden muss.

Das ist zu tun

Steckt ein Gegenstand im Kehlkopfbereich, in der Luftröhre oder in den Bronchien, muss versucht werden, ihn sofort zu entfernen. Legen Sie das Kind dazu über den Arm oder das Bein halb schräg nach unten (siehe Abbildung). Mit etwa fünf Schlägen auf den Rücken versuchen Sie dann, den Fremdkörper so weit zu lösen, dass er herausgehustet werden kann. Gelingt dies nicht, drehen Sie das Kind und führen wie bei der Herzdruckmassage (siehe ab Seite 279) mehrere kräftige Thoraxkompressionen durch.

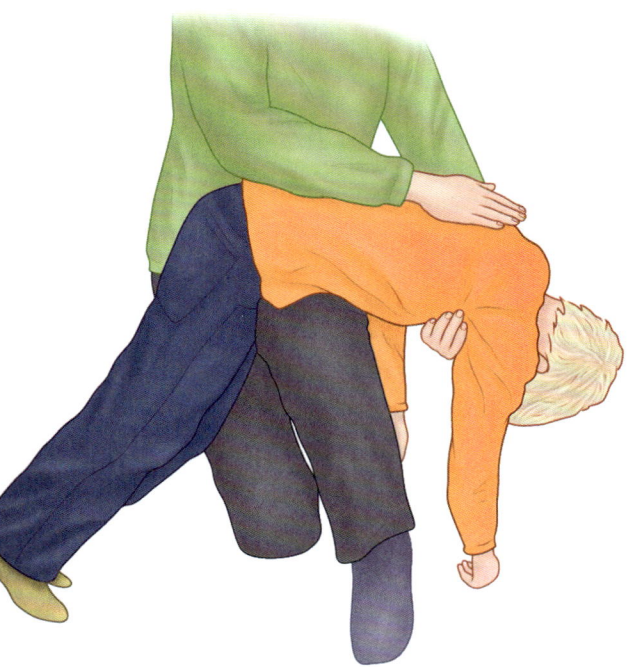

Hat sich ein Kind verschluckt, legen Sie es über das Bein und klopfen ihm sanft auf den Rücken.

Das sogenannte »Heimlich-Manöver« sollte nur beim größeren Kind durchgeführt werden. Hierbei umfassen Sie den Betroffenen von hinten mit beiden Armen im Oberbauchbereich, verschließen die Hände und ziehen das Kind dann ruckartig an sich heran. Hilft dies nicht, muss auch hier eine Herzdruckmassage mit Atemspende durchgeführt werden. Dabei sollten Sie zwischendurch immer wieder die Lage des Kopfes verändern, um den Fremdkörper hierdurch möglicherweise zu mobilisieren. Rufen Sie sofort den Notarzt, wenn Sie es nicht sofort schaffen, den Fremdkörper zu entfernen.

Fremdkörper in Nase, Ohren

Kleinkinder neigen dazu, sich Perlen, Erbsen oder Ähnliches in die Nase oder Ohren zu stecken. Manchmal merken die Eltern davon gar nichts und der Arzt findet den Fremdkörper erst bei anhaltendem Schnupfen oder einer eitrigen Ohrentzündung. Wenn Sie jedoch wissen, dass sich etwas in der Nase befindet, sollten Sie versuchen, es zu entfernen.

Das ist zu tun

Steckt etwas in der Nase, halten Sie Ihrem Kind das freie Nasenloch zu und fordern Sie es auf, kräftig zu schnäuzen. Bringt das nichts, muss es zum Kinder- oder Hals-Nasen-Ohren-Arzt. Ein Fremdkörper in den Ohren muss vom Arzt herausgespült oder -gesaugt werden.

Hitzeschäden

Wenn ein Kind sich übermäßiger Sonneneinwirkung, Hitze oder Bewegung aussetzt, ohne für die nötige Flüssigkeitszufuhr zu sorgen, kommt es zu einem Hitzeschaden. Die besten Vorbeugemaßnahmen sind daher luftige Kleidung, eine Kopfbedeckung und ausreichendes Trinken.

› Trinkt Ihr Kind bei übermäßiger Wärme zu wenig, kann es zu einer Hitzeerschöpfung bis hin zum Kreislaufzusammenbruch (Hitzekollaps) kommen.
› Beim Hitzschlag bricht die Wärmeregulation vollständig zusammen. Weil die Körpertemperatur dabei auf über 40 °C steigen kann, ist dies lebensgefährlich.
› Der Sonnenstich tritt an warmen Sonnentagen auf, vor allem wenn ein Kind nicht an die Hitze gewöhnt ist. Die lang anhaltende Sonneneinwirkung ohne Sonnenschutz (Hut, luftige Kleidung) kann noch Stunden später eine Reizung der Hirnhäute bewirken. Typische Symptome sind: Kopfschmerzen, Übelkeit, Schwindel, hochrotes Gesicht, steifer Nacken, erhöhte Herzfrequenz und eventuell leicht erhöhte Temperatur.

Das ist zu tun

Legen Sie das Kind mit leicht erhöhtem Oberkörper in eine kühle Umgebung und machen Sie kühlende Umschläge (es darf dabei nicht frieren). Nehmen Sie Kontakt mit Ihrem Arzt auf. Bei starken Beschwerden oder Unklarheiten ist möglicherweise eine stationäre Beobachtung erforderlich.

Kälteschäden

Bleiben Verletzte in der Kälte liegen und werden sie nicht durch Decken geschützt, führt dies sehr schnell zu einer Unterkühlung. Auch ein Ertrinkungsunfall (siehe Seite 281) ist häufig mit Unterkühlung verbunden. Erfrierungen durch anhaltende Kälteeinwirkung sind in unseren Breiten dagegen relativ selten. Am ehesten sind Zehen und Finger gefährdet, die dann kalt und gefühllos werden. Warme Kleidung, genügend große Schuhe (Zehen brauchen Bewegungsfreiheit), Handschuhe sowie Mütze helfen, Erfrierungen zu vermeiden.

Das ist zu tun

Bei Unterkühlungen müssen Sie sehr vorsichtig mit dem Kind umgehen. Bringen Sie es in eine warme Umgebung und ziehen Sie eventuell nasse Kleidung aus. Wickeln Sie das Kind mit Decken ein oder wärmen Sie es durch Haut-zu-Haut-Kontakt. Die Erwärmung sollte dabei vom Zentrum des Körpers ausgehen und nicht an Füßen oder Händen beginnen. Warme Getränke können zusätzlich helfen. Bei Problemen ist ein Arzt zu verständigen.

Bei Erfrierungen, besonders an den Füßen, entfernen Sie erst einmal die eng anliegenden Schuhe und Strümpfe. Falls möglich, erwärmen Sie die erfrorenen Körperstellen in einem Wasserbad mit einer Temperatur von etwa 34 bis 41 °C, solange es Ihr Kind nicht zu sehr schmerzt. Sprechen Sie das Vorgehen mit Ihrem Arzt ab. Es soll nicht massiert oder gerieben werden, weil das die Haut zusätzlich schädigt. Auch hier können warme Getränke die Körpertemperatur zusätzlich anheben.

SYMPTOME EINER ERFRIERUNG

› Leichte Erfrierungen:
Blasse Haut, erst gefühllos und kalt, dann Rötung und Schmerzen beim Erwärmen

› Mittelschwere Erfrierungen:
Schwellung nach Erwärmung, Rötung und eventuell Blasenbildung

› Schwere Erfrierungen:
Weißbläuliche Haut, gefühl- und schmerzlos; unter Umständen Absterben der Haut mit Infektionsgefahr

---

Knochenbrüche

Knochenbrüche (Frakturen) können geschlossen und offen sein. Geschlossene Brüche sind häufig tastbar, haben eine Schwellung oder Abknickung. Offene Brüche sind sichtbar, weil der Knochen die Haut durchstoßen hat. Dadurch besteht die Gefahr, dass Krankheitserreger eindringen und zu einer Infektion führen.

Das ist zu tun

Bei Verdacht auf einen Knochenbruch sollten Sie die Extremität rasch mithilfe eines Stocks oder Kochlöffels und eines

Verbands schienen und ruhig stellen. Fühlt sich Ihr Kind ansonsten wohl, bringen Sie es dann zum Arzt oder ins Krankenhaus. Achten Sie unbedingt auf den Kreislauf. Ist/wird das Kind blass oder apathisch, informieren Sie sofort den Rettungsdienst.

Krampfanfall

Plötzliche Bewusstlosigkeit, Atemstörung, Blaufärbung der Haut, Verdrehen der Augen, Zucken oder Anspannen einer, mehrerer oder aller Extremitäten, Einnässen, Einkoten oder Schaum vor dem Mund können Zeichen eines Krampfanfalls sein. Ausführliche Informationen dazu finden Sie ab Seite 255.

Das ist zu tun

Bringen Sie das Kind in die stabile Seitenlage (siehe ab Seite 277) und informieren Sie den Rettungsdienst. Fahren Sie auf keinen Fall selbst mit dem Auto zum Arzt oder in die Klinik. Bewahren Sie Ruhe und beobachten Sie den Anfall: Sind beide Arme und beide Beine betroffen? Wie lange dauert der Anfall? Verabreichen Sie bei einer Dauer von über zwei Minuten ein krampflösendes Klistier (falls vorhanden).

Nasenbluten

Kinder haben viel öfter Nasenbluten als Erwachsene. In den meisten Fällen ist es die Folge einer äußeren Verletzung, von Schnupfen, ausgetrockneten Schleimhäuten mit brüchigen Gefäßen oder auch Nasenbohren. Besonders in der Winterzeit trocknen die Nasenschleimhäute durch die warme, trockene Heizungsluft leicht aus und werden empfindlich. Schon Naseputzen und Niesen kann dann ein kleines Blutgefäß zum Platzen bringen. Achten Sie daher besonders im Winter auf ausreichend hohe Luftfeuchtigkeit in Ihrer Wohnung. Neigt Ihr Kind zu trockenen Schleimhäuten, halten zudem pflegende Nasensalben die Schleimhaut geschmeidig.

Das ist zu tun

Setzen Sie Ihr Kind aufrecht und leicht vornüber gebeugt hin. Drücken Sie seine Nase mit dem Daumen und Zeigefinger fest zu und lassen Sie es durch den Mund atmen. Legen Sie ihm einen Eisbeutel oder einen kalten Waschlappen in den Nacken. Falls das nicht ausreicht, führen Sie einen mit abschwellend wirkenden Nasentropfen getränkten Wattebausch in das Nasenloch und drücken erneut zu. Wenn die Blutung aufhört, sollte Ihr Kind sich nicht gleich schnäuzen und sich vorerst ruhig verhalten. Ein Kinder- oder HNO-Arzt wird erforderlich, wenn die Blutung sehr stark ist, nicht innerhalb einer halben Stunde zum Stillstand kommt oder durch eine starke Kopfprellung oder Verletzung verursacht wurde. Weil in seltenen Fällen auch Bluthochdruck, Blutgerinnungsstörungen und Fremdkörper in der Nase die Ursache für Nasenbluten sein können, sollten Sie Ihr Kind auch untersuchen lassen, wenn die Blutung regelmäßig wiederkehrt.

Ohnmachtsanfall

Wenn der Blutdruck plötzlich absackt und das Gehirn nicht mehr ausreichend durchblutet wird, kommt es zum Kollaps mit kurzzeitiger Bewusstlosigkeit. Besonders betroffen von solchen Ohnmachtsanfällen sind Jugendliche, deren Kreislauf beim Aufstehen oder bei längerem Stehen labil ist. Ängstliche Kinder können bereits bei einer Blutabnahme in Ohnmacht fallen, wenn ihnen das Blut durch eine Fehlregulation in den Gefäßen förmlich »versackt.« So ein Ohnmachtsanfall dauert in der Regel einige Sekunden und das Kind erholt sich spontan wieder. Er kann aber auch einmal eine Herzrhythmusstörungen oder einen Krampfanfall als Ursache haben, die dann durch ein EEG und EKG abgeklärt werden können.

Das ist zu tun

Bei einem akuten Ohnmachtsanfall infolge einer Kreislauflabilität (Blutabnahme, vom Liegen oder Sitzen in den Stand) legen Sie Ihr Kind auf den Rücken und heben seine Beine an. Meist kommt es dann schnell wieder zu Bewusstsein. Kommt das Kind nicht gleich wieder zu sich, legen Sie es in die stabile Seitenlage (siehe ab Seite 277) und rufen den Notarzt an. Achten Sie auf Puls, Atmung und mögliche Verletzungen. Wenn das Kind wieder wach ist, bieten Sie ihm etwas Flüssigkeit an. Hat es längere Zeit nichts gegessen oder getrunken, ist ein Fruchtsaft sinnvoll, um den Blutzucker zu erhöhen.

Platz- und Schürfwunden

Ist die Haut infolge äußerer Einwirkungen durch eine Platzwunde oder Abschürfung beschädigt, sieht dies häufig sehr viel dramatischer aus, als es tatsächlich der Fall ist. Der Blutverlust bei solchen Verletzungen ist meist gering, vorausgesetzt es wurden keine großen Blutgefäße beschädigt (siehe Seite 291).
Durch die Blutung werden Fremdstoffe und Bakterien aus der Wunde herausgespült. Innerhalb einiger Minuten hört die Blutung auf, das Blut gerinnt und die Wunde beginnt zu verkleben.

Das ist zu tun

Säubern Sie die Wunde mit Wasser und decken Sie sie anschließend mit einer sterilen Kompresse oder einem sauberen Stofftaschentuch oder einem sauberen Handtuch ab. Falls erforderlich, stellen Sie Ihr Kind anschließend dem Arzt vor. Ist die Wunde stark verunreinigt oder handelt es sich um eine Schnitt- oder Risswunde, die eventuell genäht werden muss, bringen Sie Ihr Kind rasch zum Arzt oder ins Krankenhaus. Überprüfen Sie außerdem den Tetanusschutz. Handelt es sich lediglich um eine kleine Wunde, können Sie sie nach dem Auswaschen mit einer möglichst nicht schmerzhaften Desinfektionslösung reinigen und mithilfe eines luftdurchlässigen Pflasters locker verschließen.
Falls genäht werden muss, sollte dies in den ersten sechs Stunden geschehen.

Prellungen und Blutergüsse

Prellungen kommen im Kindesalter sehr oft vor, sind aber in den meisten Fällen harmlos. Weil beim Unfall Gefäße einreißen, verursachen sie in der Regel einen Bluterguss (Hämatom). Dabei schwillt die betroffene Region an und verfärbt sich blau bis violett. Das Blut wird innerhalb einiger Tage wieder abgebaut. Dabei verändert sich die Farbe des Blutergusses erst von blau zu grün, dann zu gelb.

Je nach Art des Unfalls können bei einer Prellung auch innere Organe wie Nieren, Milz oder Leber verletzt werden. Prellungen am Brustkorb können Rippenbrüche zur Folge haben. Besonders problematisch können Prellungen am Kopf sein:

› Bei einer reinen Schädelprellung kommt es weder zu einer Bewusstseinsstörung noch zu Erbrechen. Allenfalls sind eine Prellmarke oder ein Bluterguss zu sehen.
› Ist das Hirn beteiligt, bezeichnet man dies als Schädel-Hirn-Trauma (SHT). Je nach Ausprägung wird dieses Trauma nach den Glasgow-Koma-Skalen in ein leichtes, mittelschweres und schweres eingeteilt. Dazu werden die Reaktion der Augen, die Antwort auf Reize (Schmerz) und sprachliche Reaktionen beurteilt.
› Eine Gehirnerschütterung (Commotio) hat die Symptome einer kurzzeitigen Bewusstlosigkeit (siehe ab Seite 277). Manchmal können die Kinder sich auch nicht mehr an das Geschehene erinnern.
› Bei der Gehirnprellung (Contusio cerebri) zeigen sich zusätzliche neurologische Ausfallserscheinungen.
› Bei einer Gehirnquetschung (Compressio cerebri) treten durch Einrisse von Gefäßen, die das Gehirn umgeben, zusätzliche Blutungen oder Schwellungen im Gehirn auf – teils noch Tage nach dem Unfall. Kopfschmerzen, Schläfrigkeit, Erbrechen, Sehstörungen und Apathie sind die Hauptsymptome.

Alle ausgeprägten Prellungen am Kopf mit und ohne gelegentliches Erbrechen, mit Verdacht auf Gehirnerschütterung, mit zunehmenden Beschwerden wie Kopfschmerzen, Erbrechen, Sehstörungen oder auffälliger Müdigkeit und Apathie oder mit einem Bluterguss, der sich nach Tagen schwappend anfühlt (Verdacht auf Schädelbruch), sollten ärztlich untersucht werden.

Das ist zu tun

Als Erstmaßnahme können Beulen durch Kühlung (kalter Waschlappen, in ein Tuch gepackte Eispacks oder Eiswürfel) zum Abschwellen gebracht werden. Beobachten Sie Ihr Kind gut. Es kann sein, dass neue Symptome wie Kopfschmerzen, Schläfrigkeit, Erbrechen, Sehstörungen und Wesensveränderungen noch nach Tagen auftreten. Ist Ihr Kind Sohn infolge einer Prellung bewusstlos, befindet es sich in einem schlechten Allgemeinzustand, klagt über starke Schmerzen (Verdacht auf Organverletzung) oder erbricht anhaltend, sollten Sie sofort Kontakt zu einem Arzt aufnehmen (eventuell den Notarzt rufen). Dasselbe gilt bei rasch zunehmenden starken Beschwerden infolge einer anfangs harmlos erscheinenden Prellung.

Schock

Beim Schock kommt es zum Zusammen-
bruch der sonst stabilen Kreislaufverhält-
nisse. Die Folge ist ein Blutdruckabfall mit
einer lebensbedrohlichen Situation durch
eine unzureichende Sauerstoffversorgung.
Ein Schock tritt zwar selten auf, aber bei
Unfällen (Blut- oder Flüssigkeitsverlust)
oder einer allergischen Veranlagung
(Wespen- oder Bienenstichallergie, siehe
Seite 194) sollten Sie immer auch daran
denken. Auch schwere Entzündungen
und Herzerkrankungen können bei Ihrer
Tochter oder Ihrem Sohn einen Schock-
zustand auslösen.

Mögliche Zeichen eines Schocks sind:
> Kühle, marmorierte, blassblaue Haut
> Schneller Puls und schnelle Atmung
> Kalter Schweiß
> Trockene Schleimhaut
> Eventuell trockene Haut
> Unruhe, Angst, Wesensveränderung

Das ist zu tun

Holen Sie sofort Hilfe. Lagern Sie die Beine
des Kindes hoch, indem Sie ein Kleidungs-
stück unter seine Füße legen. Decken Sie
es zu, um Wärmeverlust zu vermeiden.
Versuchen Sie ruhig zu bleiben. Ihr Kind
braucht jetzt Zuspruch und Zuwendung.

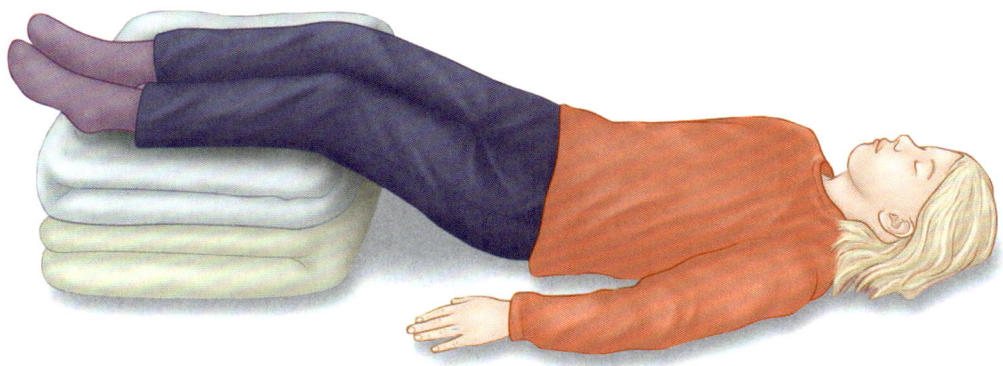

Hat das Kind einen Schock, legen Sie es auf den Rücken und schieben eine gefaltetet Decke, ein
Kissen oder mehrere Kleidungsstücke unter die Beine, damit diese höher liegen.

Stromunfall

Wenn Kinder an Steckdosen oder mit elektrischen Geräten »spielen«, kann das lebensgefährlich sein. Es kann zu schweren und lebensbedrohlichen Herzrhythmusstörungen führen und im Körper und am Herzen zu Gewebevernichtung kommen. Dasselbe gilt für die Verbindung von Strom und Wasser. Erklären Sie Ihrem Kind daher frühzeitig die möglichen Gefahren. Seien Sie auch selbst im Badezimmer vorsichtig (Föhn, elektrischer Rasierapparat).

Das ist zu tun

Falls sich das Kind in einem Stromkreis befindet, versuchen Sie es daraus zu befreien, ohne sich selbst zu gefährden. Ziehen Sie das Stromkabel oder schalten Sie den Strom an der Hauptsicherung aus. Falls das nicht möglich ist, fassen Sie nie das Kind direkt an. Unterbrechen Sie den Stromkreis, indem Sie die Leitung mit einem isolierten Werkzeug durchschneiden oder versuchen Sie das Kind mit Isolierhandschuhen, Gummihandschuhen oder einem Besenstiel aus Holz von der Stromquelle trennen. Stellen Sie sich dabei auf trockenen Grund und eine nicht leitende Unterlage (Holz, Glas, Gummi, dickes Papier, Kleidung). Anschließend holen Sie das Kind aus der Gefahrenzone und rufen sofort den Notarzt. Bei einem Kreislaufstillstand müssen Sie versuchen, das Kind wiederzubeleben (siehe ab Seite 277). Nach einer Stromverletzung sollte ein EKG und eventuell eine Blutuntersuchung erfolgen.

Verbrennungen und Verbrühungen

Die häufigsten Ursachen für Verbrennungen und Verbrühungen sind Herdplatten, Backöfen, Bügeleisen und Feuerquellen wie Kerzen oder Streichhölzer, sowie heiße Flüssigkeiten (Wasser, Tee, Kaffee, Suppe). Dabei werden drei Schweregrade der Verletzung unterschieden:

› Verbrennungen ersten Grades: Schmerzhafte Rötung und Schwellung
› Verbrennungen zweiten Grades: Es bilden sich Blasen, nässende, hellrote Wunde mit intakter Schmerzempfindung
› Verbrennungen dritten Grades: Große Blasenbildung mit weißgrauem Grund bis zur Verkohlung.

Das ist zu tun

Wichtig ist eine rasche und gute Versorgung der Wunden: Kühlen Sie eine kleinflächige Verbrühung oder Verbrennung ersten oder zweiten Grades, zum Beispiel an der Hand oder an einem Finger, sofort einige Minuten unter fließend kühlem, aber nicht ganz kaltem Wasser (Temperatur: circa 15 bis 20 °C).
Dadurch werden die Schmerzen gelindert. Achten Sie darauf, dass es Ihrem Kind dabei gut geht (Unterkühlungsgefahr). Decken Sie die Wunde anschließend mit möglichst sterilen Tüchern ab. Lindern Sie die Schmerzen falls nötig mithilfe eines Schmerzmittels (zum Beispiel Paracetamol in altersentsprechender Dosierung). Nehmen Sie dann Kontakt mit Ihrem Arzt auf.

Eine stationäre Versorgung im Krankenhaus ist auf jeden Fall nötig, wenn über zehn Prozent der Haut verbrannt oder verbrüht sind (beispielsweise Kopf, Brust und Bauch, Rücken, beide Arme oder beide Beine) oder Gesicht, Hände, Füße oder Genitalien stark betroffen sind. Die Infektionsgefahr an den geschädigten Hautstellen ist groß. Denn der natürliche Schutz des Körpers fehlt hier. Häufig wird der Körper in solchen Fällen mit Antibiotika geschützt. Die medizinische und pflegerische Versorgung soll Spätschäden an der Haut verhindern, die im Gelenkbereich sogar zu Bewegungseinschränkungen und Versteifungen führen können.

Vergiftungen

Vieles, was für uns Erwachsene, »normale« Alltagsdinge sind, birgt für Kinder große Gefahren. Dies gilt insbesondere für giftige Substanzen, wie zum Beispiel Reinigungsmittel, Lampenöl, Nagellackentferner oder Lackstifte. Bewahren Sie diese Mittel und Gegenstände daher unbedingt für Kinder unerreichbar auf.
Auch manche (Zimmer-) Pflanzen und Beeren sind giftig und daher besonders im Baby- und Kleinkindalter gefährlich, wenn sich die Kinder noch alles in den Mund stecken. Medikamente und Zigaretten können ebenfalls gefährlich werden, wenn sie in den Verdauungstrakt gelangen. Knopfbatterien enthalten Gifte, die im Magen gelöst werden können, wenn sie dort zu lange verweilen.

Giftstoffe können zudem nicht nur über den Mund, sondern auch über die Haut durch Kleidungsstoffe, Spielzeug und Gebrauchsgegenstände oder Atemwege (etwa Gase) in den Körper gelangen.

Das ist zu tun

Nehmen Sie sofort Kontakt mit Ihrem Arzt, dem Krankenhaus oder der Giftnotruf-Zentralen auf (wo Sie die entsprechenden Telefonnummern finden, erfahren Sie im Serviceteil auf Seite 297), wenn Ihr Kind etwas Giftiges geschluckt hat. In der Regel können die Giftnotruf-Zentralen detailliert Auskunft über mögliche Gefahren geben. Diese Fragen sollten Sie bei Vergiftungen beantworten können:
› Was hat das Kind geschluckt? (Genaue Produkt- oder Firmenbezeichnung – sofern dies möglich ist)
› Wie viel wurde aufgenommen?
› Wie lange ist die Aufnahme her?
› Was wurde bereits unternommen?
› Wie alt und wie schwer ist das Kind?
› Welche Auffälligkeiten gibt es?
Kam die Haut mit einer giftigen Substanz in Berührung, müssen Sie die Kleidung entfernen und die betroffenen Stellen mit viel Wasser (Wasserhahn, Dusche) abspülen. Achten Sie dabei auch auf Ihre eigene Haut, indem Sie Schutzhandschuhe anziehen, oder sie anschließend reinigen. Sorgen Sie nach dem Einatmen von giftigen Stoffen für viel frische Luft. Erkundigen Sie sich sicherheitshalber auch bei Hautkontakt und Einatmen bei der für Ihren Bereich zuständigen Giftnotruf-Zentrale.

Verletzungen, Wunden

Egal ob Biss-, Platz-, Quetsch-, Riss-,
Schnitt-, Schürf- oder Stichwunden: Sie
alle können Probleme bereiten und sich
entzünden. Wurde bei einem Unfall ein
großes Blutgefäß verletzt, ist entschlossenes
Handeln nötig. Denn diese Verletzungen
können leicht zu einem großen Blutverlust führen. Besonders gefährdet sind dabei die Extremitäten (Arme, Beine), weil
dort große Blutgefäße relativ nahe an der
Oberfläche liegen. Sind Arterien betroffen, kommt es meist zu einer pulsierenden
Blutung, die durch das Zusammenziehen
der Gefässwand von alleine aufhört. Bei
kaum stillbaren, anhaltenden Blutungen
liegt häufig eine Verletzung der Venen
vor. Auch Nerven und Muskeln können
dabei betroffen sein.

Das ist zu tun

Auch kleinere Platz- und Schürfwunden
müssen versorgt werden (siehe Seite 286).
Nach Desinfektion werden sie häufig mit
Klammerpflaster oder Hautkleber behandelt, falls keine Naht erforderlich ist.
Liegt eine größere Verletzung möglicherweise der großen Blutgefäße vor, dann
lagern Sie die verletzte Extremität hoch.
Drücken Sie bei Blutaustritt die Wunde
zu. Benutzen Sie dabei falls möglich Ein-
weghandschuhe oder ein sauberes Tuch.
Legen Sie einen Druckverband (siehe
Abbildung) an und informieren Sie den
Notarzt oder bringen Sie Ihr Kind sofort
ins Krankenhaus.

Verletzungen der großen Blutgefäße müssen operativ versorgt werden. Manchmal
müssen Arterien rekonstruiert werden,
wenn nicht andere Arterien die Blutzufuhr
in diesem Bereich übernehmen können.
Auf diese Weise kann verhindert werden,
dass Gewebe abstirbt.
Glassplitterverletzungen an den Händen,
bei denen Nerven, Sehnen und/oder Gefäße verletzt wurden, müssen sorgfältig,
manchmal sogar mit einem Operations-
mikroskop versorgt werden.
Lassen Sie bei Wunden immer den Tetanusschutz Ihres Kindes überprüfen.

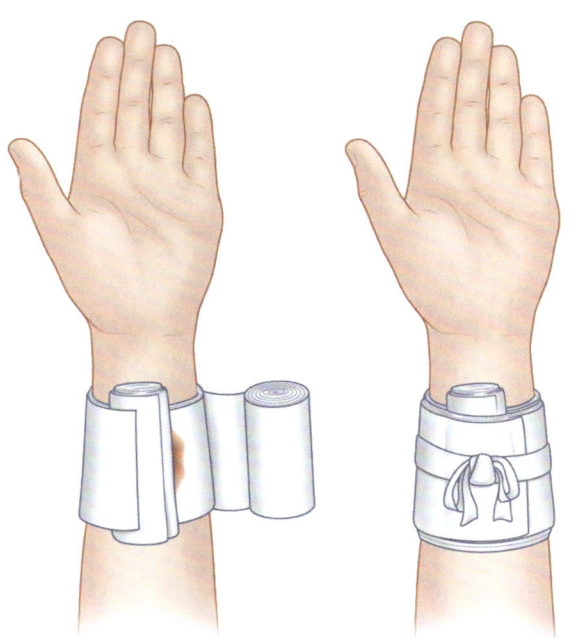

Legen Sie beim Druckverband eine Verbands-
rolle als Druckpolster auf die Wundauflage.

Glossar

Abszess: Schmerzhafter Knoten infolge einer Bakterieninfektion der Schweiß- oder Talgdrüsen

Anämie: Blutarmut

Anamnese: Systematische Befragung zur Erfassung von Beschwerden, gesundheitlicher Vorgeschichte oder Krankheitsrisiko

Anorexia nervosa: Magersucht

Antibiotikum: Arzneimittel zur Bekämpfung von Bakterien

Antimyotikum: Medikament gegen Pilzinfektionen

Appendizitis: Blinddarmentzündung

Atopisches Ekzem: Neurodermitis

Balanitis: Entzündung der Eichel

Balanoposthitis: Entzündung der Vorhaut

Bakterielle Arthritis: Eitrige Gelenkentzündung

Brachyzephalus: Kurzkopf

Bronchitis: Entzündung der Bronchien

Chalazion: Hagelkorn

Colon irritabile: Leicht irritierbarer Dickdarm

Commotio: Gehirnerschütterung

Compressio cerebri: Gehirnquetschung

Contusio cerebri: Gehirnprellung

Darmflora: Bakterien des Darms

Darmstenosen: Darmverengung

Dyskalkulie: Rechenstörung

Dysurie: Brennen beim Wasserlassen

Enkopresis: Einkoten

Enzephalitis: Gehirnentzündung

Epiglottitis: Kehldeckelentzündung

Erythema toxicum neonatorum: Neugeborenen-Exanthem

Erythrozyten: Rote Blutkörperchen

Exanthema subitum: Dreitagefieber

Fissuren: Risse in der empfindlichen Haut am After

Furunkel: Tiefrote bis bläuliche schmerzende Hautschwellung infolge entzündeter Haarbälge oder Talgdrüsen

Gastritis: Magenschleimhautentzündung

Gastroösophagealer Reflux: Speiserückfluss vom Magen in die Speiseröhre

Gastroskopie: Magenspiegelung

Giemen: Hochfrequentes, pfeifendes Geräusch beim Ausatmen

Glottis: Gesamtheit des stimmbildenden Apparats (Stimmlippen, Stellknorpeln, Stimmritze)

Hämaturie: Blutiger Urin

Hordeolum: Gerstenkorn

Hydrozele: Wasserbruch

Hydrozephalus: Wasserkopf

Hyperthyreose: Schilddrüsenüberfunktion

Hypertrophe Pylorusstenose: Magenpförtnerkrampf

Hypothyreose: Schilddrüsenunterfunktion

Ileus: Darmverschluss

Imeptigo contagiosa: Grind, Borkenflechte

Infektiöse Mononukleose: Pfeiffersches Drüsenfieber

Influenza: Grippe

Karbunkel: Entzündungsherd, der sich bildet, wenn mehrere ›Furunkel zusammenfließen

Kondylome: Feigwarzen

Konjunktivitis: Bindehautentzündung

Kyphose: Krümmung der Wirbelsäule zum Rücken (Buckel)

Labien: Kleine Schamlippen

Labiensynechie: Verklebung der ›Labien

Legasthenie: Lese-Rechtschreibstörung

Leukopenie: Verminderung der ›Leukozyten

Leukozyten: Weiße Blutkörperchen

Lordose: Krümmung der Wirbelsäule in Richtung des Bauchraums

Meningitis: Hirnhautentzündung

Meningokokken: Bakterien, die eine Entzündung des Gehirns oder ›Sepsis auslösen können; eine Schutzimpfung wird empfohlen

Mucoserotympanon: Paukenerguss

Mumps-Orchitis: Hodenentzündung

Muskeltonus: Spannung des Muskels

Myelitis: Entzündung des Rückenmarks

Nävus flammeus: Storchenbiss, Feuermal

Nävus pigmentosus: Leberfleck

Nissen: Eier der Kopflaus

Orbitalphlegmone: Bakterielle Entzündung der Augenhöhle

Otalgie: Plötzliche Ohrenschmerzen

Otitis externa: Entzündung des äußeren Gehörgangs

Otitis media: Mittelohrentzündung

Oxyuren: Madenwürmer

Pädaudiologie: Zweig der Medizin, der sich mit Hörstörungen und auditiven Wahrnehmungsstörungen im Kindesalter beschäftigt

Pavor nocturnus: Nachtschreck

Peritonitis: Bauchfellentzündung

Pertussis: Keuchhusten

Perzentilenkurven: Kurven, anhand derer sich das Wachstum eines Kindes im Vergleich zu Altersgenossen beurteilen lässt

Petechien: Einblutungen in der Haut

Phimose: Vorhautverengung

Pityriasis rosea: Schuppenflechten-röschen

Plagiozephalus: Schiefkopf

Plazenta: Mutterkuchen

Pneumokokken: Bakterien, die Lungen-, Mittelohr- oder Hirnhautentzündung auslösen können; Impfung wird empfohlen

Pneumonie: Lungenentzündung

Polio: Kinderlähmung

Polypen: Rachenmandeln

Psoriasis: Schuppenflechte

Pustulös: Eitrig

Radiusköpfchen: Ende der Speiche

Reinfektion: Erneute Infektion mit dem gleichen Krankheitserreger

Rhinitis: Schnupfen

Rhinoskopie: Untersuchung des Naseninneren mit ›Spekulum oder ›Endoskop

Säuglingsbotulismus: Lebensgefährliche Infektion, vor allem durch Bakterien in Honig verursacht

Sekretolytika: Schleimlösende Hustenmedikamente

Sepsis: Entzündung des gesamten Körpers (umgangssprachlich auch als Blutvergiftung bezeichnet)

Sinusitis: Nasennebenhöhlenentzündung

Skabies: Krätze

Skoliose: Seitliche Verkrümmung der Wirbelsäule

Spekulum: Medizinisches Instrument zur Untersuchung der Nase und Vagina

Staphylokokken: Bakterien, die häufig eitrige Infektionen hervorrufen

Stippchen: Weißlich gelber Belag auf entzündeten Mandeln

Stomatitis aphthosa: Mundfäule

Strabismus: Schielen

Streptokokken: Bakterien der normalen Bakterienflora im Darm, Mund, Rachenraum und Scheide, die aber auch verschiedene eitrige Infektionen auslösen

Stridor: Ziehendes, pfeifendes Geräusch beim Einatmen

Struma: Vergrößerung der Schilddrüse

Subglottis: Unterer Abschnitt des Kehlkopfs

Tetanus: Wundstarrkrampf

Thrombozyten: Für die Blutstillung notwendige Blutbestandteile

Tonsillektomie: Entfernung der ›Tonsillen

Tonsillen: Gaumenmandeln

Tonsillitis: Mandelentzündung

Tonsillotomie: Verkleinerung der ›Tonsillen

Trachea: Luftröhre

Tracheitis: Entzündung der Luftröhre

Tragus-Druckschmerz: Schmerzen bei Druck auf die knorpelige Erhebung vor dem Gehörgang

Thrombozytopenie: Verminderung der ›Thrombozyten

Ulcus: Geschwür im Magen

Urticaria: Nesselfieber, Quaddelsucht

Varikozele: Krampfader am Hoden

Vaginitis: Entzündung der Scheide (Vagina)

Virostatikum: Medikament gegen Vireninfektionen

Volvulus: Darmverschlingung

Vulvitis: Entzündung des äußeren weibliches Geschlechtsorgans (Vulva)

Zyanose: Bläuliche Verfärbung der Haut oder Schleimhäute

Zystitis: Bakterielle Besiedelung der Blase (Blasenentzündung)

Bücher, die weiterhelfen

Largo, R. H.: *Babyjahre.* Piper Verlag, München

Largo, R. H.: *Kinderjahre.* Piper Verlag, München

Largo, R. H./Czernin, M.: *Jugendjahre.* Piper Verlag, München

Pikler, E.: *Friedliche Babys – zufriedene Mütter.* Verlag Herder, Freiburg

Juul, J./Krüger, K.: *Die kompetente Familie.* Beltz Verlag, Weinheim

Juul, J.: *Pubertät – wenn Erziehen nicht mehr geht.* Kösel Verlag, München

Bücher aus dem GRÄFE UND UNZER Verlag

Davis, P./Dietrich, S./ Miklautsch, M.: *300 Fragen zur Kinderernährung*

Ettrich, Prof. Dr. med. Ch./ Murphy-Witt, M.: *AD(H)S: Was wirklich hilft*

Gebauer-Sesterhenn, B./ Praun, M.: *Das große GU Babybuch.*

Gebauer-Sesterhenn, B./ Pulkkinen, A./Edelmann, Dr. med. K.: *Die ersten 3 Jahre meines Kindes*

Guóth-Gumberger, M./ Hormann, E.: *Stillen*

Keicher, Dr. med. U.: *Kinderkrankheiten. Schnell erkennen – gezielt behandeln.*

Keicher, Dr. med. U.: *Quickfinder Kinderkrankheiten*

Kunze, P./ Weigert, V.: *Wickel, Tees und Mutterliebe*

Nolte, Dr. S./Nolden, A.: *Das große Buch für Babys erstes Jahr*

Stellmann, Dr. med. H. M.: *Kinderkrankheiten natürlich behandeln*

Stumpf, W.: *Homöopathie für Kinder*

Vagedes, Dr. med. J./ Soldner, G.: *Das Kinder Gesundheitsbuch*

Weigert, V./Paky, F.: *Babys erstes Jahr.*

Adressen, die weiterhelfen

Gesundheit

Berufsverband der Kinder- und Jugendärzte e. V.
Mielenforster Str. 2
51069 Köln
www.bvkj.de
Anlaufstelle für eine Kinder- und Jugendärztepraxis in Ihrer Nähe. Auf der Internetseite des Verbands finden Sie unter der Rubrik »Eltern« viele Informationen rund um das Thema Kindergesundheit.

Bundeszentrale für gesundheitliche Aufklärung
Ostheimer Str. 220
51109 Köln
www.bzga.de
Informationen zur Kinder- und Jugendgesundheit.

Robert Koch-Institut (RKI)
Postfach 65 02 61
13302 Berlin
www.rki.de
Sitz des Expertengremiums der ständigen Impfkommission (STIKO).

Deutsche Gesellschaft für Kinder- und Jugendmedizin
www.dgkj.de
Wissenschaftliche Fachgesellschaft der Kinder- und Jugendmedizin in Deutschland.

Deutsche Kinderhilfe e. V. Aktion Frühkindliches Hören
Haus der Bundespressekonferenz
Schiffbauerdamm 40
10117 Berlin
www.neugeborenen-hoer-screening.de
Informationsseite zum Neugeborenen-Hörscreening in Deutschland.

Ernährung

aid infodienst
Ernährung, Landwirtschaft, Verbraucherschutz e. V.
Heilsbachstr. 16
53123 Bonn
www.aid.de
Basiswissen rund um die geusnde Ernährung für die ganze Familie.

Deutsche Gesellschaft für Ernährung e. V.
Godesberger Allee 18
53175 Bonn
www.dge.de
Informationen zu neuen Erkenntnissen und Entwicklungen in der Ernährung sowie Empfehlungen zur vollwertigen Ernährung.

Forschungsinstitut für Kinderernährung GmbH Dortmund
Heinstück 11
44225 Dortmund
www.fke-do.de
Ziel des Instituts ist es, die Ernährung von Säuglingen, Kindern und Jugendlichen in Deutschland nachhaltig zu verbessern.

Hilfe beim Stillen

Arbeitsgemeinschaft Freier Stillgruppen (AFS) e. V.
Bornheimer Str. 100
53119 Bonn
www.afs-stillen.de
Gemeinnützige Organisation zur Förderung des Stillens.

BDL
Berufsverband Deutscher Laktationsberaterinnen IBCLC e. V.
Hildesheimer Str. 124 f
30880 Laatzen
www.bdl-stillen.de
Wissenswertes rund ums Stillen.

La Leche Liga Deutschland e. V.
Louis-Mannstaedt-Str. 19
53840 Troisdorf
www.lalecheliga.de
Die La Leche Liga berät in allen Fragen des Stillens.

Adressen in Österreich und in der Schweiz

Bundesministerium für Gesundheit, Familie und Jugend
Radetzkystr. 2
A-1030 Wien
www.bmgfj.gv.at
Alle wichtigen Informationen um das Thema Gesundheit; Impfempfehlungen

La Leche Liga Österreich
Ennsweg 38
A-5550 Radstadt
www.lalecheliga.at
Alles rund ums Stillen.

Österreichische Gesellschaft für Kinder- und Jugendheilkunde
Landes-Frauen- und Kinderklinik Linz
Krankenhausstr. 26–30
A-4020 Linz
www.docs4you.at
Gesicherte Gesundheitsinformation von Experten; landesweite Übersicht der Kinder- und Jugendärzte sowie der Kinderspitäler und -ambulanzen.

Österreichische Liga für Kinder- und Jugendgesundheit
Fernkorngasse 91
A-1100 Wien
www.kinderjugendgesundheit.at
Die berufsübergreifende Organisation ist offen für alle im Feld der Kinder- undJugendgesundheit tätigen Personen, Fachgesellschaften und Berufsverbände.

Sie sieht sich auch als Anlaufstelle für alle Institutionen mit Versorgungsaufgaben, einschlägige Interessensvertretungen der Selbsthilfe sowie für Eltern und Betroffene.

Bundesamt für Gesundheit (BAG)
3003 Bern
www.bag.admin.ch
Unter anderem Informationen zur Kinder- und Jugendgesundheit; Impfempfehlungen.

La Leche League Schweiz
Postfach 197
CH-8053 Zürich
www.lalecheliga.ch
Alles rund ums Thema Stillen.

Internetadressen

www.schreibabyambulanz. info
Hilfe für Eltern mit Schreibabys; hier finden Sie auch Kontaktadressen in Ihrer Nähe.

www.kindergesundheit-info.de
Neben umfassenden Infos zur Kindergesundheit finden Sie unter dem Thema »Sicher aufwachsen« auch die Nummern der Giftnotzentralen.

www.schau-hin.info
Gute Informationen über den Umgang mit Medien

www.zecken.de
Schutz und Maßnahmen bei Zeckenbissen; Übersichtskarte der Risikoregionen

Sachregister

Projektleitung: Annette Hartwig, Christine Kluge
Lektorat: Sylvie Hinderberger
Bildredaktion: Nadia Gasmi
Umschlaggestaltung und Layout: independent Medien-Design, Horst Moser, München
Herstellung: Petra Roth
Satz: griesbeckdesign, München
Repro: Longo AG, Bozen
Druck und Bindung: Firmengruppe Appl, Wemding
ISBN 978-3-8338-2909-3
1. Auflage 2013

Bildnachweis

Fotos:
A1 Pix/your photo today: Seite 4, 6, 20, 43, 237, 252; Bilderberg: Seite 200; Corbis: vordere Innenklappe o. l., Seite 15, 263, U4 o.; ddp Images: Seite 146; Fotolia: vordere Innenklappe u. l., Seite 10, 133; Getty Images: Seite 70/71, 33, 36, 39, 72, 126, 168, 196, 260, 269, U4 u.; Glow Images: Seite 3, 44, 92, 214, 272/273; GU (Sandra Seckinger): Seite 8/9, 61, 63; iStockphoto: vordere Außenklappe, Seite 46, 248; Mauritius Images: vordere Innenklappe o. r., Seite 204, 228; Ostkreuz/Fotofinder: Seite 100; Plainpicture: Seite 5, 56, 106, 234, 274; Westend 61: vordere Innenklappe u. r.; Shutterstock: hintere Innenklappe; Sonja Tobias: Cover.

Illustrationen:
GU (Ingrid Schobel) mit Ausnahme von Seite 48: FKE

Syndication:
www.jalag-syndication.de

Wichtiger Hinweis

Die Informationen und Ratschläge in diesem Buch stellen die Meinung bzw. Erfahrung der Autoren dar. Sie wurden von ihnen nach bestem Wissen erstellt und mit größtmöglicher Sorgfalt geprüft. Es liegt jedoch in der Verantwortung der Leserinnen und Leser zu entscheiden, ob sie sich für oder gegen eine Empfehlung entscheiden. Lassen Sie sich in allen Zweifelsfällen individuell und fachlich kompetent beraten. Weder Autoren noch Verlag können für eventuelle Nachteile oder Schäden, die aus den im Buch gegebenen praktischen Hinweisen resultieren, eine Haftung übernehmen.

Umwelthinweis

Dieses Buch ist auf PEFC-zertifiziertem Papier aus nachhaltiger Waldwirtschaft gedruckt.

Die GU-Homepage finden Sie im Internet unter www.gu.de

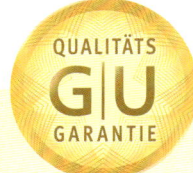

Liebe Leserin, lieber Leser,

haben wir Ihre Erwartungen erfüllt? Sind Sie mit diesem Buch zufrieden? Haben Sie weitere Fragen zu diesem Thema? Wir freuen uns auf Ihre Rückmeldung, auf Lob, Kritik und Anregungen, damit wir für Sie immer besser werden können.

GRÄFE UND UNZER Verlag
Leserservice
Postfach 86 03 13
81630 München
E-Mail:
leserservice@graefe-und-unzer.de

Telefon: 0800 / 723 73 33*
Telefax: 0800 / 501 20 54*
Mo–Do: 8.00–18.00 Uhr
Fr: 8.00–16.00 Uhr
(* gebührenfrei in Deutschland)

Ihr GRÄFE UND UNZER Verlag
Der erste Ratgeberverlag – seit 1722.

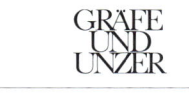

GRÄFE UND UNZER

Ein Unternehmen der
GANSKE VERLAGSGRUPPE

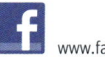
www.facebook.com/gu.verlag